正誤表

訂正箇所	誤	正
6頁上から7行目	関 芙紗子先生	関 芙佐子先生

フィリピンの保健行政改革

新制度論のアプローチから

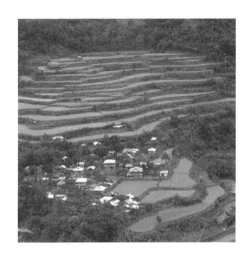

細野ゆり

国際書院

by
Yuri Hosono

Copyright © 2019 by Yuri Hosono
ISBN978-4-87791-295-6 C3031 Printed in Japan

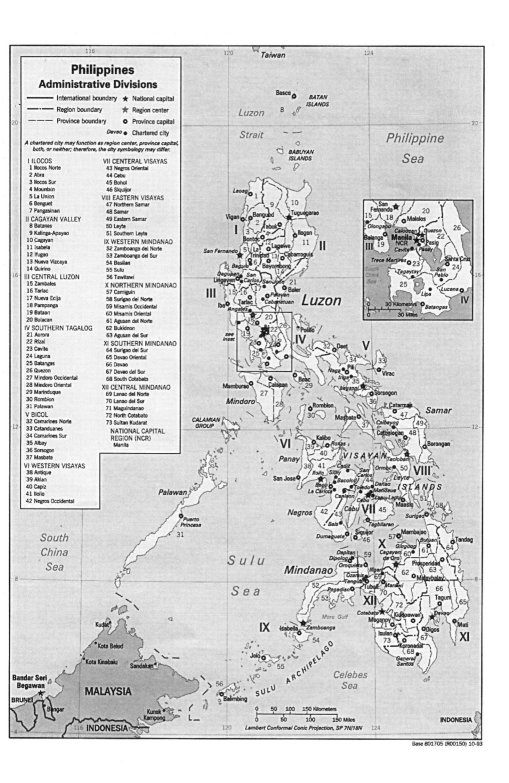

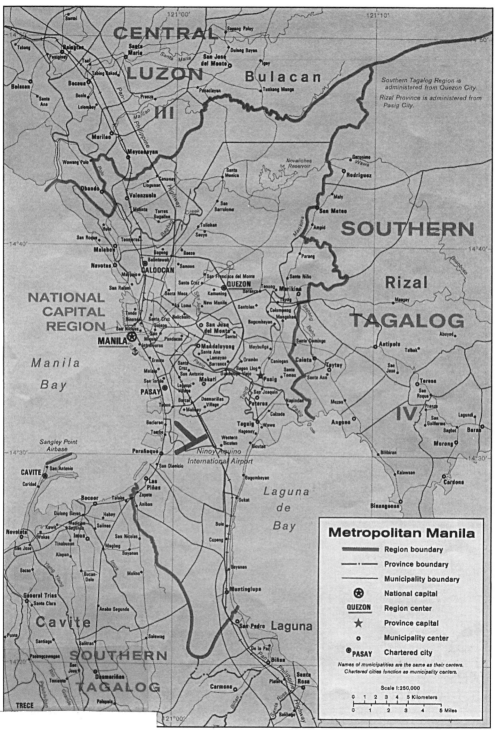

はじめに

　本書は、2013 年 3 月に横浜国立大学国際社会科学研究科（現国際社会科学府）に提出した博士学位論文「フィリピン共和国 FOURmula One for Health 改革における実施ギャップに関する研究：新制度論アプローチから」に加筆・修正したものである。

　なお、本書の概要版は、個別論文「フィリピン共和国保健医療制度改革―新制度論のアプローチから―」と題して『横浜国際社会科学研究』第 19 巻第 3 号にて 2014 年 9 月に公表されている。

　本書の上梓に至るまでには、多くの方々からご指導、ご助力を賜った。

　全ての方々のお名前を挙げることはできないがこの場を借りて改めてお礼申し上げたい。同論文の執筆にあたっては、筆者の責任指導教員である横浜国立大学大学院教授小池治先生からは、常に適切なご指導を賜り、政策実施研究への扉を開いて下さったこと、心より感謝の意を申し上げる次第である。

　また、本論文の副査をお引き受けくださった横浜国立大学大学院教授荒木一郎先生、奥山恭子先生（名誉教授）、椛島洋美先生に、謹んで感謝の意を表する。フィリピンでの臨地調査へのアドバイスや安全確保に至るまで細かな指導を賜り感謝の念に絶えない。

　本書の成果はフィリピンでの臨地調査による資料収集やインタビューによるところが多い。同論文執筆に至るまでに計 6 回フィリピンでの調査を実施した。2009 年 12 月 2 日（金）から 12 月 6 日（火）のマニラ首都圏での予備調査では、小池治先生同行による指導の下で、市保健センターを訪れて地方保健行政医師官と面会し、現場での医療・公衆衛生行政の実施状況を把握した。2011 年 1 月 21 日（金）から 2 月 5 日（土）には、横浜国立大学大学院博士課程後期リサーチ・プラクティカム・プログラムを通じ、JICA フィ

リピン事務所・保健省・労働雇用省・アジア開発銀行・フィリピン医師会・フィリピン看護協会・フィリピン大学公衆衛生学部の訪問・インタビュー調査を実施した。当時プログラム担当教員でいらした横浜国立大学名誉教授池田龍彦先生からはADBやJICAを通じてフィリピンの開発援助に携わったご経験と専門的な見地から、的確なご示唆を賜った。

在日フィリピン大使館及び現地労働雇用省でのインタビュー先を紹介してくださった横浜国立大学大学院教授関芙紗子先生からは、社会保障の側面から適切なアドバイスを賜った。当時JICAより横浜国立大学へ出向中でいらした上田直子先生からは、国際援助機関による開発途上国の保健医療支援に関する専門的なアドバイスを賜り、フィリピンにてJICAの保健医療技術支援に携わる専門家戸辺誠氏をご紹介頂いた。JICAフィリピン事務所及び保健省訪問に際しては、JICA保健プログラム・コーディネーターとして保健省支援に携わっていらした山岸信子氏より、JICAによる保健医療技術支援とF1改革の現状についてご示唆賜った。さらに、2011年8月20日（土）から8月26日（金）には、日本学生支援機構の奨学金による「持続可能な健康」をテーマとした横浜国立大学持続可能な開発のためのサマー・プログラムにより、小池治先生同行による指導の下で、ラグナ州サンタ・ローザ市バランガイ・ヘルス・ステーションでの現地調査を通じ、医師不在の現場で働く助産師やバランガイ・ヘルス・ワーカーの現状を視察した。2012年2月25日（土）から2012年3月3日（土）には、同じく日本学生支援機構の奨学金による「持続可能な開発」をテーマとした横浜国立大学フィリピン研修を通じ、F1政策に携わった当時の保健大臣・官僚等とのインタビューが実現した。

横浜国立大学と大学協定を交わしているセント・トマス大学及びフィリピン大学との学術的交流を通じ、フィリピン人研究者との交流を重ねることができたことが、本書の成果に至ったと捉えられる。特に前保健大臣及びフィリピン大学公衆衛生学部教授のJaime Galvez Tan博士及びTan博士の運営するNGO, Health Futures Foundations Inc.の若く有望なフィリピン人医師

研究者達との交流により、末端保健行政や医師専門職の現状について、知見を広めることができた。日本国内における指導教員の方々のご教示と、フィリピン現地における医師・官僚・研究者・国際援助機関の職員や専門家の方々等との交流なしには本書の上梓には至らなかった。

　出版にあたっては、本書のテーマの重要性を理解し、刊行を引き受けてくださった（株）国際書院代表取締役石井彰氏にあらためてお礼申し上げたい。本書は、横浜国立大学社会科学系創立 80 周年記念（鎗田基金）の出版助成を得て、刊行されるはこびとなった。本助成を提供してくださった鎗田邦男氏に深く感謝申し上げたい。

フィリピンの保健行政改革
—新制度論のアプローチから—

目 次

はじめに 5

図表・略語一覧 10

序　章………………………………………………………………17

第1章 「分析枠組」：新制度論の政策実施研究への適用…………………27

1 先行研究の検討 27

2 政策実施研究 40

3 フィリピン保健行政改革分析への新制度論アプローチの適用 43

4 小括と分析枠組のまとめ 65

第2章 フィリピンにおける保健行政の形成過程と福祉イデオロギー…………73

1 保健行政の歴史的制度形成過程 73

2 保健の現状と保健指標 96

3 福祉イデオロギーの検討 107

4 小括 119

第3章 F1改革の推進と実施のギャップ………………………………133

1 F1の政策決定過程の分析 133

2 第2次医療制度改革（FOURmula One for Health: F1）の実施過程の分析 148

3 4つの戦略実施のギャップ 173

4 ベンゲット州におけるF1戦略の展開 213

5　小括　218

第4章　政策実施のギャップ分析：新制度論アプローチの適用……………229

1　政策実施過程における仮説の検証と考察　230

2　政策決定過程における仮説の検証と考察　232

3　新制度論アプローチの適用　236

4　フィリピン健康保険制度への歴史的制度論分析の適用　239

5　分析枠組の有効性　251

6　フィリピン保健のガバナンス　252

7　政策実施研究の総括　253

結　章………………………………………………………………259

参考文献　265

図表・略語一覧

図表一覧

図 1-1　制度転換戦略のマトリクス……………………………………51

図 2-3　保健財政の流れ…………………………………………………99

図 2-4　地方分権化された保健セクターの公共部門………………101

図 2-5　保健システムの組織構造……………………………………102

図 3-1　保健行政改革における政策決定のアクター………………146

図 3-2　F1 の包括的な目標……………………………………………149

図 3-3　F1 の定める 4 つの改革実施項目と保健システムの目標………151

図 3-4　F1 実施における機能的な運営アレンジメント………………165

図 3-5　保健サービス・デリバリの現状……………………………184

図 3-6　保健省管轄病院の資金内訳…………………………………186

図 3-7　保健省管轄病院の業績に基づいた予算編成………………190

図 3-8　政府管轄病院の資金と財政報告の流れ……………………193

表 1-1　政策コミュニティと政策ネットワークの Rhodes による分類……59

表 2-1　フィリピンの行政区域………………………………………74

表 2-2　2000 年から 2005 年の医療支出の割合……………………95

表 2-3　2000 年代中盤の東南アジア諸国における保健支出…………98

表 2-4　2002 年における公共・民間病院の病床数…………………104

表 2-5　医療施設の利用状況…………………………………………105

表 2-6　フィリピン人の所得 5 区分…………………………………106

表 3-1　1979 年から 2009 年における主たる保健改革………………134

表 3-2　2005 年から 2010 年の州保健投資計画の実施状況…………167

表 3-3　財政のプログラム・プロジェクト・活動…………………173

表 3-4　財政のアセスメント…………………………………………174

表 3-5　政府管轄病院への維持管理費割当基準の内容……………192

表 3-6　規制のプログラム・プロジェクト・活動…………………194

表 3-7　規制のアセスメント ……………………………………195
表 3-8　サービス・デリバリのプログラム・プロジェクト・活動………197
表 3-9　サービス・デリバリのアセスメント …………………………199
表 3-10　グッド・ガバナンスのプログラム・プロジェクト・活動……207

略語一覧

ADB	Asian Development Bank
	アジア開発銀行
AMA	American Medical Association
	アメリカ医師会
ARMM	Autonomous Region of Muslim Mindanao
	ミンダナオ自治区
BEmONC	Basic Emergency Obstetric and Newborn Care
	基礎的緊急産科新生児ケア
CEmONC	Comprehensive Emergency Obstetric Newborn Care
	包括的緊急産科新生児ケア
CHD-CAR	Center for Health Development – Cordillera
	保健省コーディレラ地域局
DAC	Development Assistance Committee
	開発援助委員会
DOH	Department of Health
	保健省
EC	European Commission
	欧州委員会
F1	FOURmula One for Health
	フォーミュラ・ワン・フォア・ヘルス
GTZ	German Technical Cooperation
	ドイツ技術協力公社
HMO	Health Maintenance Organization
	医療維持機関
HSRA	Health Sector Reform Agenda
	保健セクター改革アジェンダ

ILO	International Labor Organization	
	国際労働機構	
IMR	Infant Mortality Rate	
	乳幼児死亡率	
JICA	Japan International Cooperation Agency	
	日本国際協力機構	
LGU	Local Government Unit	
	地方政府	
MARIA	Medical Aid to Rural Indigent Areas	
	農村先住民居住区域への医療プロジェクト	
MMR	Maternal Mortality Ratio	
	妊産婦死亡率	
MOH	Ministry of Health	
	保健省	
MOOE	Maintenance and Other Operating Expenditure	
	維持管理費	
MPBF	Miscellaneous Personal Benefits Fund	
	福利厚生雑費	
NCR	National Capital Region of Metro Manila	
	マニラ首都圏	
NDHS	National Demographic and Health Survey	
	国家人口保健統計	
NGO	Nongovernmental Organizations	
	非政府組織	
NPM	New Public Management	
	ニュー・パブリック・マネージメント	
NSCB	National Statistical Coordination Board	
	国家統計調整委員会	

NSO	National Statistic Office	
	国家統計局	
OECD	Organization for Economic Co-operation and Development	
	経済協力開発機構	
PBB	Performance-based Budgeting	
	業績に基づいた予算編成	
PDAF	Priority Development Assistance Fund	
	優先開発支援資金	
PhilHealth	Philippine Health Insurance Corporation	
	フィルヘルス（フィリピン健康保険機構）	
PIDS	Philippine Institute for Development Studies	
	フィリピン開発研究所	
PMA	Philippine Medical Association	
	フィリピン医師会	
PO	People's Organization	
	住民組織	
PPA	Program, Projects and Activities	
	プログラム・プロジェクト・活動	
PSY	Philippine Statistical Yearbook	
	フィリピン統計年鑑	
SDAH	Sector Development Approach for Health	
	保健セクター開発アプローチ	
SWAps	Sector-Wide Approaches	
	セクター・ワイド・アプローチ	
TB-DOTS	Tuberculosis-Directly Observed Treatment, Short-course	
	結核直接服薬確認療法	
THE	Total Health Expenditure	
	総医療支出	

UNDP	United Nations Development Program
	国連開発計画
UNICEF	United Nations Children's Fund
	ユニセフ（国連児童基金）
USAID	United States Agency for International Development
	アメリカ国際開発協会
U5MR	Under Five Mortality Rate
	5歳児未満死亡率
WHO	World Health Organization
	世界保健機関

序　章

　開発途上国の行政改革は、1980年代以降、先進諸国で急速に普及した新自由主義（ネオリベラリズム）やニュー・パブリック・マネジメント（New Public Management：以下 NPM）の改革手法を取り入れ、進められてきている。新自由主義とは、強力な私的所有権、自由市場、自由貿易を特徴とする制度的枠組みの範囲内で個々人の企業活動の自由とその能力とが無制約に発揮されることにより、人類の富と福利が最も増大する、と主張する政治経済的実践の理論である（Harvey 2010：2）。新自由主義の下での国家の役割は、これらの実践にふさわしい制度的枠組みを創出し、維持することと、される。新自由主義の理念は、1970年代以降、全世界に広がっていき、イギリスのマーガレット・サッチャー政権やアメリカのドナルド・レーガン政権のプラグマティックな改革教義となった。1980年代に入ると、新自由主義は、国際通貨基金（International Monetary Fund）や世界銀行（World Bank）等の国際援助機関が共有する開発途上国への累積債務問題に対応する経済政策原則の理念となった。いわゆる「ワシントン・コンセンサス」に基づく均衡財政、市場原理重視、投資・貿易の自由化、民営化、規制緩和等の原則は、国際援助機関による融資の条件（Conditionality）とされ、開発途上国の政治経済改革へと浸透していった。しかしながら、新自由主義の開発哲学に基づいたワシントン・コンセンサスによる市場主義改革には、再分配機能がないために、開発途上国の経済成長や貧困削減は思うようには進まなかった。世界銀行を中心とする国際援助機関は、この要因を途上国政府の「ガバナンス（統治）」の問題として捉え、公共部門の制度能力の弱さを克服し、「グッド・ガバナンス（良い統治）」を実現するための援助を推進した[1]。

　一方、NPM とは、1990年代以降、先進諸国で取り入れられていった市場指向の行政改革手法である[2]。その内容は、規制緩和や国営企業の民営化に

よる政府の役割の縮小、公共サービスの民間委託、政府の事業実施部門の
エージェンシー化、部門管理責任者への権限移譲、業績給の導入など、幅広
いものが含まれている。一般的には、NPM は、（ア）公共選択論、プリン
シパル・エージェント理論、取引費用理論を基盤とする新制度派経済学
（New Institutional Economics）と、（イ）科学的管理法の伝統の上に民間企
業の新しい経営手法を公共部門に適用しようとするマネジェリアリズム
（Managerialism：経営管理主義）の 2 つの理論が合流したものと解されて
いる（Hood 1991、小池 2001：24-25）。開発援助における新制度派経済学の
アプローチは、市場経済の発達を妨げないような制度を構築するためには、
既存の規制や機能を見直す必要があるが、そのためには社会から自律し、政
策能力を備えた政府が必要になると、主張する。その根拠は、東アジアの開
発主義国家が他の地域よりも際だった経済成長を達成したのは、市場経済を
機能させるための「選択的な介入」が各国ごとに行われたことに由来する
（World Bank：1997）。この「制度」に対する認識は、開発途上国の行政改
革に対する国際援助機関の関与に正当性を与えることになった。そこで援助
の条件（Conditionality）として、開発途上国に対し、NPM の理念に沿った
行政改革を課したのである。言い換えれば、国際援助機関は、西欧型民主主
義と自由経済システムを「グッド・ガバナンス」のモデルとして示し、開発
途上国に NPM による行政改革を強制しているのである（小池 2001：
24-25）。

　フィリピンは、1991 年の地方自治法（Local Government Code of 1991）
として知られる共和国法第 7160 号（Republic Act 7160: RA7160）の制定に
より、政治的分権を伴う抜本的な行政改革を実施した。この地方分権化推進
は、国際環境からの外生的要因と国内の政治行政からの内生的要因の双方に
よるものである。

　国際環境からの外生的要因としては、1980 年代からアメリカ国際開発協
会（US Agency for International Development：以下 USAID）等の国際援
助機関により、民主的な地方分権化、ローカル・ガバナンスの実現、市民参

加等が求められてきていた。一方、内生的要因としては、フェルディナン
ド・マルコス大統領による権威主義国家崩壊後のコラソン・アキノ政権にお
いて、地方分権化と地方自治の実現が、民主化推進の機動力になると捉えら
れていたことが挙げられる。また、地方自治の促進により、公選州知事や市
長の権限が強化されることから、将来それらの地位に就任する期待から、地
方分権化を推進する国会議員もあったという（Atienza 2006：426-427）。

　開発援助の文脈からすると、地方分権化は、西欧諸国の民主的なガバナン
スをモデルとして開発途上国における民主化を推進し、公共部門の制度能力
の弱さを克服しようとする「グッド・ガバナンス」支援の一貫でもあった。
また、新制度派経済学にとっては、中央政府の権限縮小による官僚の予算最
大化行動の抑制、取引費用の削減、自己決定・自己責任の強調によるフリー
ライダーの抑制に寄与するものと考えられていた（小池 2004：114）。

　フィリピンの地方分権化改革の一貫として、1993 年より保健行政[3]は世界
銀行の技術支援に基づき、地方政府で保健サービスに従事する保健省所属職
員の地方政府への移管を伴う、権限移譲を実施した。これにより、中央政府
保健省（Department of Health）の役割は、政策実施責任者から政策決定者
（decision-maker）へと移行した。そして、保健サービスの実施責任は、保
健省から、公選首長を中心とする地方政府（Local Government Units）へ
と移管した。このビッグ・バン改革は、公衆衛生を始めとする保健サービス
の地域格差と分散化（fragmentation）を招いた。

　この現状を打破するために、フィリピン保健省は、国家保健目標（National
Objective for Health）を 1999 年より 6 年ごと（1999-2004、2005-10、2011-16）
に策定し、保健改革を進めている。なかでも、2005 年から 2010 年に実施され
たフォーミュラ・ワン・フォア・ヘルス（FOURmula One for Health：以下 F1）
は、国家保健目標に基づいた具体的な保健行政改革プログラムである。それは、
地方分権による保健の分散化の歪みを是正するための保健改革を、包括的な
パッケージとして全国で画一的に実施するための戦略的プログラムであった。

　F1 改革は世界保健機関（World Health Organization：以下 WHO）、国連

開発計画（United Nations Development Program：以下 UNDP）、世界銀行、そして欧州委員会（European Commission：以下 EC）といった国際援助機関との協調により行われた。しかしながら、この改革によっても全国一律の保健行政による公衆衛生の提供と、健康保険制度による医療サービスの受診システムは整備されていない。また、F1 の目指していたミレニアム開発目標（Millennium Development Goals）の達成も、母子保健分野の、特に、妊産婦死亡率の減少が実現困難とみられている。

　なぜ、F1 は目的を達成できなかったのであろうか。そもそも計画に問題があったのであろうか。それとも実施過程において、目標達成に向けた行政活動がきちんと行われなかったのであろうか。近年の開発協力の潮流は、開発途上国のオーナーシップを強調し、保健行政改革の手法と技術支援を国内の政策プログラムとして受け入れるか否かは、改革実施国政府の問題とされてきている。そこで、本論文では、特に国内の政策実施過程に関わる保健行政組織内の内生的要因に焦点を当て、フィリピンの保健改革である F1 の政策実施過程の分析を通じ、「全ての人への医療（Health for All Filipinos）」が達成できない原因を考察するものである。分析にあたっては、保健行政官僚組織内に根ざす改革を妨げている規範やルールを明らかにするために、政治・行政学における「新制度論」の分析枠組を用い、保健行政改革実施過程を考察する[4]。

本論文の構成と各章の概要

　政策実施研究は、政策の意図された目的と実施の結果との間に生じた乖離を、実施のギャップ（implementation gap）として、ギャップの生じた原因を具体的に検討する研究手法である。しかしながら、これまでの政策実施研究は、ギャップの生じる要因を同定するにあたって、分析対象とする政策プログラムの政策決定過程及び実施過程の問題点にもっぱら着目し、ギャップが生じる原因を、歴史的に形成されるその国特有のルールや規範といった要

因を取り込んで分析してはこなかった。このため、政策評価に基づく改善や改革提案も現状維持的であった。そこで本研究では、インフォーマルなルールや規範の影響を重視する新制度論のアプローチに注目し、政策実施におけるギャップの真の理由を分析することとする。

　本論文の構成と、各章の概要は、以下の通りである。

　第1章では、フィリピン保健部門に関する先行研究を、社会科学の視点からレビューしたのち、政策実施研究の分析枠組となる新制度論の有効性を検討する。具体的には、政策決定・実施に関わった保健省官僚の行動を、ルールや規範によって形成される「制度」が組織内の個人の行動を制約するとした、James March and Johan Olsen の「適切さの論理（logic of appropriateness）」[5] を分析枠組とする。さらに、「歴史的制度論」の「経路依存性（path dependency）」[6]を、保健官僚の従属性と健康保険制度の歴史的発展過程を分析する分析枠組みと位置づける。第2章・第3章では、分析対象を明確化する。過去5年間の保健改革がうまくいかない理由は、政策実施過程に先立つ政策決定過程にも原因がある。そこで、まず第2章では、保健政策の政策決定機関である保健省の成立過程、保健政策決定に影響を及ぼす利益団体と考えられる医師専門職団体の成立過程、保健改革の主要な政策課題である保健システムの概要と健康保険制度の成立過程を整理する。そして、改革に根差す福祉イデオロギーと、政府の限定された役割を、明らかにする。第3章では、2005年から2010年に実施されたF1保健改革における政策決定過程と政策実施過程を整理し、実施のギャップの原因となる仮説を導き出す。第4章では、第2章と第3章から導き出した仮説を、第1章で示した分析枠組を用いて検証し、改革実施を困難にしている「制度」の存在を明らかにし、実施のギャップを生み出している要因を考察する。

　ここでの仮説は、以下のとおりである。

　(1) 中央・地方間に保健行政の連携体制が確立されていないために、政策の実施が確保されなかった。

　(2) 地方の保健行政と執行者である公選首長との間にパトロン・クライア

ント関係が生じていたため、実施が地方の政治環境によって影響を受けざるを得なかった。

そして、その原因として、

(3) 政策決定過程において、政策コミュニティ[7]のアクターが固定化されていたため、貧困層中心の政策決定に影響を及ぼすアクターが欠落していた。

(4) 政策コミュニティの既得権益が守られた上での改革内容であった。

以上の仮説を検証するため、まず第1の仮説については、中央・地方政府の保健行政官の内的行政構造（intra-administrative structure）を分析する。ここでのキーワードは地方分権である。地方分権の推進によって、保健省は州の保健職員への管理・監督権限を失った。そのため、中央・地方政府間の保健職員のネットワークが欠落した状態でF1改革は実施され、その結果ギャップが生じることになったと考えられる。

第2の「地方の保健行政機関と公選首長との間のパトロン・クライアント関係」については、フィリピンにおいて歴史的に形成されてきた政治スタイルに言及する。パトロン・クライアント関係はフィリピンに特徴的な政治関係であるが、地方分権によって、国（中央政府）との関係が希薄化したために、地方首長と地方保健行政官との間に恣意的・政治的な相互依存関係が生じていった。地方保健行政管理官は自らの政治的任命権者である州知事や市長の意向に沿って保健行政を進めなければならなくなり、医師としての倫理観との妥協を強いられることになった。

第3の仮説「貧困層中心の政策決定に影響を及ぼすアクターが欠落していたこと」については、F1の政策決定過程を中心に考察を行う。大統領の政治的任命職である保健大臣は、通常、政策決定過程において強い影響力を持ち、保健官僚は「従属的立場」におかれる。保健大臣には政治的に高い能力を有する人物が任命される。そのため、医師・看護師等の保健従事者は、専門職団体として、保健部門の政策決定の政策コミュニティのアクターに加わることができない。

第4の仮説「政策コミュニティの既得権益が守られた上での改革内容であったこと」については、F1改革における保健省組織内のアクターの行動を観察する。保健省官僚は、地方分権化により州や市へと権限委譲された保健行政を所与のものとして受け入れ、法改正による行政組織の再構築への動きを止めてしまった。F1は「全ての人への医療」を達成する保健改革を目指すものであったが、その実現のために抜本的な構造改革が実施されると、地方分権化によって既得権益が保持された保健省職員も影響を受けることとなる。そのために保健省の官僚達は、自らの既得権益が損なわれることのないように行動したと考えらえる。

　こうした保健制度改革をめぐるアクターの行動を分析するために、ここでは新制度論の枠組みを適用する。March and Olsenは、組織と組織を構成する個人は、組織の構成員として個人が学習する価値・象徴・方法そしてルーティーン等からなる「適切さの論理」によって形成されるとする。そして、制度化された状況のもとでは、アクターが、行動の帰結としての損得の合理的計算よりも、何がその場においてふさわしい行動であるかを基準にして自らの行動を決定する、と主張した。彼らは、ルールや規範によって形成される「制度」が個人の行動を制約し、行政改革の方向性や内容に影響を与えると論じたのである（March and Olsen 1989）。保健省の官僚達は、保健省内の政策決定ルールを「規範」として「内在化」し、保健改革の政策目的に照らし合わせた合理性よりも、その場でふさわしいとされる「適切さの論理」に基づいて忠実に業務をこなしていることが指摘できよう。このために、F1の実施戦略は、形骸化しており、地方分権化した地方保健行政の実情に即した政策プログラム内容の形成は困難であったといえよう。

　既得権益を保持するために政治に従属するという官僚の行動規範は、アメリカ統治時代に、アメリカの公務員のもつ価値規範、つまり政策決定に関しては政治家に任せるという政治的中立性が一貫してフィリピン官僚制の価値モデルとなったことに由来している。「適切さの論理」に基づいた官僚の行動規範は、歴史的に形成されたものであって、合理的な意思決定プロセスの

なかに「ロック・イン」されている[8]。そしてそれが、抜本的な保健行政改革を困難にしていると考えられるのである。

F1の策定過程においては、フィリピン官僚制の特徴や健康保険制度の歴史的成立過程を踏まえた制度分析がなされず、目標達成が可能な抜本的な構造改革への議論がなされないまま、計画が決定され、実施されていった。フィリピン政府は、既存の健康保険制度の仕組みと地方分権化された保健行政構造に、選択的にNPM理論に基づく改革を取り入れていった。しかしながら、保健官僚組織内のインフォーマルな規範は、新自由主義やNPMによる改革手法との間に、対立関係を生んでおり、それがフィリピンにおける保健制度改革をいっそう困難なものにしている。

〈注〉

1 「グッド・ガバナンス」の定義は、国際機関によって異なる。世界銀行は、「ガバナンス」を「ある国の開発のために経済的及び社会的資源を管理する際に行使される権力」と定義する（World Bank 1992）。また、経済協力開発機構（Organization for Economic Co-operation and Development：以下OECD）の開発援助委員会（Development Assistance Committee：以下DAC）は、1996年の「新開発戦略」において、経済的福祉と社会開発の目標を達成するために、より安定し、安全で、参加型の公正な社会の発展という質的要因が不可欠であり、これには効果的かつ民主的で責任あるガバナンスのための能力養成、人権の保障、および法の支配の尊重が含まれるとする（OECD 1996）。国連開発計画（United Nations Development Program：以下UNDP）は、「ガバナンス」を「ある国の事情を全てのレベルで管理するメカニズム、プロセス、制度を含む」と定義し、それが「参加型であり、透明であり、説明責任をもち、効率的なもの」を「グッド・ガバナンス」と説明する（UNDP 1998）。世界銀行はガバナンスを「行政」の次元に限定するのに対して、OECDとUNDPはガバナンスを民主主義すなわち「政治」の次元にまで拡大している。世界銀行が「政治」を除外しているのは、世界銀行協定の「非政治的考慮規定」があるためであり、そのためのレトリックとして「管理を強調しているのである。OECDのDACの定義が端的に示しているように、「ガバナンス」は権力の行使であり、政治そのものである（小池 2004：89-90）。

2 行政部門の運営管理に市場原理を導入する改革手法を「ニュー・パブリック・

マネジメント（New Public Management：以下 NPM）と呼び表したのは、英国の行政学者 Christopher Hood である（Hood 1991）。

3　日本の厚生労働省にあたる保健医療行政に関する政策決定を担う中央政府機関は、フィリピンでは保健省（Department of Health）である。このため、本論文においては、公衆衛生・医療・医薬品規制管理を含む保健医療部門全てを包括的に「保健」と称する。

4　本研究では、「制度」を、「政治・行政制度におけるフォーマル・ルールすなわち憲法・制定法・大統領や保健大臣による行政命令、及び、官僚内に内在化されたインフォーマル・ルールすなわち政府組織や保健省のパフォーマンスに影響を及ぼすルール・規範・伝統・価値」と定義づける。

5　「適切さの論理（logic of appropriateness）」については、53-56 頁に説明している。

6　「歴史的制度論」と「経路依存」に関しては、46-53 頁に説明している。

7　政策コミュニティ（policy communities）」とは、特定の政策分野を専門とする政府を取り巻く組織や個人を示す。多元的政治システムにおける一般的な政策コミュニティは、官僚と官僚組織、個人の政治家や政党、組織化された利益団体とそのリーダーとスタッフ、そして、政府内、高等教育機関、その他の政策研究に関わる組織等である（Campbell et al. 1986）。政策コミュニティについては58-60 頁にて詳しく論じている。

8　歴史的制度論における「ロック・イン」は 48-49 頁において説明している。

第1章 「分析枠組」：
新制度論の政策実施研究への適用

1 先行研究の検討

　本書は、フィリピンにおいて地方分権化以降、「全ての人への医療」を達成目標とする保健改革が進まない理由を解明することに主眼を置いている。その目的を達成するために、これまでのフィリピンの保健に関する研究を検討することが重要であるため、本章では、先行研究を検討したうえで、その限界を指摘する。

（1）　日本国内で発表されているフィリピン保健の研究

　これまで、フィリピンの保健に関わる研究は、日本でも数多く発表されてきている。福島浩治（2006）は、国家財政が削減されていくなかで進められた保健行財政の地方分権化を中心とした保健制度改革は、民主化ではなく、市場化のプロセスに包摂されていたことを文献研究と現地調査によって導き出している。福島は、1990年代以降、国際開発の文脈において経済開発に代わる人間開発の重要性が叫ばれるようになったが、地方分権化・民営化・自由化という構造改革プロセスが人間開発の発展期に位置づけられるフィリピンでは、「人間開発の市場化」が進んでいると指摘した（福島2006）。福島の研究は、開発という視点からフィリピンの保健行財政の地方分権化の否定的側面を包括的に捉えた研究ではあるが、1991年の地方分権化以降、保健の貧富・地域格差の是正を目指して、2000年代まで進められてきた保健制度改革については、検討されていない。

　河原和夫（2008）は、地方分権化以降のF1を含む医療制度改革、全般的な保健システムの現状、国民皆保険制度の確立を目指している公的健康保険運営組織フィルヘルスの概要をまとめている。河原は、医療制度改革に盛り

込まれている公衆衛生活動とフィルヘルスとの協働システムの構築、中央・地方政府が個々に提供している医療と保健予防活動の連携によるフィルヘルスの実効性向上及び保健基盤強化の必要性を訴えている。さらに、感染症による死亡や罹患状況の改善により、上位の死因として生活習慣病と感染症が併存するなかで、今後高齢化に伴う生活習慣病の増加に備えてフィルヘルスに予防給付的内容を加えることを提起している。具体的には、全国の地域の核となる病院や保健所における外来、検診、予防的かつ健康増進的なプログラムの実施を提案している。そして河原は医療給付内容に関する詳細な調査を取りまとめて、国民の約3分の1を占める貧困層への医療給付が喫緊の課題であると指摘している（河原 2008）。しかしながら、これまでの医療制度改革において、医療制度の現状に即した改革実施がなぜ進まなかったかに関してまで踏み込んだ分析はなされていない。

　Maria Ela. L. Atienza（2011）は、2011 年からのフィリピンの保健改革概要をまとめて、現在の保健課題を指摘する報告を発表している。Atienza は、フィリピンの保健格差は、制度的な弱点と行為主体や環境要因が組み合わさった結果であるとする。それゆえ法規制や政策実施の慣行のみではなく、価値や優先順位の変更といった側面での改革も必要となると指摘している。保健サービスに重きをおいた意味のある法律は、実施に携わるアクターが意志と資源をもたず、有能な市民社会と市民によって支持されなければ実現されることはないという。Atienza によれば保健改革は、政治指導者の政治的意志と保健に優先権を与えるという信念を必要とする。同時に、専門的な医療従事者の組織や学術機関のみならず、「質の良い保健サービスに対する権利意識を持ち、それをいかに要求すべきかを知っている市民」の側での積極的なアドボカシーとロビー活動を必要として、保健部門の関係者全てが、「民衆、とりわけ最も脆弱な立場の人々」をあらゆる保健改革の中心に据えるようにしなければならない、と主張している（Atienza 2011）。Atienza は、現在の喫緊の課題に対して明確な指摘はしているが、保健部門が抱える問題を歴史的文脈やガバナンスの制度的弱点にまで視野を拡大した分析を行って

第 1 章 「分析枠組」 29

いる訳ではなく、保健を取り巻く現状にのみ焦点があてられている。

（2） フィリピン国内で発表されている保健研究

　一方、フィリピン国内の研究に目を向けると、特に国立の高等研究機関に
おいて社会科学の視点からフィリピン保健分野について論じた研究が蓄積さ
れつつある。これらの研究は、1）保健政策に長期的に影響を及ぼす人口政
策や、国家の健康指標統計に関する研究、2）コミュニティにおけるプライ
マリ・ヘルス・ケア、3）保健システムの構造、4）地方分権化以降の地方政
治・行政による保健の取組、5）健康保険制度と財政に関する研究、そして、
6）地方分権化以降の健康保険制度改革に関する、6つの論点に大別できる。

　第 1 の論点として、保健指標に長期的に影響を及ぼす人口政策や、国家の
健康指標統計に関する議論は、次の通りである。

　Alejandro N. Herrin（2002）は、フィリピンの 1969 年から 2002 年までの
人口政策を政権ごとにまとめており、マルコス政権下の 1972 年には、改正
共和国法第 6365 号に基づき、さらなる国家開発のために経済成長の恵みを
フィリピン人へと分配する目的で、個人の宗教や価値を尊重しつつ、公民協
働で高い人口成長率を抑制する国家家族計画プログラムを実施することが定
められたという。1973 年憲法においては、国家の福祉に資する人口レベル
を達成・維持することが国家の責任であると規定されていたことを明らかに
した（Herrin 2002）。

　フィリピン大学の Rachel H. Racelis 等は、保健政策決定に重要なデータ
を 10 年以上に渡って提供し続けてきたフィリピン国民保健統計（National
Health Accounts）の詳細に関する研究を行っている。国民保健統計とは、
中央政府国家統計局（National Statistics Office）が発表する国家の保健支
出に関する包括的な報告である[9]。Racelis によれば、1990 年代に国際機関
の技術援助を受けて確立された国民保健統計は、毎年国家保健支出の予測
データを提供しており、これらの情報は、1995 年国民健康保険法案の議会
での可決を決定づける議論の根拠の一部となり、1999 年の保健セクター改

革アジェンダ（Health Sector Reform Agenda: HSRA）や 2005 年の F1 策定の指針ともなっているという。Racelis は、国民保健統計は、政策決定のみではなく、保健改革の目的や目標の設定、成果のモニタリングや追跡手段として欠かせない役割を担っていることを明らかにしている（Racelis et al. 2006）。

　第 2 の論点として、コミュニティにおけるプライマリ・ヘルス・ケアに関する研究は、次の通りである。

　フィリピン大学の Maria Concepcion P. Alfiler は、1979 年のフィリピン政府によるプライマリ・ヘルス・ケア・アプローチの公式採用以前から活動していた、非政府組織（Nongovernmental Organizations：以下 NGO）や民間ボランティア組織によるコミュニティ医療プログラム（Community Based Health Programs）に関する研究を発表している。 Alfiler によれば、多数の NGO によって試みられた貧困層への無償による医療提供は、ばらまき政策と大差がなく、過疎地域における医療専門職の恒常的不足という長年の難題を解決することはできなかったという。このため、NGO や民間ボランティア組織は、コミュニティを組織化して地域保険方式の医療財政枠組を構築し、医療の需要に対して住民が自助的に応答することができるよう努力を始めたとしている。この研究は、地方分権化以前から既に過疎地域の貧困層に対する医療が不足しており、NGO が政府を補完する役割として台頭しつつあったことを示唆している（Alfiler 1986）。

　フィリピン大学の Michael L. Tan は、フィリピンにおける医療 NGO の発展に関する歴史社会的視点によるレビューを発表しており、医療の NGO は、広く社会・歴史的な文脈で理解されなければならないと、指摘している。多くの NGO の起源は、スペインによる植民地時代の伝統的な封建社会の高貴な義務感によるもので、パトロンが貧困層に医療の手を差し伸べるというものであった。1950 年代には、地域研修プログラムの実施といった開発重視の組織が発展していった。1970 年代の国際的な社会不安のもとでは、医療の専門職は、地域医療プログラムにおける政治的教育とコミュニティの組織

化を進めた。その後、権威主義国家の終焉により、医療問題の非政治化が進展し、HIV-AIDS 等に特化したプログラムの垂直的戦略が進展した。Tan は、また、医師と患者の関係が変容しつつあり、政治家へのロビー活動や相互支援をすすめる患者組織も形成されつつある点を指摘している。それらは、がん患者の会（Laban sa Kanser：LAKAS、composed of people with cancer）といった政治性の強い組織から、Pinoy Plus 等の政府の主導により組織化された HIV-AIDS 患者の会等を含む（Tan 1993）。

　一方、フィリピン大学の Victoria A. Bautista は、地方分権化以降のマニラ首都圏パサイ市において、プライマリ・ヘルス・ケアの2つの手法（住民参加アプローチとセクター横断的協力）を実施したバランガイ[10]と実施しなかったバランガイとの比較研究を発表している（Bautista 1995）。この研究を通じ Bautista は、プライマリ・ヘルス・ケア・アプローチを実施したバランガイの方が医療環境のパフォーマンスが良かったことを、明らかにした。そして、地方分権化におけるプライマリ・ヘルス・ケアの政策アジェンダとして、地方政府議員・地方保健行政官がプログラムに据える優先度とバランガイ・ヘルス・ワーカー（Barangay Health Worker）のプログラムへの介入頻度により、持続性が左右される点を指摘している。また、都市部特有の問題として、住民に定住性がなく、頻繁に退去・移住してしまうために、持続的な効果が計測しづらいことを示した（Bautista 1995）。この研究は、地方分権化以降の保健行政の実践に、地方政府主導の政治的支援が肝要であることを説いている点で、注目されるものである。

　Michael A. Costello and Marilou Palabrica-Costello（1996）は、農村貧困地域の医療財政構造の改革として、3点を提案している。国民健康保険制度の拡大、コミュニティの財政枠組の形成、公的部門の医療サービスの費用徴収、である。しかしながら、現実には、貧困層への医療提供には税収の投入が欠かせないことも指摘している（Costello, Michael and Marilou Costello 1996）。

　第3の論点として、保健システムの構造に関する研究は、次の通りであ

る。

　フィリピン大学の Ledivina V. Carino and Josie H. De. Leon は、フィリピンの保健システムにおける研究成果と実践との関係を考慮した（Carino and Leon 1985）。彼らは、フィリピン保健システムの歴史的分析を通じ、(1)研究の重点が、疾病の原因解明のための疫学的研究から、疾病の予防・管理に関わるデリバリ・システムや社会経済的環境の研究へと変容した時期があったこと、(2) 国際援助機関の支援を受けた研究が、実際に保健システムへの実践へと適用される傾向があったこと、(3) 研究結果の実施・普及には援助機関や行政の介入が功を奏したこと、を明らかにした（Carino and Leon 1985）。

　デ・ラ・ソーラ大学の Pilar Ramos-Jimenez and Ma. Elena Chiong-Javier は、地方分権化政策実施以前の病院及び、バランガイ・ヘルス・ステーション（Barangay Health Station）やルーラル・ヘルス・ユニット（Rural Health Unit）というフィリピンの公営医療サービス提供機関に関する組織の問題点を明らかにした。その上で、政策提案として、病院と末端行政の公衆衛生施設との垂直的連携の強化と、地域保健サービス提供のためのコミュニティの参加を掲げている（Ramos Jimenez and Chiong Javier 1988）。

　第4の論点として、地方分権化以降の地方政治・行政による保健の取組や課題に関する研究が挙げられる。これらの研究のなかでも、地方分権化によって生じた保健行政の否定的な側面について強調した研究は数多い。

　例えば、Samuel S. Lieberman は、保健の地方分権化の否定的側面を、インドネシア・フィリピン・ベトナムの比較を通じ、明らかにした（Lieberman et al. 2005）。フィリピンについては、1999 年以降、保健改革が進展し、保健省の実施役割は、公共病院の独立採算運営、優先的な公衆衛生プログラムの財源確保、国民健康保険の皆保険の促進、地方政府の革新的なサービス実施を目指した能力構築のための技術支援等に、限定された。さらに保健省の政策決定の役割は、国家の保健政策決定及び規制に集約されたという（Lieberman et al. 2005：174）。

一方、Grundy J. et al.（2003）は、国際機関による報告と現地調査に基づき、フィリピン保健行政の地方への権限移譲の影響を分析している。その結果、農村地域・過疎地域において、特に、医療サービスの質と量が低下しており、政府間関係の断絶、病院利用率の減少、保健行政官の倫理感の低下、インフラストラクチャーの低下、サービス運営の財政難が顕著になったという。地方分権の目的は、政策実施者の決定空間（decision-making space）を拡げ、中央から地方への資源分配を促進し、医療サービス運営の効率性と有効性を向上させることであった。Grundy 等は、しかしながら、保健行政の地方分権化の歴史を辿ると、分権化による否定的側面が顕著になっており、フィリピン保健省は、保健改革第 2 の波「機能する分権化（make devolution work）」の実現に取り組んでいる、という（Grundy et al. 2003）。

　これらに対して、地方分権化による保健行政実施責任の地方政府への移行に伴い、公衆衛生対策における公選首長の実施責任やガバナンスの課題を論じている研究もある。例えば、Virgina S. Pineda（1998）の研究は、地方分権化以降、地方政府独自に保健の取組を実施している市の事例を紹介している。その上で、地方分権化の課題として、中央政府からの内国歳入割当金（Internal Revenue Allotment）配分の不公正の是正、分権化した公立病院運営のための技術支援、NGO や民衆組織（People's Organization）[11] の地方の保健政策決定への参加を促進し、政府間協力の代替手段とすること、等を挙げている。さらに、Pineda は、リーダーの政治的意思、保健行政官の真摯な取り組み、市民参加、そして、保健省による、技術支援と、内国歳入割当金の適正な配分による、長期的な適応の過程をとおして、分権化した医療サービスは向上すると、示唆している（Pineda 1998）。

　また、Victoria A. Bautista（2001）は、プライマリ・ヘルス・ケア・システムの持続性実現に対する課題についてまとめており、地方政府首長の保健行政への取組が実施の鍵を握っていると、主張した（Bautista 2001）。

　それに対して、Maria Lourdes G. Rebullida（2006）は、1978 年に開催された第 1 回プライマリ・ヘルス・ケアに関する国際会議で採択されたアルマ・

アタ宣言[12] に基づき、1978 年にフィリピンの公衆衛生手法として取り入れられたプライマリ・ヘルス・ケアの 25 年間の実践の歩みをまとめている。「全ての人への医療」を達成するためにプライマリ・ヘルス・ケアの重要性は再認識されているが、F1 改革の実施戦略に組み込むためには再編が必要であり、地方分権化の下で、中央・地方政府、市民社会・民間部門のいずれもが取り組むべき政策課題であることを提起した（Rebullida 2006）。

　ガバナンスの問題として、Omar Azfar and Tugrul Gurgur（2008）は、汚職による医療サービスへの影響を調査・研究し、まとめている。彼らは、汚職はフィリピンの医療サービスを損なっていると、指摘する。Azfar 等は、医療サービスの質を計測する 7 種類の異なる指標を用いており、6 種類の指標は世帯調査（子供の予防接種率、子供のワクチン接種の遅れ、患者の待ち時間、医療クリニックでの診療へのアクセス、予防接種のための公共医療クリニックの選択、公衆衛生クリニックの満足度）であり、残りの 1 種類は、保健省（子供の予防接種率の町の平均）の指標である。この研究結果は、いずれの指標も、汚職により医療サービスの質に深刻な影響をもたらしたと、発表している（Azfar and Gurgur 2008）。

　政治・行政に関する研究としては、さらに、保健省に対し多様化する医療の需要に応答的な政策決定をすることを示唆している研究が挙げられる。例えば、Rosario G. Manasan and Eden C. Villanueva（2005）は、地方政府における医療サービス利用状況は、女性よりも男性の割合が多い、という調査結果を発表した。ジェンダーに視点を据えたさらなる国家予算の分析が必要であると訴えている。保健省による政策決定や地方政府による政策実施に女性差別がなかったとしても、サービス提供者や顧客の意識に潜んでいるインフォーマルなルール、態度、行動によっても、女性が医療サービスを公平に受けることができるか否かは左右されると主張した（Manasan and Villanueva 2005）。

　一方で、フィリピン児童医療センターの主任研究員 Julius A. Lecciones（2004）は、21 世紀の医療におけるポスト・モダニズムの到来に際し、フィ

リピンの医療と行政に対し取り組むべき課題を示唆している。メディアを通じ情報の獲得が可能になった患者は、もはや医師の診断と処方に完全に服従する存在ではないこと、医療費の高騰は人々の関心をインフォーマルな代替医療へと向けていること、を指摘した。Lecciones は、医師が医療ガバナンスの重要な役割を担っていることに変わりはないが、医療コミュニティや保健省官僚は、社会状況の変化に即し、病気の治療や体調の改善という現在の医療行為に加え、患者の精神的な癒しという新たな需要に応えてゆかねばならないと、指摘している（Lecciones 2004）。

　第5の論点として、健康保険制度と財政に関わる研究は、次の通りである。

　フィリピン大学の Stella A. Quimbo（2006）は、経済学の視点から、医療提供者と患者がナッシュビル均衡によるゲームを行う医療市場の価格モデルを提案している。このゲームでは交渉力は市場メカニズムの手段であると捉えられ、寡占価格の決定は、医療提供者間における交渉力の欠如の結果であるとする。このモデルにより、医師が医療市場において不完全な情報を発したり、個別に提供する技術の選択肢を変更したりする理由、そして、このような選択によって生じる価格による差別を検証した（Quimbo 2006）。

　また、Orville Solon et al.（1995）は、1969 年に設立されたメディケア（Medicare）健康保険制度[13]の全般的な評価を、医療財政改革の難題として、発表した。1995 年に国民健康保険が実施されたために、現在の公的な医療提供機関の不足を補うための代替的な医療サービス提供機関として医療維持機関（Health Maintenance Organization）等の民間医療保険の発達が予測されること、コミュニティ医療保険（Community-based Schemes）が、インフォーマル・セクター[14]への医療提供において国民健康保険との相互支援機関としての役割を担っていくであろうことを、示唆した（Solon et al. 1995）。

　一方で、Rosario G. Manasan（1996）は、1994 年から 1996 年の議会による国家支出再編により保健省支出は、予防医療よりも治療に再分配の重きが

置かれるようになったとする（Manasan 1996）。

フィリピン大学の Joseph J. Capuno（2006）は、フィリピンとベトナムの医療保険制度の比較研究を発表した。地方政府の行政能力と財政力の脆弱さから、税金により運営されている両国のプログラムは、国民全体に行き渡ってはいない。フィリピンでは全国規模のリスク・プーリング[15]機能が働いており、インフォーマル・セクターは他の被保険者からの相互支援を受けている形である。いずれも、国民皆保険には達成しておらず、加入者増加のインセンティブを設けるような制度改革が必要であると、主張した（Capuno 2006）。

Rosario G. Manasan（2007a）は、ミレニアム開発目標を達成するために国家予算が十分に活用されていないことを、指摘した。その解決方法として、国会議員の政治的意思によって資金配分先を決定できるポーク・バレル資金[16]をミレニアム開発目標達成目的に予算配分すること等を提唱した（Manasan 2007a）。また、Manason（2007b）は、現在の内国歳入割当金による中央から地方への交付金の不公平を是正するために、公共サービスの外部性が想定し得る医療を含む社会サービスに関し、最低限のサービスを保障するための補助金を拠出することを提案した（Manasan 2007b）。フィリピン開発研究所（Philippine Institute for Development Studies）[17]の主任研究員 Gilberto M. Llanto（2007）は、フィルヘルスが加入率を上げるために始めた、Kalusugang Sigurado at Abot Kaya sa PhilHeath Insurance（KASAPI）　プログラムを紹介している。このプログラムは、マイクロ・ファイナンス組織や協同組合がフィルヘルスの支払い枠組、組織員や組合員を健康保険に加入させるものである。中央・地方政府が加入料を租税により負担する貧困層（the indigent）スポンサー・プログラム[18]との競合が懸念材料として挙げられた（Llanto 2007）。

Panfila Ching（1992）は、経済的な要因及び非経済的な要因は、共に、医療の需要を左右するが、地方では特に価格の上昇が医療の需要を低下させる傾向があることを、調査結果から導き出した（Ching 1992）。

フィリピン開発研究所の主任研究員 Rouselle F. Lavado 等（2010）は、政府管轄病院の運営・管理に関する F 1 改革実施の具体的戦略と課題について発表している（Lavado et al. 2010、Lavado 2010）。さらに、Lavado（2011）は、地方政府に身分が移管された医療従事者の給与保障をする目的で制定された「公衆衛生従事者のためのマグナカルタ（Magna Carta of Public Health Workers)」[19] が形骸化しており、法制通りの給与が支払われていないことから、フィルヘルスによる専門職給与の償還金支払の実施を提案している（Lavado 2011）。

　Don Hindle 等（2001）は、フィリピンがユニバーサル・カバレージ[20] を達成するための課題についてまとめており、フィルヘルスによる貧困層へのプライマリ・ヘルス・ケア・プログラムの脆弱さを指摘している（Hindle et al. 2001）。

　一方、Lavado 等（2011）は、ニノイ・ベニグノ・アキノ政権における新たな医療アジェンダを達成するためのアイディアとして、プライマリ・ヘルス・ケアの充実、病院システムの向上、州単位の医療システムの強化を、挙げている（Lavado et al. 2011）。

　それに対して、Konrad Obermann 等（2008）は、高い人口成長率、進展の遅い経済開発、未成熟な民主主義、大規模な汚職の疑惑等の様々な難題を抱えたフィリピンが進めている保健財政改革の調査を実施した。2002 年から 2005 年にかけての質的調査の結果、困難な政治的環境の下での改革実現に向けて、地方政府の解決への努力、利用可能な技術の有効利用、そして、倫理的目標を心に据えた実践的な取り組みを提起している（Obermann et al. 2008）。

　第 6 の論点である地方分権化以降の保健制度改革に関しては、前保健大臣 Alberto G. Romualdez Jr. が主著者となり、WHO により 2011 年に発表された「フィリピン保健システムレビュー」が、挙げられる。この報告によると、F1 は、特に保健サービスが十分ではない地域において、公衆衛生・予防医療プログラムや基本的で欠くことのできない医療の充実を図ることに重点を

置いていた（WHO 2011a）。しかしながら、中央・州・市という3段階の政府が第1・第2・第3次医療に介入する過程は、包括的な保健システムの管理・運営の分散化を招くこととなった。州や市は保健省による政策の方向性を独自に解釈し、それぞれの自治権を維持したために、保健改革実施は、地方政治の影響を受け、結果として、全国レベルでの医療格差の是正は実現しなかったと、捉えている（WHO 2011a：19）。

（3） フィリピン保健に関わる先行研究の限界

　前節の、主たる先行研究の俯瞰により、近年の研究動向を明らかにしてきた。健康保険制度の効率的な運営、医療運営のガバナンス、そして、プライマリ・ヘルス・ケア・システム等は、それぞれ保健分野の発展と向上に欠かせないプログラムである。しかしながら、それぞれミクロ・レベルの研究に終始しているために、保健セクター全体の改革実施を困難にしている真の理由はみえてこない。国家全体の保健改革構造についても、公式な制度を踏まえた問題点を指摘しているのみである。前述のWHOによる報告においても、保健改革が進まない要因を、実施過程の問題としてのみ捉えており、改革実施を左右する地方政治の影響に関しては、具体的な内容の記述はない（WHO 2011a）。このように、政策決定過程及び政策決定を制約しているフォーマル・インフォーマルな制度の影響により、保健改革の内容が制約され、改革の方向性を限定している点を明確にした研究はない。但し、新制度論という理論的背景を軸にし、フィリピンの保健部門の地方分権化改革につき包括的な分析を試みた政治学博士論文が神戸大学から2003年に発表されている。フィリピン大学のAtienza（2003）は、地方分権化の政治について、保健業務の権限移譲に焦点をあて、新制度論のアプローチにより実証面と理論面から分析している。分権化は、地方政府における改革の可能性を増大させ、参加型政策決定や、様々な分野間の協調の余地を高めた一方で、財政、保健行政職員の待遇、サービス提供の本質的な理念に関しても問題をもたらしたという。そして、保健省やフィリピン医師会からの、再集権化により保

健省と地方保健行政との業務提携を望む動きから、フィリピン上下両院で保健業務再集権化法案が可決されたが、フィデル・バルデス・ラモス大統領の拒否権により阻止された政治過程を詳細に記述している。結論として、分権化は保健サービス・デリバリの改善を保障するものではなく、国民の需要に応えることのできる保健行政サービス構築には住民参加が最も重要であると、指摘している（Atienza 2003）。Atienza の研究は、新制度論のアプローチにより地方分権化による保健政策課題を浮き彫りにしている点において新奇性が評価できる。しかしながら、権限移譲後の保健改革が実施困難な理由は解明できておらず、保健行政内部の政策決定・実施構造には踏み込んではいない。また、新制度論アプローチとしても、「独立変数」「従属変数」「媒介変数」等の「合理的選択制度論」[21] 的キーワードを適用するに留まり、歴史的に形成された規範の経路依存性による政策決定の制約については、触れられていない。

　一方、政府による行政改革実施が進展しない理由の解明を試みた研究として、保健のみならず、社会サービス・セクター全体に視野を拡げると、UNDP によるフィリピン教育省の教育行政改革の考察 *Institutions, Politics and Human Development in the Philippines* が、挙げられる。この研究報告は、新制度論のアプローチを適用することにより、人間開発指標に直接的に影響を及ぼす教育省の行政改革がなぜ進展しないのかを分析している。教育現場では、法律で規定された教員の給与システムや専門性基準は形骸化しており、賄賂による情実人事や、横領による貧困層への教科書配布経路の崩壊といった不正が横行している。このような現実は、社会における歴史的に形成されたインフォーマルな市民の意識から生じており、この制約により改革は容易に進まないと主張している。分析枠組としては新制度派経済学のDouglass North[22] による新制度論に依拠しているのみで、教育行政官僚も分析対象としてはいるが、政治・行政学における新制度論の検討はされておらず、経路依存性といった歴史的制度論のキーワードは取り入れられていない（UNDP 2009）。しかしながら、行政改革の制度研究に新たな分析手法を取

り入れ、国家の歴史的な制度の既成や発展と、社会との関係性が、後の改革にもたらす深い影響について指摘した点は、保健行政改革実施研究においても検討の価値がある。

これまで、フィリピン国内外における保健部門の先行研究に関する検討を行ってきたが、保健行政改革が進展しない理由を、政治・行政学的な視点から、政策実施過程を歴史的文脈にまで振り返って検討した分析はない。国民皆保険の達成という、本来はインクリメンタルで長期にわたる持続的な改革が求められる分野において、6年ごとに進められる改革アジェンダの個別の分析によっては、本質的な改革実施困難の理由は解明できないといえよう。そこで、これらの先行研究を踏まえ、政策実施研究の分析枠組として新制度論を適用することで、「制度」の規範的側面に注目し、実施のギャップを検討することに意義があると考える。次項では、保健行政改革の政策実施研究に着目する根拠を示す。

2 政策実施研究

本項においては、政治学・行政学における政策実施研究の動向について説明し、フィリピン保健行政改革の実施過程分析手法としての有効性を検討する。政策実施研究は、政策目標が実施過程において期待した成果を達成しなかった際に、政策目的と実施の乖離を (1)「実施のギャップ (implementation gap)」または、(2)「実施の失敗 (implementation failure)」として分析する (Pressman and Wildavsky 1984)[23]。政策実施研究が脚光を浴びる契機となったのは、1974 年 に 出 版 さ れ た Pressman and Wildavsky に よ る *Implementation* である [24]。彼らは、政策実施のギャップが生じる要因は、政策実施過程と政策決定過程の双方にあり得るとして、分析を行った。政策実施過程は政策決定過程と同様に政治そのものであり、政策実施過程における様々なステークホルダー間の駆け引きから生ずる政治性により、政策決定過程により定められた政策目標が歪曲され、転用されることがある。具体的に、

Implementation が指摘する実施のギャップが生じる要因は、次の 3 点である。第 1 に、欠陥のある実施、第 2 に高すぎる政策目標、第 3 に本来の目的達成とは異なる手段が用いられること、である。第 1 の欠陥のある実施とは、実施過程に関わる実施担当者の多さにより生じる実施のギャップを意味する。ここでは、実施担当者を決定ポイント（decision point）として捉える。定められた政策プログラムを実施する際に、決定ポイントが多ければ多い程、担当者間の交渉に基づいた同意（clearance）を得ることが困難となる。そして、交渉過程で繰り広げられる様々な政治的駆け引きにより、円滑な実施が妨げられると、する。彼らは、カリフォルニア州オークランド市の経済開発プログラムについて、実施に関わるアクター間の複雑な合意形成の過程を、それぞれ別個の「通過点（clear point）」と呼び、それらを通過することができない実施過程の構造に問題があると指摘し、実施の失敗の要因を説明したのである。第 2 の高すぎる政策目標とは、政策実施過程における欠陥を論ずるのではなく、なぜその政策に実現不可能な高い政策目標が掲げられているのかを検討する。実施目標を定める政策担当者が、短期間に限られた資源を活用し、多大なる業績を残そうとする意図により、達成不可能な目標を立てる背景には、政策目標を設定した政策決定者の政策決定構造における地位が影響している。特に、政策決定に関わるアクターが限られている場合には、政策決定者は、自分の存在意義を高めるために高い成果をだそうとし、高い目標を掲げることがある。そして、その目標が達成困難と判っていながらも、政策プログラムの円滑な実施を担う中央政府官僚は、地方行政官の実施能力や政治的環境を考慮しないまま、政策目標を達成するための要求の高い実施戦略を策定してしまうこととなる。第 3 の本来の目標達成とは異なる手段が用いられることとは、政策決定における政策立案が不適切であり、政策実施の基盤となる理論構築が不整合であることを示す（Pressman and Wildavsky 1984：xiv～xv）。政策決定と政策の帰結を繋ぐのは、政策実施であり、「政策実施研究」への関心の欠如は、「失われた環（missing link）」と称される（Hargrove 1975）。しかしながら、今日の政策実施研究は未開

の状態である。なぜならば、政策実施研究は、政策決定過程研究の様に、利益団体・政党・関連省庁官僚等のアクターによる政治的な駆け引きにより国家間の政策の帰結の違いを示すようなダイナミクスな要素に欠けるからである。政策は、一旦決定すると、官僚により定められた政策プログラムに沿い、滞りなく実施されるのが当たり前であると捉えられているからである（小池 1990：25）。また、政治家の行動に比べ、行政組織内の官僚の行動は、国民からは不透明であり、その過程を分析しにくいというのも理由の1つである。

　近年、開発途上国の行政改革は、新自由主義の言説や NPM の手法を基礎に進められており、保健行政改革の政策決定と政策実施は、選択された過程である。この選択に関わるのは保健省官僚であるが、彼らの行動は、規範やイデオロギーといった「制度」の影響を受け規定されていると、考えられる。このために、一国の詳細な政策実施研究を通じ、その国の保健行政改革を制約するイデオロギーや規範等の歴史的形成過程を分析し、改革の方向性を左右する、初期の健康保険制度の成立と民主主義導入のタイミングを考察することが、肝要と考える。なぜならば、保健行政改革プログラムの政策決定は、公衆衛生や医療サービスを権利として全ての国民が等しく利用できる体制を整備する際に、政府の役割をどの程度まで拡大するかという選択であるからである。そして、政府による選択は、国民国家の社会に浸透している公共哲学すなわち規範からの影響を受けるといえる。国家が政府の役割が肥大化しようとも、政府による社会サービスの提供を重視し、「福祉国家」としての歩みを始めるのか、もしくは、政府の役割を限定し、「福祉社会」の形成を期待するのかは、個々の国特有の歴史的な政治的背景から影響を受け形成された規範に基づいている。本書では、政策実施の帰結を左右する政治的な規範が、経路依存性を示して固定化し、その後の改革の方向性をも左右していることを明らかにするためには、新制度論アプローチの適用が望ましいと考える。このため、次節においては、新制度論に関する理論的考察と政策実施研究への適用について検討していく。

3 フィリピン保健行政改革分析への
新制度論アプローチの適用

（1）「制度」とは何か

　新制度論は、社会科学の様々な専門分野ごとに発達した「制度」の諸理論であり、社会学・経済学・政治学とそれぞれ異なる文脈において進化を遂げてきており、分野横断的に学際的な発展をしつつも、個々の学問領域において異なった理論体系を生み出してきている。なかでも、政治学・行政学においては、「比較政治学」の理論として位置付けられることが一般的である。新制度論研究における1つの大きな命題は、そもそも制度を何と解釈するかという定義づけである。1990年代以降、国際援助機関による開発途上国における開発の問題は、新制度派経済学のDouglass North等により包括的な「制度改革（institutional reform）」の問題として捉えられるようになった（松尾2011）。制度分析への学術的貢献によりノーベル経済学賞を受賞したNorthは、制度を「ゲームのルール」と定義づけたことで知られる。彼は、「制度は、社会におけるゲームのルール、より形式的に表現するならば、人間の相互作用を形作る人為的に創出された制約条件である」と定義した（North 2007：3-4）。しかしながら、制度の定義づけには多岐にわたる論点があり、それにより分析枠組としての理論も異なる。具体的にいえば、制度は、1）フォーマル（公式）なものと、2）インフォーマル（非公式）なもの、そして3）そのどちらにもあてはまらないもの、とに分類することができる。また、「制度」を定義づける際、"institutions" と「組織」としての "organizations" とを区別するか否かによっても分析手法は異なる。但し、Guy Peters は、彼が社会学的制度論と定義づける新制度論の学派においては、制度と組織は、事実上、同一の構造であり、別の定義を加える必要はほとんどないと、主張している（Peters 2001：105）。さらに、制度はNorthの指摘するように「人為的であるか」それとも「自然発生的であるのか」も、議論の分かれる部分である。

これら論点は、新制度論を大別する上で主たる要素となるものであるが、制度にはフォーマルなものとインフォーマルなものがあるとする点に関し、具体的な例を挙げて説明しておく。フォーマルな制度として最も典型的なものは、明文化された法（law）である。このフォーマルな制度のみに着目した政治学理論は、新制度論が提起される以前の研究であり、新制度論と対比して、「旧制度論」と称され、考察されてきたものである[25]。

（2）　政治・行政学における新制度論の分類

　新制度論が1つのアプローチとして、台頭していった契機となったのは、James March and Johan Olsen により 1984 年に発表された *The New Insti-tutionalism: Organizational Factors in Political Life* という論文による。彼らはそれまでの行動論的アプローチへの批判として、新制度論を提唱した（March and Olsen 1984）。その後、新制度論は様々な発展と進化を遂げてきており、政治学や行政学の有効なアプローチとなっている。極めて多様な内容を持つ新制度論ではあるが、Peter A. Hall and Rosemary C. R. Taylorは、それらを、3つの学派にまとめている（Hall and Taylor 1996）。すなわち、「歴史的制度論（Historical Institutionalism）」学派、「合理的選択制度論（Rational Choice Institutionalism）」学派そして「社会学的制度論（Sociological Institutionalism）」学派である。Hall and Taylor の論文では、March and Olsen により提唱された新制度論は社会学的制度論の範疇として位置付けられている（Hall and Taylor 1996）[26]。一方、Guy Peters は、制度の基準、制度化の過程、制度の変容の仕方、個人と制度の関係、行動への個人と集団の影響の仕方、制度論アプローチによる説明の限界、制度の設計過程、そして制度の善悪を論ずる規範的基準の有無に、基づいて、March and Olsen の「新制度論」を「規範的制度論（Normative Institutionalism）」と呼んだ。そして、これに「合理的選択制度論」、「歴史的制度論」「経験的制度論（Empirical Institutionalism）」、「社会学的制度論」、「利益代表の諸制度（Institutions of Interest Representation」及び「国際制度論（International

Institutionalism)」を加えたものを、新制度論として紹介している（Peters 2001）。さらに、2006年初版の The Oxford Handbook of Political Institutions において、R. A. W. Rhodes 等は、旧制度論に加えて新制度論の分析枠組として、「合理的選択制度論」、「歴史的制度論」、「コンストラクティヴィスト制度論（Constructivist Institutionalism）」、そして「ネットワーク制度論（Network Institutionalism）」を挙げている（Rhodes, R. A. W., Sarah A. Binder and Bert A. Rockman eds. 2008）。このように、新制度論には様々な特徴が加えられた理論が派生してきている。いずれも、政治制度に対する理解を深め、制度に対する理解の向上を目指している点に相違はない（March and Olsen 2006）。

　ここでは、3つの新制度理論の主たる主張をまとめると共に、本書の分析枠組として適用する歴史的制度論の規範的側面につき、保健政策の新制度論分析の先行研究を俯瞰し、フィリピンの保健行政改革の政策実施過程への適用の可能性について検討する。

1)　合理的選択制度論

　合理的選択制度論は、「経済学的制度論」もしくは「組織の新経済学（New Economics of Organization）」とも称される[27]。合理的選択制度論は、経済学的に捉えられる合理性に基づき行動する個人の行為の集積により政治という集合的事象を説明する分析手法である。自らの選好に基づき利益を最大化するために戦略的に行動する個人の集約が政治の結果であるとして、これを「方法論的個人主義」と称する。私的目的の合理的な追求の集約の結果としての政治は、集団行動のジレンマとして捉えられ、その代表的なものとして、「囚人のジレンマ」[28]や「コモンズの悲劇」が挙げられる。個人の行動を規定する要因は、他者がどのような行動をとるかという「期待」が深く影響しており、その期待に基づき、個人は自らの行動を決定する。そして、個人は、他者との協力に基づき生み出した価値が、自らに最大限の利益をもたらすと認識した際に制度を設計する。このために、制度形成の過程は、アク

ターの自発的な合意によるものであり、通常、制度が競争的な選択にさらさ
れた場合には、他の制度よりもより多くの便益が得られる場合にのみ、形成
された制度は存続する（Hall and Taylor 1996：942-946）。合理的選択制度
論は、個人の合理的な選択と、より広範囲の政策科学のアプローチとしての
合理的選択としての功利を、同義に捉えている。個人は、制度の範囲内で、
自らの利益を最大限に追求するために行動する。このような個人の強い外生
的な選好が制度に持ち込まれると、制度を設計する政策決定者は、人々のイ
ンセンティブとなるものとそうでないものを組み合わせて提供することで彼
らの意思を実現する事が出来る。合理的選択制度論者は、個人が1人では解
決することが出来ない数多くの問題を解決するために、制度は設計されると
主張する（Peters 2011：80）。鈴木基史は、日本の政治研究への合理的選択
制度論の経験的適用性の必然的限界を指摘している。政治社会における公共
空間の存在、市民による能動的な非投票的政治参加、非公式な規範や慣習等
で複雑化された実際の日本政治は、これらの諸要因を軽視し、政治を少ない
変数により説明しようとする合理的選択制度論では包括的に把握できない
と、主張する（鈴木 1996）。

　フィリピン保健改革における政策決定及び実施過程は、大統領・保健大臣・
保健省官僚・地方保健行政官といった利益が相反する様々なアクターにより
政治の帰結が生み出される。さらに、政策決定に関わるアクターは、イン
フォーマルな規範からの制約を受けていると考えられるために、方法論的個
人主義に基づいた合理的選択制度論に集約することは困難である。このた
め、本書への分析枠組としての適用は不適切であると考えられる。

2)　歴史的制度論

Sven Steinmo、Kathleen Thelen and Frank Longstreth は、1992年に *Structuring Politics: Historical Institutionalism in Comparative Analysis* を 発 表 し
た。彼らは、Theda Skocpol から借用した歴史的制度論という用語を用い、歴
史的制度論の政治学への適用を提唱し、合理的選択制度論との袂を分かった

（Steinmo、Thelen and Longstreth 1992：28）。日本においては、歴史的制度論として括られる一群の研究は、歴史を重視せよという一般的な立場を表明しているだけなので、歴史的制度論と改めて命名すべきではないとの、見解もある（河野 2010：55）。しかしながら、歴史的制度論者は、経路依存というキーワードにより、歴史のある時点における政策選択が慣性により持続する傾向があると主張し、その重要性を訴える。特に、歴史的制度論の主たる研究者である Paul Pierson は、経路依存は政治力学を理解する重要な道具になると、指摘している（Pierson 2004：44）。歴史的制度論に基づき、医療政策の政治過程を分析した代表的な研究として、Ellen M. Immergut のヨーロッパ諸国の医療政策研究が挙げられる。この分析は、スイス・フランス・スウェーデンの健康保険制度改革において、各国ごとに異なる政策決定が行われた理由を、歴史的制度論に基づいて説明している。3ヵ国では政治家により類似の国民健康保険法案と医療行為の規制制度が検討されていたが、実際に施行された政策の内容は、異なる様相を示した。スウェーデンの制度は西ヨーロッパで最も社会化された制度となり、スイスは最も市場化の進んだ制度となり、フランスは両者の折衷的な制度となった。Immergut は、医療の専門化（professionalization）・政党政治・官僚制等の影響ではなく、政治制度（連邦制か否か、国民投票の有無）が、政策決定というゲームのルールとして存在し、異なる政策決定が形成されたと、説明している（Immergut 1992a）。この研究は、歴史的制度論の視点から、政治制度を「政策決定というゲーム」を制約するルールとしての制度として捉えている。Peters は、彼女の政策過程分析は、Pressman and Wildavsky が指摘する政策実施の「通過点（clear point）」概念と似通った特徴を備えていると、指摘する。ある政策プログラムを採用し実施する場合、政策過程の構造に存在する「拒否点（veto point）」を乗り越える政策決定が必要であるとするからである（Peters 2001：143）。さらに、Peters は、彼女の分析における制度を規定する理念（idea）の役割に注目している。医療業務（practice of medicine）は、理念が公共政策プログラムの採用に及ぼした影響について

は簡潔に説明しており、健康保険へ政府が介入する公式構造と多様な拒否点が象徴する困難については相当に議論を行っているとする。しかしながら、彼女の分析における健康保険の政策決定に関する主要な要因は、各国の開業医が最良の医療（best practice）をどう捉えるかに過ぎなかったと批判している（Peters 2001：66）。

　Immergut の研究は、歴史的な文脈において医療政策の方向性がどのように規定されていくかを考察する上で有効であると、捉えられる。但し、彼女の分析は、政策決定に関わるアクターの動きを制約する動態的で規範的な制度の側面は、分析に不必要との見解を示している（Immergut 1992b：85）。このように政策決定に関わるアクターの行動を制約する意識下の規範的な側面に注目する新制度論の特徴を認めないために、制度を多角的に捉えておらず、政策決定に関わるアクターを制約する社会の構造へ目を向けていない。また、政策決定過程の政治力学の分析に留まっており、決定された医療政策の実施過程に至った研究はされていない。彼女の指摘する拒否点を規定するアクターの価値や規範は、どのように形成されてきているのかをも分析対象としなければ、政策の方向性を規定する要因は、考察できない。このため、制度を制約する規範的側面を強調する、社会学的制度論的な分析手法をも視野に入れる。

　前述の Pierson は、歴史的制度論のキーワードを、経路依存に加えて「正のフィードバック（positive feedback）」、「ロック・イン（lock-in）」として説明している。ある時点の政策決定は、その決定が効率的か合理的かに関わらず、正のフィードバックとして同一方向の政策が選択されるようになり、やがてロック・イン、つまり固定化され、経路依存の連鎖が慣性として働いていくとする（Pierson 2004）。やがて、固定化した制度は歴史の非効率性を生み出す。その典型例として広く語られているのが、パソコンのQWERTY 式キーボードの並びの発展である。これは、より効率的なタイピングの並びがあったとしても、一旦普及したために、このキーボードの並びが一般化したため、これが定着し、他の並び方が普及しなくなったという事

例に基づいている。政治制度や公共政策においては、制度が法の支配を受けるようになると、既得権益を生みだしてゆき、やがて既得権益を享受するアクターの行動は、それを保全する形態をとるようになる。このため、特定の時期の政策決定は、その制度を維持しようとするアクターの力学が影響し、後の政治の帰結に影響を与えるようになる（Arthur 1984, March and Olsen 1989：169）。

　これに対して、Jacob S. Hacker は、歴史的制度論に依拠し、イギリス・カナダ・アメリカの３カ国の公的健康保険制度の発展過程の比較研究を行い、異なる政治制度が政治的な結果に与えた影響と、歴史的な時間の経過に伴い健康保険制度がどのように発展していくかについて検討した。特に、後者の歴史的な経路依存については、Pierson に依拠している。Hacker は、福祉国家論の先行研究は、主に次の３点によって制度の発展を説明してきたとする。第１は、経済指標に基づき、経済の発展段階と医療の洗練化とが同レベルの国家は、似通った医療政策プログラムを策定する、というものである。第２は、国家の政治文化に注目し、医療政策の収斂性は、国民と政治エリートの信条により制約を受けるとして、アメリカの特殊性を強調して説明するものである。第３は、医療専門職の多元性と社会学的研究であり、国民健康保険における利益団体の権力と、彼らの闘争の帰結として医療政策が定められる、とするものである。Hacker は、これらの研究は、それぞれ特に１つの変数にのみ強調点を置いていると指摘する。そして、政治制度及び歴史のある１時点における重大な政策選択が及ぼす長期的な影響が、同じような経済的・文化的・政治的特徴を示す国家間の政策の帰結に多様性をもたらす点を説明していないと、上記３点の制度の発展の説明を批判している。特に、第２の政治文化や政治エリートの信条が政治を制約するという説明は、そうした信条もまた、政治的文化と政策変化が歴史的文脈において交錯した結果として形成されたことを見落としているとする。そして、Pierson の強調する歴史的経路のロック・イン効果の重要性を論じている（Hacker 1998：59-64）。第３の利益団体の政治的闘争の帰結として医療政策の結果を説明す

る手法に関しては、Immergut による医療政策研究を引用している。
Immergut は、医療政策に関する国家と医師等との対立は、医療サービスの
購入者と販売者との利益闘争であり、購入者が政府に限定される公営化は、
短期的に医師の収入を安定させるが、政府による価格規制が起こり得るため
に医師の団体は反対するとした（Immergut 1992a, b）。これに対して、
Hacker は、医師団体が公営医療政策を賛成するか否かは、時代、国、市場
構造の違いによっても変化すると主張する（Hacker 1998：66-67）。そのう
えで、医療政策を規定する政治制度に関しては、国家の行政能力、連邦制、
全体的政府構造（議院内閣制、大統領制、政党システム）により、医療政策
の帰結は変化するとしている。一方、歴史的な制度形成に関しては、公的健
康保険制度は、一度実施された医療政策や保険政策が市場のあり方を決め、
既得権益を作りだしてしまえば、それら新しい政策への制約となっていくた
めに、政策の順序とタイミングにより公的な健康保険の発展と失敗が左右さ
れると、主張した（Hacker 1998：69）。また、初期の公的健康保険の対象
者が誰であったか、保険が広まったタイミングがいつか、特に医者が影響力
を持つような医療保険の発達とはどちらが先か、といった要素も、医療政策
を方向づけるとしている。また、ある時点で採用された医療政策が、社会経
済に影響を与え、今度はそのようにして変化した状態が、次の時点の政治に
影響を与えると、する（Hacker 1998：69-80）。

　Hacker はさらに、歴史的制度論によるアメリカの医療政策経費削減改革
とそれ以前の医療政策との制度変化に関する分析研究を発表した（Hacker
2004）。そこでは、制度転換戦略のマトリクスを、政治における現状維持志
向と、その制度自体の転換に対する抵抗という軸により4分割し、図1-1に
みられるように、「制度放置」「制度転用」「制度併設」「制度廃棄」の4つに
分類し、医療制度の変化を説明している。Hacker は、これにより、先進国
における小さな政府実現への政策転換の困難さを表した。

　日本においても、北山俊哉が Pierson の歴史的制度論を分析軸の起点と
し、日本の国民健康保険制度の発展過程の政治を分析している（北山

図 1-1　制度転換戦略のマトリクス

その制度自体の転換に対する抵抗

	高	低
高	制度放置 (drift)	制度転用 (conversion)
低	制度併設 (layering)	制度廃棄・制度置換 (elimination/replacement)

（政治における現状維持志向）

出所：Hacker 2004：248、宮本 2008：55、北山 2011：38。

2011）。彼の主張は、歴史的制度論の有効性を次の 2 点で示すことであった。第 1 は、福祉国家のあり方は、中央・地方関係における制度のあり方により大きな影響を受ける点である。第 2 は、健康保険や中央・地方関係に関する制度を理解するためには、制度が歴史的に発展してきた、そのあり方を考慮に入れなければならないことである（北山 2011：3）。北山の分析枠組は、Pierson の 歴 史 的 制 度 論 に 加 え、James Mahoney and Kathleen Thelen（Mahoney and Thelen 2010）や Hacker（Hacker 2005）による経路依存の上で既成の制度が発展・進化していく様子を捉えた「制度の発展」に注目している。そして、Jefferey Sellers が主張した、福祉国家の発展に関する 2 つの条件つまり、地方政府全体に政治・行政的、及び財政的な能力があること、そして中央政府の監督がある程度あること、に日本の特徴を加えて、その立場を明確にしている。つまり、日本の場合、地方政府が保健福祉政策の実施過程に組み込まれることで、政策形成過程にも重要な参加者となり、健康保険制度に特徴づけられるように日本の福祉国家は平等主義的なものになったと主張している（Sellers and Lindström 2007、北山 2011：3, 37）。フィリピンの保健改革は、1993 年の保健行政の地方分権化を起点としているが、改革の方向性は、一貫してフィルヘルスという政府の附属機関により

運営される健康保険制度の全加入実現に向かっている。その場合、地方分権化による政治的分権が足枷になっているにも関わらず、地方政府による貧困層の加入者決定のシステムを続けている。地方政府の役割が日本とは全く反対に機能しており、健康保険制度の非効率性の経路依存を示している。Hacker や北山による歴史的制度論の分析は、フィリピンの分析枠組みとしてそのまま当てはめることはできない。しかしながら、制度改革の制度転換について歴史的制度論のアプローチを適用することで、制度内の改革を困難にしている要因を一部同定することができると考えられる。この点については第4章において検討することにする。

　また、フィリピンの保健行政への地方政府の影響力について検討する際、地方政治におけるアクターの権力と、フィリピンの中央・地方政府間の保健行政構造とを切り分けて、明確にその影響を説明する必要がある。川中豪は、フィリピン国家は、官僚機構の集権性、官僚の数や質などの国家の「属性」という観点からは、もっぱら「弱い」と認識されており、国家主導の政策実施がなかなか成功しないとしている。そうした認識のなかでも実は国家が重要な意味を持つという、斬新な主張をするためにも、フィリピン地方政治研究の分析において国家を捉えるための概念的な工夫が必要であるとしている。フィリピン地方政治を理解するためには、制度と政治パターンの関係の検証が必要であり、国家・社会関係と中央・地方関係との間の概念的な位置関係を整理することが必要であるし、その上で中央と地方の関係をより丁寧に検討していく必要があると指摘している[29]。このため、本書においては、中央・地方間の保健行政構造に注目し制度を検討していく。さらに、官僚の「弱さ」について説明するため、Theda Skocpol（1997）の *Social Revolutions in the Modern World* における歴史的制度論の視点を取り入れ、未完のフィリピン革命とアメリカ占領支配のフィリピン官僚制成立への影響を考察する。これにより、川中豪（1996）や Ledivina V. Cariño（1992）により指摘されている「フィリピン官僚の従属性」が歴史的に経路依存を示している点が説明可能と考える。

これまで、保健行政改革実施の分析枠組として、歴史的制度論について取り上げてきたが、制度が安定性を保ち行政改革が容易でない要因として、改革に携わる保健省組織内のイデオロギーつまり規範が影響していると推測される。このため、次項で説明する社会学的制度論的思考を取り入れて、March and Olsen の「適切さの論理」を保健行政改革実施がうまく進展しない理由を明らかにするための分析軸とする。

3) 社会学的制度論

社会学的制度論は、社会学の分野で発展してきた組織理論から派生した新制度論である。マックス・ウェーバーは『経済と社会』の第 9 章「支配の社会学」において、支配を、規則を根拠とする合法的支配、伝統を根拠とする伝統的支配、カリスマに依拠するカリスマ的支配の 3 つの類型に区分し、その内、合法的支配の最も純粋な型として官僚制的支配を位置づけた。行政機構で働く個人は、彼の持つ固有の権利のゆえに、服従されるのではなく、制定された規則の形式的で抽象的な規範に服従するとする。官僚の行う行政業務は、没主観的な官職義務に基づいた職業労働であって、この行政の理想は、「怒りも興奮もなく」個人的動機や感情的影響の作用を受けることなく、恣意や計算不能性を排除し、なかんずく「人による差別をすることなく」、厳に形式主義的に、合理的規則に従って遂行されるとする（ウェーバー 1988：33）。このような正当性のある合法的な支配と位置づけられる官僚制においては、組織の成員は、組織の目的に叶うように合理的合法的に最も効率的な方法を用い業務を遂行するものとされている。

これに対して、社会学における新制度論者は、官僚機構をはじめとする組織内のルールや手続きは、必ずしも法の規定による合法的支配に基づき、組織の公式な目的、つまり目的合理性（ends efficiency）を達成するために採用されたのではないと主張する。これらの形式や手続きは文化的に特有な慣行であり、多くの社会で考案された神話や儀礼と同種のものであり、一般的な文化的慣行の伝播の過程である。このため、官僚の行動は文化的な側面か

ら説明されなければならないと主張する。ある特定の制度における役割を社会的に適用した個人は、これらの役割と関連した規範を「内面化（internalize）」するため、制度は行動に影響を及ぼすとする。これが、制度の影響の「規範的側面（normative dimension）」である。このような概念を採用し続ける社会学者もいるが、多くの社会学的制度論者は、制度の影響の「認知的側面（cognitive dimension）」と捉える。つまり、行動に欠かせない認知的スクリプト、分類、モデルを提供することにより、制度の行動への影響の及ぼし方について説明する。特に、それらなしでは世界と他者の行動は解釈できないからである。制度はどのように行動すべきかを特定する点で影響を及ぼすだけではなく、与えられた文脈でどのように想像を働かせるかを特定する点においても影響を及ぼす。ここに、社会学における社会構成主義（social constructivism）の新制度論への影響をみることができる[31]。

　社会学的制度論者による「制度の変化」の説明は、次のようなものである。組織は、しばしば、新しい制度の慣行を採用するが、それは組織の目的合理性に合致しているからではなく、組織やその参加者の社会的な正当性に叶っているからであるとする。組織は特定の制度の形式や慣行を、文化的に価値があるとみなし受け入れる。しかし、これらの慣行は、公的な組織の目標を達成するには機能不全を起こしかねない（Hall and Taylor 1996）。前述の March and Olsen により 1989 年に出版された *Rediscovering Institutions* は、政治制度に注目した社会学的制度論を取り上げており、ヨーロッパの公共政策改革を事例として改革を困難にしたインフォーマルな制度の制約について記述している。彼らの提唱する新制度論は、1950 年代頃からの政治理論を特徴づけた文脈主義、還元主義、功利主義、機能主義、道具主義という5 点への批判から始まっている（March and Olsen 1989：3）。その 5 点の概念とは次の様なものである。

　　(a)　文脈主義（contextualism）：国家と社会とを区別せずに、政治を社会の一部分として捉え、社会の文脈（社会階層構造、地理

的条件、文化・経済状況、イデオロギー等）を反映したものと
して捉える。

（b）　還元主義（reductionist）：政治現象を個人の行動の集計の結果
として捉え、政治の帰結を組織構造や適切な行動のルールに帰
するものと捉えない。

（c）　功利主義（utilitarian）：行動を、個人の私利益の計算の結果と
してとらえ、政治アクターの行動を責任や義務を果たすためと
は捉えない。

（d）　機能主義（functionalist）：歴史を一意的で適切な均衡としてと
らえ、歴史の発展過程における不適応や一意的でない可能性に
関心を寄せない。

（e）　道具主義（instrumentalist）：意思決定と資源の分配を政治的生
活の中心として位置づけ、象徴（symbol）・儀式（ritual）そし
て作法（ceremony）を通じて意味が発展してゆき、政治的生活
が組織されることに注意を払わない。

　March and Olsen は、上記 5 点の理論的見解へのアンティテーゼとして新
制度論という枠組を見出し、新しい概念として「適切さの論理」を提唱し
た。社会学的制度論の基本は、組織と組織を構成する個人の行動は、組織の
構成員として個人が学習する価値・象徴・方法そしてルーティーン等からな
る「適切さの論理」により形成されるとする。そして、より規範的な見解か
ら組織を考察すると、制度の論理的機能は、組織の構成員間において共通の
価値を創造して維持することである。この概念は、どのようにして最初にそ
れらの価値が創造されたのかに関する納得の行く説明をするものではない
が、政策の方向性を維持する制度の可能性について説明する事が出来る。制
度内における内在的な社会化の過程は、決定を方向づけるのみでなく価値と
それに続く構成員の行動をも方向づけるのである。March and Olsen は、制
度化された状況のもとでは、アクターが、行動の帰結としての損得の合理的

計算よりも、何がその場において、ふさわしい行動であるかを基準にして自らの行動を決定する、と主張する。そして、ルールや規範により形成される「制度」が個人の行動を制約し、行政改革の方向や内容に影響を与えると論じている（March and Olsen 1989）[32]。

4) 社会学的制度論・歴史的制度論・規範的制度論の連続性

Peters は、社会学的制度論における規範的側面を強調する March and Olsen による制度論を「規範的制度論」と再定義化している。その上で、歴史的制度論が「行動」を形成する「適切さの論理」を暗黙に受け入れるとすれば、歴史的制度論は単なる規範的制度論の一種に近くなると主張する。理念に注目し、また、「経路」を通じて理念が行動を形成するというのであれば、政策領域や特定の統治制度に「適切さの論理」が存在すると語っているのに等しいであろう。Peters は、歴史的制度論者の議論は時代を超えた持続力のある何らかの論理が存在するということに尽きるとすれば、現実に1つの制度論アプローチとして存在するかは、明確ではないと主張する。その場合、歴史的制度論もまた、歴史に十分な関心があり、時を超えた制度の影響があるとしても、March and Olsen の規範的アプローチを構成する一要素に含まれるものだとしても不思議ではないであろう。Peters は、March and Olsen が歴史を重視していることを念頭におくと、歴史的制度論の変種はまさに規範的制度論の一つと考えられると指摘している（Peters 2001：127）。

（3） 新制度論とガバナンスとの関係

Peters は、新制度論とガバナンスとの関連性を考察するにあたり、ガバナンスを次のように定義づけている。「ガバナンスとは、国家及び民間セクターによる国家との協働者による経済と社会の舵取りへの試みである。」すなわち、ガバナンスとは、社会の状況を変革するために、政策決定を行い、資源を活用することである。第1に、ガバナンスに基づいたアプローチは、社会の目標を設定し、それらの目標を達成するために必要な資源の動員に従

事する。目標は常に民主的に決められることが望ましいが、舵取りすなわち政策決定における必須条件ではない。公共の目標設定は、統治する区域内の目標を設定する政策過程をも含む。ガバナンスは、ひとつの政策課題に力点をおくよりも、一般的な政策決定のパターンや多元的アクターに目を向ける。このために、より協調性があり一貫性のある政策決定過程が重要視されると同時に、個々の政策セクターの実情に即した舵取りの必要性を認識している。基本的なガバナンスのアプローチとして重視すべきなのは、統治プロセスにおいて、実際に関わっているアクターは誰か、アクター同士はどのような関わりをもっているか、という実証的な問題に取り組んでいく事である。統治の舵取りという概念は、環境内の状況変化に適用させるガバナンス・システムの能力を強調する。統治している制度が情報開示をしていれば、より効果的なガバナンスを構築することができる。ガバナンスの統治概念は、持続的な環境との相互作用、及び、社会的なアクターと、彼らの見解を統合してガバナンスの過程へと統合する適切なメカニズムを見つけ出すことである。このような相互作用と強いフィードバックのメカニズムなしには、効果的な舵取り能力は結果として消滅してしまう（Peters 2011：78-80）。

　さらに、Peters は、ガバナンスと制度の関係について以下のように指摘している。ガバナンスの観点からすると、制度の性質は、政治システムがより効果的にガバナンスを実施することができるか否かを左右する。ガバナンスに関して本質的に社会のアクターが関与するものと考える場合には、それらの社会のアクターが関与する機会を生み出す制度の役割が必須となる（Peters 2011：80）。

　新制度論のアプローチは、複数あり、それぞれ理論的な特徴を異にするが、それらはまた、お互いに共通点をも持つ。その共通点はガバナンスへ重要な示唆を示す。第1に、政治的な生活への制度論的アプローチは、ルーティーンと統一性を強調し、変化よりも安定性を好む。このために、新制度論アプローチによるガバナンス分析は、ガバナンスの領域における政治的な応答性が予測しうることに意義がある。制度がガバナンスに及ぼす影響の重

要な点は、制度が、構造の相互作用と統治のプロセスを示すということである。制度は構造の観点から捉えられがちであるが、制度は基本的な政策決定過程からも記述することができる。ガバナンスとは、政策決定であり、制度はこれらの政策決定がどのようになされるかを定義づける（Peters 2011：81）。現代のガバナンスの見解に関し、最も重要なアクター間の結びつきは、公共部門内のアクターと、市場や市民社会等の外部からのアクターとの、結びつきである。この結びつきはガバナンスの難題である。なぜならば、それぞれのアクターは、取り組んでいる政策課題に対し、異なる目標、異なる価値観を持っているからである。このために、これらの結びつきが必要としているのは、明確に制度を配列し、国家と社会の相互作用のパターンをルーティーン化し、より予測可能にすることである。制度及び制度化は、ルールや公的な構造に基づいているのみではなく、どのように統治するかという価値とアイディアに基づいている。新制度論のガバナンスへの貢献を理解するには、制度を公式の単純な概念として位置づけるのではなく、制度の中身の複雑性を理解しなければならない（Peters 2011：88）。制度がガバナンスに及ぼす影響に関する Peters の知見は、F1 の政策実施研究において、制度がガバナンスにどのような影響を与え、実施のギャップをもたらしているかを考察する上で有用である。Peters の主張するように、ガバナンスは、国家と社会との関係における多様なアクターの相互作用によってもたらされる。一方、イギリスにおけるガバナンス研究の先駆者である R. A. W. Rhodes は、政府アクターと社会アクターの相互活動の態様を政策セクターごとに分析しようとするアプローチとして「政策ネットワーク」論を展開した（小池1995：35）。

　Rhodes は、「政策ネットワークは、政策過程と政策実施において交渉に基づく信条と利害の共有により構築された、政府及び非政府のアクターによる、フォーマル及びインフォーマルな制度による結びつき」と定義する（Rhodes 2006：426）。ローズは、政策ネットワークを互いの資源に依存する複雑な組織の関係またはクラスターと捉えているが、強固に統合された政

策コミュニティ（Policy Communities）から柔らかいイッシュー・ネットワークに至るまで 5 種類のタイプに分類している。これらのタイプは、また、メンバー及びメンバー間の資源の分配によっても区別される。その 5 種類の分類とは、表 1-1 に示されているように、①政策コミュニティ／領域コミュニティ、②専門的ネットワーク、③政府間ネットワーク、④生産者ネットワーク、及び、⑤イッシュー・ネットワーク（Issue Networks）、である。

　ここでは、5 分類の政策ネットワークの詳細を記述しておく。Rhodes の定義によれば、政策コミュニティは、関係の安定性、限定的メンバーの持続性、実施責任を共有する垂直的相互依存、そして、他のネットワークや公共性（議会を含む）からの孤立、により特徴づけられる。高度に垂直的な相互依存の状態であって、水平的な相互関係は限られている。教育・消防といった政府の主要な政策分野ごとに政策ネットワークが形成されていることが多い。一方、専門的ネットワーク（Professional Networks）は、政策決定に特定の専門家集団の参加が傑出している状態をさす。イギリスの国家医療サービス（National Health Service）は、専門的な政策ネットワークの典型とされる。端的に言えば、専門的ネットワークは、特定の専門職の利益を代表し、他のネットワークと断絶した状態で垂直的相互依存関係を築いてい

表 1-1　政策コミュニティと政策ネットワークの Rhodes による分類

ネットワークのタイプ	ネットワークの特徴
政策コミュニティ／ 領域コミュニティ	安定、高度に限定的なメンバー、 垂直的相互依存、限定的な水平的相互関係、
専門的ネットワーク	安定、高度に限定的なメンバー、 垂直的相互依存、限定的な水平的相互関係、 専門職の利益を図る
政府間ネットワーク	限定されたメンバー、限定的な垂直的相互依存、 広範囲の水平的相互関係
生産者ネットワーク	流動的なメンバー、限定的な垂直的相互依存、 生産者の利益を図る
イッシュー・ネットワーク	不安定、多数のメンバー、限定的な垂直的相互依存

　出所：R. A. W. Rhodes (1997). *Understanding Governance: Policy Networks, Governance, Reflexivity and Accountability.* Open University Press: 38.

る。政府間ネットワーク（Intergovernmental Networks）は、地方権力の代表的な組織に基づいている。地方政府の総務官僚（Topocrat）によるメンバー構成、実施責任がないために、限定的な垂直的相互依存関係によって、特徴づけられる。生産者ネットワーク（Producer Networks）は、公共・民間セクターの経済的利益に結びつく政策決定に携わり、主たる産業の利益団体に依存する。イッシュー・ネットワークは、参加者が多く相互依存は限られている（Rhodes 1997：37-39）。

　そして Rhodes は、1980 年代以降のサッチャー政権による「小さな政府」を目指す行政改革により、政府の役割は縮小し、政府と非政府機関とのネットワークに基づくガバナンスの重要性が増したと指摘し、その特徴を、以下の 4 点に整理している（Rhodes 1997：47-53）。

① ガバナンスは組織間の相互依存であり、国家による統治を意味するガバメントよりも広範な範囲を示し、非政府組織もアクターに含まれる。

② 資源の交換と政策目標を共有するための交渉の必要性から、ネットワーク内のアクターは相互依存を継続する。

③ 信頼に根ざし、ネットワークの参加者の交渉と承認に基づくゲームのルールによって規制される相互依存関係である。ネットワークは国家から、かなりの程度自立しており、アカウンタビリティ（透明性）を示すことなく、自己組織化している。

④ 国家は特権的な主権者としての地位を占めるわけではなく、完全な状態ではないが、間接的に、ネットワークの「舵取り（steering）」をおこなう。

　Rhodes は、このように定義したガバナンスの形態を「ネットワーク・ガバナンス」と呼び、「協働関係の基本は信頼であり、信頼はネットワークの関係の基礎となる。」と指摘する（Rhodes 2007：1246）。1970 年代後半の新

自由主義の理念に基づいたサッチャリズムの改革は、市場原理を取り入れ、効率的な政府の運営を実施し、「小さな政府」の実現を目指していた。しかしながら、Rhodes は、新自由主義改革によってイギリス政府の「空洞化（hallowing out）」が起きたと指摘する。そして、分権化した政府と社会が新たにネットワークを形成し、ネットワーク・ガバナンスを構築することにより、政府機能のオルタナティブを担うことを、提唱した。フィリピンにおいては、そもそも中央・地方間の行政の結びつきが強固であり、政府の役割が肥大化する「福祉国家」が形成されてきていないため、ガバメントからガバナンスへ、さらに、ネットワークの形成へ、というイギリスの歴史的文脈が適応できない。しかしながら、政策ネットワークとガバナンスの関係について検討することにより、保健改革における問題が浮き彫りにされるかもしれない。

（4） 新制度論のフィリピン保健改革実施研究への適用

フィリピンの保健行政は、国民の需要に対して応答的な、全国的に整備された公衆衛生システムを確立する政策に踏み出すことができていない。保健行政改革の方向性は、特に健康保険の「制度の変化」の経路依存に注目することで、全ての人への医療を主眼においた政策形成にベクトルが向いていないことが説明し得る。その背後に潜むものは、政策決定に関わる官僚の「弱さ」と「従属性」といった規範的側面であり、どのようにそういった「規範」が制度化していったのか、歴史における経路依存によって説明し得よう。医師会の権力が弱く、医師等による「専門職ネットワーク」が政治への影響力をあまりもたない理由も、歴史的な文脈から読み取ることができよう。

新制度論によるアプローチは、政策実施過程における「政治の発見」を説明するのに適切である。保健省組織内の政策決定・実施の特徴は、「適切さの論理」として説明が可能であろう。保健改革においては保健セクター特有の政策コミュニティによる政策決定という政策スタイル[33]が形成されてい

る。この政策スタイル[34]を規定する要因は何なのであろうか。これを説明するためには、制度のインフォーマルな規範的側面に注目する新制度論が有効であろう。また、政策実施に携わる政策ネットワークには、保健省に加え地方政府の首長や保健行政官もアクターとして存在する。この政策ネットワーク内に政治上の駆け引き（bargaining）や汚職（corruption）等が存在し、官僚は合理的自律性に基づいた政策実施における行動が困難であることを、新制度論によって、明確化できれば、行政改革が進まない要因を同定することができる。開発途上国では、非公式なルールや規範が強く存在している。そのため、国際機関の推進する NPM に基づく「地方政府への権限移譲」や「市場化の推進」といった官僚制の縮小、小さな政府の実現を意図し、効率的な行政の運営を目指す行政改革は、官僚の密やかな強さを示すインフォーマルな規範と対立関係を生んでいると、捉えられる。このような社会の特質が強い環境は、官僚制のインフォーマルな規範を「制度」と捉える（March and Olsen 1984、1989）新制度論の理論により、政策実施の制約要因が明らかになる、といえる。保健行政改革を阻む主因は、地方政府への権限移譲および市場化の推進策と、インフォーマルな規範との対立構造にあることを、事例検討を通じて叙述的（descriptive）に導出できる。

　これまでの政策科学における政策分析研究においては、政策実施研究があまり、重視されてこなかったと同時に、新制度論のアプローチを適用した実証研究は限られている[35]。アジアの文脈において健康保険制度の新制度理論的検討を行った研究としては、前述の北山（2011）のほか、タイの医療福祉制度改革を新制度論的アプローチとガバナンス論という 2 つの分析枠組を用い、考察した河森（2009）の研究がある。タイでは、1975 年に導入された「低所得者医療扶助制度（So. Po. Ro.）」が、2002 年に全ての農民やインフォーマル・セクターへと拡張され 30 バーツ医療制度に改編され、皆保険の実現に至った（河森 2002：12）。河森は、タイの社会保障に関する国家のスタンスの変化を歴史的経路依存性の議論を踏まえて、次の通りに分析している。「タイでは農村医師官僚が 1980 年代において「ベヴァリッジ型社会保

障モデル」を志向していた。これを 30 バーツ医療制度として具体化し、1990 年代末にタイ愛国党に提案したわけである。タイ愛国党政策チームはこれを基本的に了承したが、制度の持続性の観点から、当初は「ビスマルク型社会保障モデル」を構想していた。しかし 2001 年 1 月の総選挙を目前にして所属議員は、有権者に新たな出費を強いる、すなわち社会保険料を徴収するのでは選挙が戦えないとして、ビスマルク型社会保障モデルを拒否したのである。こうして結果的にベヴァリッジ型社会保障モデルが採用されることとなったのである（河森 2009：175）。河森は、新制度論における「歴史的経路依存性（historical path dependence）」[36] の議論が、ミニ福祉国家的な制度としての 30 バーツ医療制度の既成を考察し、制度の持続性を精密に議論するために、有効であるとする（河森 2009：19）。

　北山や河森に続く研究蓄積はまだ途上である。このため、数々の新制度論批判を捨象し、あえて新制度論の政策実施研究に貢献するプラスの側面に光をあてることで、政策実施研究に奥行きを持たせることを試みる。本書においては、フィリピンにおいて保健行政改革が進展しない理由を、国民国家の形成の歴史や官僚制の成立、国民の相互連帯を目指す国民健康保険の制度成立といった、公式ルールの決定に根差すインフォーマルな規範的側面の経路依存に注目して検討する。これにより、これらの公的ルール成立の政策意図の本質を探る。それにより近年の保健省の改革目標である「全ての人への医療」を実現しようという規範が官僚及び国民全体に根差していないことを明らかにする。1987 年のフィリピン憲法には、健康は市民の権利であり、国家は適正な価格で全ての人々が健康を享受するための社会サービスを提供する努力をしなければならない、と明記されている。さらに、国家は、貧困層に対し無償で医療を提供する体制を整える努力をしなければならないと、規定されている[37]。必要な際に適切な医療を受け健康に生活する権利は、万人が享受すべき基本的人権の一部であり、社会保障を受ける権利として広く社会で理解され、最終的には国家が保障すべきものであるとの見解が西欧の近代国家には一般化しつつある。しかしながら、フィリピンでは、憲法で保障

されている健康に生活する権利は、政府と社会とに浸透している「公共哲学」すなわち福祉イデオロギーとしては、根差していない。フォーマルな憲法制度で保障されている権利を個人がエンタイトルメント[38]として享受することを主張すれば、適切な医療を受けることができる環境は、現実には整備されていない。フィリピン社会には、フォーマルな制度が形骸化し、その奥には、容易には揺るがしがたいインフォーマルな規範が固定化しており、インフォーマルな社会のイデオロギーに「制度の変化」が起こらないために、保健システムの整備が進まないことを明らかにする。この研究目的を達成する上で、本書においては、新制度論における制度を、「政治・行政制度におけるフォーマル・ルールすなわち憲法・制定法・大統領や保健大臣による行政命令・規制等及びインフォーマル・ルールで内在化された政府組織や省庁のパフォーマンスに影響を及ぼすルール・規範・伝統・価値」と、定義づける。

　小池治は、政策コミュニティの排他性を示す典型的な例として、日本における医師会と開業医、厚生労働省、「厚生族」と呼ばれる議員の関係を挙げている（小池 1989：150）。フィリピンについても、政策決定過程において、医師会、保健省、国会議員が同様の政策コミュニティを形成しているかを検討することにより、保健改革の方向性を決定づける制度の制約が明らかになるといえる。さらに、小池は、政策実施研究において政策実施をめぐるアクター間の多様なネットワーク関係や、ネットワークを規定している制度の影響に関する研究の可能性を示唆している（小池 1995：46）。フィリピンの保健改革実施過程は、地方政府を実施主体としながら、サービス提供主体として民間セクターが参入している状態である。地方での実施過程におけるガバナンスが機能しているのか、実施過程のアクターの動きを限定している「政策コミュニティ」のネットワークは、どのような制度による制約を受けているのか、等を検討することで、実施のギャップの要因を明らかにすることができると考えられるのである。

4 小括と分析枠組のまとめ

　本章においては、フィリピン保健行政改革 F1 の政策実施及び政策決定過程を新制度論のアプローチから分析することの意義について論じてきた。Pressman と Wildavsky が指摘しているように、政策実施研究における政策実施のギャップが生じる要因は、政策実施過程及び政策決定過程の双方に起因すると考えられる。そして、Peters によれば、ガバナンスとは政策決定がどのようになされるかであり、政策決定過程は、制度の制約を受けているという。このために、政策実施研究に新制度論を適用することで、政策実施及び政策決定過程を制約する制度を明らかにすることができると考えられる。政治・行政学の分野において新制度論を提唱した March と Olsen は、制度のインフォーマルな規範が固定化していることで行政改革が進まないことを指摘した。政策決定に関わる官僚はその場でふさわしいとされる「適切さの論理」に基づいた規範により行動するとするこの理論を、保健省組織内の官僚の行動を分析する分析枠組とする。この March と Olsen による新制度論は、社会学的制度論が派生している。但し、Peters によれば、規範的な側面を強調しているため、規範的制度論としての分類も可能であり、また、規範が歴史的経路を辿り固定化していくために、歴史的制度論とも解釈し得る。このため、本書においては、March と Olsen の「適切さの論理」は社会学的制度論・規範的制度論・歴史的制度論の連続性のなかに位置づけられると、捉える。そして、歴史的制度論者の先行研究である Pierson やSkocpol に依拠し、フィリピン官僚制の経路依存性を検討する。さらに、歴史的制度論のキーワード、「正のフィードバック」や「ロック・イン」を用いて先進国の健康保険政策の分析を行った Hacker の研究を参考に、フィリピン保健改革の方向性が過去の健康保険政策決定とどう関連しているかを考察する。これらの新制度論の分析結果から、F1 改革の政策実施過程、政策決定過程のガバナンス構造とそれを制約する制度の特徴を明らかにすること

で、政策実施のギャップを生み出す要因を同定することができる。次章においては、保健省組織・医師会組織・保健システム・健康保険制度の歴史的成立過程と現状を俯瞰し、保健行政改革の方向性を示す福祉イデオロギーを整理していく。

〈注〉

9　国民保健統計（National Health Accounts）とは、国家統計局（National Statistics Office）が発表する国家の保健医療支出に関する包括的な情報を集約した資料である。2012年11月30日にアクセスした国家統計調整委員会（National Statistical Coordination Board）のWebサイトによれば、この報告は、1）医療支出の総計、2）医療費の支払者内訳、3）医療サービスの内容、そして、4）医療財政枠組の運営コスト、に関する詳細を記している。

10　バランガイとは、フィリピンの最小行政単位である。少なくとも人口3,000人から5,000人規模が、バランガイの対象となる（Salvador 2010：198）。

11　民衆組織と訳すことのできるピープルズ・オーガニゼーション（People's Organization）は、フィリピンの文脈では、小作農民の組織、小規模漁民の組織、都市貧困層の組織、先住民族の組織等のメンバーシップ組織を指す。メンバーシップ組織とは、組織員が組織員自身を助ける活動目的で設立されているもの、つまり、受益者と組織構成員が同じである組織である。これを、地域に根差した自助グループと限定する見方もあるが、全国的な自助組織も存在する。また、政府主導の民衆組織（Government Run/Initiated People's Organization）と、真正で自立的な民衆組織（Genuine, Autonomous People's Organization）との区分がされる場合もある（関口 2002：91-92）。1986年憲法第2条第23項は、「国家は、非政府の、地域に根差した、セクター的な組織による国家の福祉の増進を促進しなければならない。」と規定している。また、1991年地方自治法第4条第34項には、「地方政府は、地方自治推進の積極的な協力者となる民衆組織や非営利組織の確立と活動促進に務めなければならない。」と規定されている。しかしながら、非営利組織と民衆組織は、憲法創設以前から、マルコス権威主義体制国家に反発する民衆の組織化の流れに伴い、発展してきており、憲法にも両者を区別する明確な定義はない（Ballesteros 2000）。

12　アルマ・アタとは、ソビエト連邦共和国当時の国際会議開催地名である。現在のカザフスタン共和国・アルマトゥィを示す。1978年9月6日より12日間の日

程で開催された世界保健機関（World Health Organization：以下 WHO）及び国連児童基金（United Nations Children's Fund）主催の第1回プライマリ・ヘルス・ケアに関する国際会議において、プライマリ・ヘルス・ケアに関する宣言が出され、アルマ・アタ宣言として広く知られるようになった。

13　メディケア健康保険制度に関しては、83頁において説明している。

14　フィリピンの国民健康保険の分類では、公務員と民間正規雇用者がフォーマル・セクターに属し、インフォーマル・セクターは、医師や弁護士を含む自営業者や日雇い労働者を指す。健康保険の加入者については、87-88頁にて説明している。

15　フィリピンの国民健康保険におけるリスク・プーリング（risk pooling）とは、社会保険の保険者が財政難に陥る可能性を軽減するために、健康な若年者層・高齢者層・疾病にかかる危険性が高い層等とが社会保険料を負担しあい、健康保険の相互扶助機能を維持することである（DOH 2010b：15）。

16　ポーク・バレル（pork barrel＝豚肉貯蔵用の樽）とは、米国を起源とする政府事業助成金のことであり、南北戦争期に奴隷に塩漬け豚肉を配ったことを語源とする。議員が政治的配慮により選挙区への利益還元として予算を割り当てる制度として知られるようになった。フィリピンでは、議員の裁量により事業を特定できる予算を指し、1990年に全国開発資金（Countrywide Development Fund）と呼ばれていたポーク・バレル資金は、2000年に優先開発支援資金（Priority Development Assistance Fund）へと改称された。優先開発支援資金は、それまでの大規模・高額な全国規模のインフラストラクチャー整備プロジェクトには含まれない地方の小規模インフラストラクチャー整備やコミュニティ・プロジェクトを優先的に支援することを目的として設けられた。歳出は年次の一般歳出法で規定され、会計検査委員会による監査が義務づけられている（遠藤 2008）。

17　1977年9月に設立されたフィリピン開発研究所（Philippine Institute for Development Studies）は、大統領による行政命令第1201号（Presidential Decree No. 1211）により設立された。政府の政策決定者や議会において政策立案に関わる政治家に向け、国家の開発計画策定に必要な研究を実施し、成果を発表している。保健分野に関する研究も蓄積されつつある。

18　貧困層スポンサー・プログラムは、人口の25％を占める貧困層に対する健康保険プログラムである。また、社会福祉開発省（Department of Social Welfare and Development）による貧困削減のための国家家計目標システム（National Household Targeting System for Poverty Reduction: NHTS-PR）に登録されている世帯もその対象となる。2012年11月30日にアクセスしたフィルヘルスの

Web サイトによれば、貧困層スポンサー・プログラムは、フィルヘルスと地方
政府、私的個人、企業、国会議員等とフィルヘルスとの協力により運営されてい
る。中央政府と上記スポンサーは、加入家族の保険料を共同で負担する。また、
地方政府においてスポンサーとなるのは、州知事・市長・バランガイ行政職員で
ある（DOH 2010b：30）。

19 「公衆衛生従事者のためのマグナカルタ（Magna Carta of Public Health
Workers）」については、102-103 頁に説明している。

20 フィリピンにおけるユニバーサル・カバレージすなわち日本語で一般的に使用
されている「国民皆保険」の定義は、次の通りである。「ユニバーサル・カバレー
ジとは、国民健康保険制度による基本的な最小限の健康保険給付パッケージの提
供により、全国民に支払い可能な範囲での医療サービスへのアクセスを保証する
ことである（DOH 2010b：15）。」

21 合理的選択制度論に関しては、45 頁に説明している。

22 Douglass North については、43 頁に説明している。

23 1949 年にまで遡ると、Philip Selznick により発表された *TVA and Grass
Roots* では、ルーズベルト大統領の下での国家による開発政策が実施段階の地方
政府と NGO との協働の政治により当初の目的が変容していった様が描かれてい
る（Selznick 1980）。

24 Pressman and Wildavsky 以前の政策実施研究の先駆けとして、Martha
Derthick による *New Towns In-Town : Why a Federal Program Failed.* が挙げら
れる（Derthick 1972）。Derthick のアメリカの連邦制度・行政・政府間関係の研究
業績については、Tim Conlan が "Administration and Governance in a Compound
Republic: Martha Derthick's Contributions to the Study of American Federalism."
にまとめている（Conlan 2010）。また、日本においては、政策実施研究の概念や
モデルを実施過程の管理とネットワークの関係からまとめた論文として、真山達
志による「政策実施過程とネットワーク管理」が挙げられる（真山 1994）。

25 政治学における制度とは何かについては、河野勝による『制度』（河野 2010：
7-28）や建林正彦・曽我健吾・待鳥聡史による『比較政治制度論』（建林・曽我・
待鳥 2008：36-41）においても、要約されている。

26 日本においても、1987 年に新制度論の日本政治学研究への適用可能性につい
て「アメリカ政治学における「新制度論」の復活」において、真渕勝が論じてい
る（真渕勝 1998）。

27 合理的選択制度論の派生研究として、岡崎哲二は、進化生物学および進化生態

学のアイディアを経済制度の進化に応用すると共に、その枠組を用い戦後日本における経済制度の進化について実証分析を行っている。日本のメインバンク制に焦点を当て、定量的に見て、模倣と淘汰がほぼ同程度に制度変化に寄与したという結果を導き出している（岡崎 2006）。

28　囚人のジレンマとは、ゲーム理論で用いられる静学的な非協力のゲームの1つである。

29　川中は、フィリピン地方政治研究において、国家を捉えるための概念的な工夫をする意味では、行政と政治を区別し中央・地方関係を捉えなおそうする Hutchcroft の議論が有用であると、指摘する（Hutchcroft 2000）。また、日本における政治・行政を分離した地方政府研究の先駆的業績として、村松岐夫『地方自治』（1994）を挙げている（川中 2001：55）。同様の問題意識に立った議論として、「フィリピン：『中央集権行政』と『地方割拠的政治』のダイナミズム」を執筆している（川中 1996）。

30　Bernard Silberman は、フランス、日本、アメリカ、英国の4ヵ国では、政治的リーダーシップの不確実性という共通の事情から合理的官僚制を構築していったが、各国の歴史的経路の違いによって、各国の官僚制度はそれぞれ異なる機能と構造を持つことになったと指摘する（Silberman 1993、小池 2001：26）。また、Paul J. DiMaggio and Walter W. Powell は、「制度的同型化（institutional isomorphism）」の概念を提示し、各国の政府制度は、経済の発展に伴い同型化していくと論じた（DiMaggio and Powell 1991、小池 2004：113）。

31　コンストラクティヴィズム（Social Constructivism: 社会構成主義）の新制度論への影響については、近年、「コンストラクティヴィスト制度論」として、社会的制度論又は規範的制度論と区別する分類もでている（Hay 2008）。

32　日本の行政改革の分析枠組として March and Olsen の新制度論の適用可能性について論じた文献として、棚橋匡（1998）が挙げられる（棚橋 1998）。March and Olsen による新制度論の分析枠組を用い日本で理論検討を行った事例研究としては、真渕勝の『大蔵省統制の政治経済学』が挙げられる（真渕勝 1994）。

33　アメリカの公共政策決定においては、アメリカ連邦政府における政策問題領域ごとに利益集団、議会の委員会（特に小委員会）、および省庁の三者からなる「鉄のトライアングル（iron triangle）」が形成され、あたかも小政府のように大きな力を持って併存しているとされている（宮川 2007：146、189）。又、Paul Sabatier は、政策変化を説明する要因について考えるためには、最も有用な分析単位として、特定の政府機構あるいは組織ではなく、政策サブシステムを考える

べきであるとする。政策サブシステムとは、ある一つの特定の政策問題領域（医療・教育）等に関わる様々な公的及び私的組織からの行為者により構成されるものを意味している。それは、鉄のトライアングルのような概念よりも広く、政策形成と実施に関わる様々な政府レベルの行為者、ジャーナリスト、研究者、そして政策分析者など、政策アイディアの生成、普及及び評価に重要な役割を果たす行為者をも含んでいる（Sabatier 2007、宮川 2007：245）。

34　政策スタイルとは、J. J. Richardson と A. G. Jordan により 1983 年に提唱された理論である。彼らは、政策過程論の多くには、政策決定過程と政策実施過程の２つの特徴的なシステムが存在すると主張する。それは、1）予測的もしくは応答的な政府の問題解決アプローチ、及び、2）政策決定と政策実施過程における政府と他のアクターとの関係から成る。これら２つの特徴は、政策スタイルと定義づけられる。たとえば、イギリスの場合は、セクショナリズム、クライエンタリズム、審議や交渉、妥協の制度化そして関係性の開発という５つの互いに関連する官僚性の調整により、政策スタイルが特徴付けられる。西洋に典型的な政策スタイルは、政策過程を過密状態にし、政策の変化をより困難にするとされる（Richardson and Jordan 1983）。

35　政策実施研究における新制度論の研究をまとめた文献としては、（Peters 2001：143-144）を参照されたい。

36　河森による制度の「歴史的経路依存性」とは、制度がどの均衡へ収束するかは、その経路途中の小さな事象の積み重ね、すなわち偶然に支配され、またその均衡が最も合理的かどうかも分からないこと、である（河森 2009：17）

37　1987 年憲法における健康の権利に関しては、78 頁に説明している。

38　エンタイトルメントとは、極めて多義的な概念であるが、一般的には個人の社会保障を受ける権利と理解されよう。これに対して、アメリカの哲学者 Robert Nozick は、*Anarchy, State, and Utopia* において「権原理論（エンタイトルメント理論：entitlement theory）」を唱え、自らの保有する資源に対し正当な権原（エンタイトルメント：entitlement）を有する場合とは、1）獲得、2）移転、3）矯正の３つに限定されるとした。権限理論によれば、富裕者が保有する財産の貧困層への移転は、富裕者が自発的に行うものでなくてはならず、国家が社会保障を通じて再分配を行うことは、個人の財産権の不当な侵害にほかならないと、考える（Nozick 1974）。一方、アメリカにおける福祉に関するエンタイトルメントの概念を、「議会により制定法で定められた一定の受給要件を満たす限りその資格が認められる概念」としつつ、広義の憲法上で保障されている権利と、狭義

の法的に要件を満たし福祉を受ける権利とは区別されるとの見方もある（葛西 2007：86）。開発経済の文脈においては、Amartya Sen は、エンタイトルメントを、食糧その他の生活必需品の購買力、突然に起こる権利の剥奪からおのれの身を守るなど個々の具体的な能力とした。そして、人権の概念は、国家の国民であることから導き出される訳ではなく、人間のエンタイトルメント（人間として請求できるあらゆる権利）とみなしている（Sen 2002：96-97）。

第2章 フィリピンにおける保健行政の形成過程と福祉イデオロギー

本章では、フィリピン保健行政改革の問題を論じる前段階として、改革の舵取り役を務める保健省の成立と、一般的に国家の医療政策過程に影響を及ぼすとされる医師会の成立について俯瞰する。また、F1保健行政改革の主たる目標として国民健康保険の加入拡大が謳われているために、健康保険制度の成立過程と、現状についてまとめる。また、公衆衛生や医療の現状を把握するために、保健指標を概観する。さらに、保健政策の方向性を定めるフィリピンの福祉イデオロギーの特徴をまとめ、国家は新自由主義に基づいた小さな政府を目指しており、政府の機能が脆弱であることを示す。

1 保健行政の歴史的制度形成過程

フィリピンにおける保健行政は、1世紀以上の歴史を有し、過去におけるスペイン・アメリカによる統治支配は、保健行政形成に影響を与えている。特にアメリカの統治下においては、保健省組織が設立され保健行政の基盤がつくられた。本項においては、外生的要因として保健行政の歴史的発展に影響を与えた諸外国の影響を、特にアメリカを中心として文献調査を基に明らかにする。時代区分としては、スペインによる植民地支配時代から1993年の地方への権限移譲までを対象とし、保健行政組織の発展過程について概観する。

（1） 保健行政の成立

本項においては、保健行政の歴史的成立と現況について俯瞰する。フィリピン共和国は、299,404km² の面積を有し、ルソン・ビサヤ・ミンダナオの主たる3諸島を含む7,000を超す島から成る島国で、首都は、マニラ首都圏

74

表 2-1　フィリピンの行政区域

	2012 年 3 月 31 日現在
リージョン（Regions）	17
州（Provinces）	80
市（Cities）	138
町（Municipalities）	1,496
バランガイ（Barangays）	42,027

出所：National Statistical Coordination Board（2012）.

である。行政区域は、2012 年 3 月 31 日現在、17 のリージョン、80 の州、
138 の市、1,496 の町、42,027 のバランガイから成る（表 2-1 参照）。2012 年
は保健行政の地方への権限移譲から 20 周年を迎える。1991 年の地方自治法
に基づき保健行政サービスの提供責任は中央政府から地方政府へと移管した
が、政策決定及び基準設定は中央政府保健省の管轄に留まっている。

1）　スペイン・アメリカ占領時代

　スペインはアメリカによる占領以前にフィリピンの公衆衛生に影響を及ぼ
した最初の外生的アクターであり、衛生管理の普及と予防医療に貢献し
た[39]。フィリピン最初の病院である San Juan de Dios 病院は 1659 年に設立
された。1872 年、スペインはフィリピン最初の医師養成校である聖トマス
大学（University of Santo Tomas）を設立した（Tiglao 1998：4）。米西戦
争の後、1898 年 12 月 10 日にパリ条約が締結された結果、フィリピン諸島
はスペインからアメリカへと譲渡された。1898 年 6 月 23 日にアメリカ植民
地政府と、アメリカ政府より派遣された委員会形態の政府[40]のもとで、保
健局（Board of Health）が設立された。保健省の記録には、フィリピン共
和国初代大統領エミリオ・アギナルド[41]の支持により保健局の設立に至っ
たとされている（DOH 2001：1）[42]。第 25 代アメリカ大統領ウイリアム・マッ
キンリー[43]は、フィリピン委員会に立法権を掌握しフィリピンの行政権を
限定するように命じた。1901 年 3 月には、平定後あらゆる軍事的・政治的・
法的権限をアメリカ大統領に一時的に付与するスプーナー法（The Spooner

Amendment）が成立し、7月に民政に移行した（早瀬・深見 2004：315）。この時期にアメリカは保健組織・行政を設立し、一般的な公衆衛生を樹立した。これまで国内の医学校は聖トマス大学のみであったため、フィリピン人の医師不足に対応する目的で、1907 年、アメリカはフィリピン大学医学部（University of the Philippines、College of Medicine）を設立した（Tiglao 1998：7）。

　1907 年に公選によるフィリピン議会が発足し二院制議会の下院の役割を担い立法権を獲得したが、再審議機関としてフィリピン委員会が上院の役割を担うこととなった。さらにアメリカ大統領には拒否権が存在した（早瀬・深見 2004：315）。アメリカ占領時代、フィリピンは、フィリピン化政策（Filipinization policy）を推進し、フィリピン政府制度の再構築を図った。中央政府における各省を管轄する大臣はほとんどフィリピン人であったが、保健局はアメリカの行政統治の基に留まっていた（Tiglao 1998：9）[44]。

　1916 年 8 月 29 日に成立したジョーンズ法として知られているフィリピン自治法（Philippine Autonomy Act）の前文で、安定した政府が確立され次第、フィリピンの独立を実現する点が示唆された[45]。ジョーンズ法は、立法権をフィリピン議会への管理下へと移行させたため、二院制議会の上院は、フィリピン委員会からフィリピン議会へと引き継がれた。しかしながら、教育と保健サービスを司る公共命令省は、アメリカの管理下に留まっており、それ以外の省はフィリピン化が進んでいった[46]。1935 年 5 月の国民投票により、国家最初の憲法が承認された。この憲法は、同年から始まった 10 年間のコモンウェルス期の政治制度を確立し、1946 年以降はフィリピン共和国独立憲法となった（Dolan 1991）。フィリピン大学公衆衛生学部（University of the Philippines, School of Public Health）は、コモンウェルス期に公衆衛生のリーダーを養成する機関として確立された。マニュエル L．ケソン大統領[47]の下でコモンウェルス政府が確立された後、フィリピン人によって行政機関のコントロールが始まった[48]。1939 年、コモンウェルス法第 430 号（Commonwealth Act No. 430）が制定され、医師であるホ

セ・ファベラ初代保健大臣が就任して公衆衛生福祉省（Department of Public Health and Welfare）が設立された[49]。この時期から既に現在も保健部門の主たる課題となっている、公衆衛生・医療施設及び資源の不公平な分配が解決されずにいた。これに対し、フィリピン慈善宝くじ協会（Philippine Charity Sweepstakes）の支援による慈善クリニックの設立は、際立った改善点の一部である。母子保健、学校保健、市民への健康教育、公衆衛生看護、公衆衛生歯科、病院及び検査機関におけるサービスはこの時期に強化された。第二次世界大戦時の日本による占領は、フィリピンの公衆衛生活動を麻痺させた。保健局は機能し続けたが、その活動は伝染病発生予防や1943年の栄養研究局の設立といった緊急事態への対応に追われることとなった（Tiglao 1998：21）。

2) 第二次世界大戦後と保健省再編

フィリピン共和国は1946年に独立を果たし、マニュエル・ロハス[50]が大統領に就任した。USAIDの前身であるアメリカ経済協力庁（US Economic Cooperation Agency）とUSAIDフィリピン協議会（Philippine Council of USAID）との間で相互協力と支援が勧められ、エルピディオ・キリーノ大統領[51]により調印された。

1958年の保健省再組織化は地方分権化への第一歩であった。8箇所のリージョナル・オフィスが地域行政組織として敷かれ、州と市の保健オフィスは、その下部行政組織として位置づけられた（Tiglao 1998：27）。

フェルディナンド・E・マルコス大統領の下での戒厳令時代（1972-1986）に国家経済開発機構（National Economic Development Authority）が創設された。保健省はDepartment of HealthからMinistry of Healthへと再編され、地域保健局（リージョナル・オフィス）の数が8から12へと増えた。国家経済開発機構と保健省による国家保健計画（National Objective for Health）の策定に基づき[52]、次項が実施された（Tiglao 1996：32）。

①医療サービス・デリバリは、第1次（primary）、第2次（secondary）、第3次（tertiary）の3段階へ再編された。住民が通える範囲に医療機関が存在しない医療アクセスの問題を解決するために、助産師を配置するバランガイ・ヘルス・ステーションが地域に配置された。第3次医療を担う、フィリピン心臓センター（Philippine Heart Center）、フィリピン肺センター（Lung Center）、腎臓センター（Kidney Center）、幼児病院（Children's Hospital）が建設された。

② 1969 年フィリピン医療ケア法（Medical Care Act）に基づく医療サービスが 1972 年から実施された。

③保健省による医学部・看護学部の卒業生を過疎地域へ派遣する過疎地域保健活動プログラム（Rural Health Practice Program）が実施された。

　上記に加え、1978 年のアルマ・アタ宣言[53]の後に、1981 年 9 月 11 日より全国的な保健開発アプローチとしてプライマリ・ヘルス・ケアが適用された。1982 年 8 月 2 日に出された大統領による行政命令第 851 号（Executive Order No. 851 : EO 851）第 14 項によって規定され[54]、包括的な州保健オフィス（Integrated Provincial Health Office）のもとで、公衆衛生と病院サービス、そして様々なヘルス・ユニットが州レベルにて統合された。異なる保健プログラムの人材・財政資源もまた、統合された。州保健オフィスと州病院長は兼務となり、保健大臣の任命職となった。さらに、1988 年には、保健大臣による行政命令第 144 号（Administrative Order 144 : AO144）の発出により、州保健オフィス体制は完全実施されることとなった。

　Tiglao は、州保健オフィスの確立を地方分権化に向けた前段階であった、と指摘している（Tiglao 1998 : 33）。しかしながら、政治的分権による保健行政の州への権限移譲はなされなかったため、マルコス権威主義体制における保健省を中心とした中央集権的な行政権力の強化に過ぎなかったといえる。保健省は、州の監督権限を強め、トップ・ダウン方式の指示系統が確立

されつつあった。

1983 年野党の党首ベニグノ・アキノ（Benigno S. Aquino, Jr.）の暗殺により 1986 年 2 月 24 日、エドサ革命別名ピープルズ・パワー革命（People Power Revolution）が引き起こされ、独裁者の崩壊と議会制政府の終焉を迎えた[55]。この時期に Ministry of Health は再び Department of Health と呼称が変わった。政治的混乱に伴い、国家の経済状況は悪化し、保健指標の進展は鈍化していった。

1987 年 1 月、大統領による行政命令第 119 号（Executive Order 119：EO119）に基づき保健省は再組織化された。事務次官（undersecretaries）と事務次官補佐（assistant secretaries）により統括される 5 つのオフィス（Chief of Staff, Public Health, Hospitals and Facilities, Standard and Regulation, and Management）が設置された。

新たな 1987 年憲法は、暗殺されたベニグノ・アキノの未亡人であるコラゾン・アキノ大統領[56]の下で制定された。その第 13 条社会正義と人権（Social Justice and Human Rights）の第 11 項から第 13 項までには、健康が市民の権利であると明記されており、これはフィリピン憲法始まって以来のことである（Atienza 2008：5）[57]。憲法制定委員会においては、健康への権利を憲法に盛り込む上で、様々な議論がなされた。例えば、国民の健康に対する意識を高めることで、医療費に投資するコストを下げることができ、国家の社会・経済開発という目標に合致するとの意見があった。また、輸入機材や医薬品の高騰、貧困層の支払い能力欠如から過去 2 年間に 70 の民間病院が閉鎖に追い込まれているため、貧困層に医療サービスを提供する民間病院への政府支援を求める意見があった。医療従事者と医療専門職コミュニティは、予防医学アプローチを積極的に保健システムに組み込もうとはせずに、特に医師は、治療と異なり収入源として期待できない予防治療のシステム化を望まないとの指摘もあった。このため、個人が自分自身の健康を自己責任により管理し、全ての人々が医師への依存から解放される意識を促す必要性があるとの意見もあった[58]。

別名、地方自治法として知られている、共和国法（Republic Act：RA）第7160号は、1991年に法制化され1993年に完全施行されることとなった。これにより、州及び市政府の行政手続き、資源、機能は、中央政府から州知事、市長の管轄へと移譲された。フィデル・ラモス大統領[59]政府の下で、保健省はプライマリ・ヘルス・ケアを、保健サービスを浸透させる戦略として適用し続けた。ラモス政権の保健大臣ファン・M・フラビエール[60]医師は、"保健を人々のもとへ（*Health in the Hands of the People and Let's DOH it*)"とのスローガンを掲げ、保健省は治療に重点をおいたケアから予防促進ケアへと重点を変化させていった。

　フィリピンは、国際金融機関の支援を受け、保健制度改革を実施した最初の国である。ラモス政権下で世界銀行の融資を受け地方分権化を推進し、世界銀行の技術支援により保健行政は、中央政府から地方政府へと権限移譲された。この政策決定の過程で保健省は、保健行政の地方への権限移譲に反対していた。しかしながら、教育セクターの地方への権限移譲に反対するロビイスト達から政策決定に携わる政治家へ、他のセクターの国家予算に関しても検討を加えるようにとの意見があり、地方分権化戦略に保健行政が含まれることとなった（Lieberman et al. 2005：172）。

　地方分権化への移行は、国際援助機関による援助のコンディショナリティとしての外生的なプレッシャーを要因とする側面に加え、国内の内発的な衝動からの政治的意図もあったようである。序章でも示したように、Atienzaは、地方分権化という政治的転換の決定を下した強固な内生的要因を指摘している。第1に、マルコスによる強権的な独裁支配のもとでの公的な中央集権制度は、保健サービス・デリバリの全国への浸透を阻害し、農村地域や過疎地域の公衆衛生や医療サービス発展の見込みが薄れてしまった。第2に、コラゾン・アキノ大統領のみでなく、市民社会組織、様々な地方政府の連合組織そして国会議員の一部も、地方分権化と地方自治は、民主化への手段であると考えていた。第3に、政治主導者には、地方分権化から個人的な便益を得られると考えるものもいた。特に下院議員は、地方政府に権力と財政が

権限移譲される環境が整った状態で、将来的に自らが地方政府の首長に選出
されたいとの欲望が、地方分権化推進の動機付けとなっていった（Atienza
2006：426）。

　抜本的な構造改革による保健行政の地方への権限移譲は、結果として様々
な問題を引き起こし、特に、公衆衛生や医療サービスの地域格差は拡大して
いった。この点については、（4）地方分権による保健行財政の分散化にて詳
細を述べる。

（2）　Philippine Medical Association（PMA）の成立と医療への影響

　フィリピンがアメリカ政権下に置かれていた1903年9月、後にPhilippine
Medical Association：以下PMA）と改名されるフィリピン最初の医師会で
あるフィリピン諸島医師会（Philippine Island Medical Association）が発足
した。アメリカ人及びフィリピン人医師により設立され、Joseph M. O'
Connor医師が初代会長に就任し、当時の会員は約100名であった。フィリ
ピン共和国はアメリカの領土の一部であったため、同医師会は、アメリカ医
師会（American Medical Association：以下AMA）の附属機関として
AMA規約を遵守する組織としての位置付けが承認された（Cruz and
Ocampo 2003：25）。1933年フィリピン諸島医師会理事会（the House of
Delegates）は、民間病院が十分にある地域においては、政府病院は救急を
除いた民間病院の患者の受け入れ・治療をするべきではない、とする勧告を
承認した。この決議は、公務員として勤務する医師から民間部門の医師へと
フィリピン諸島医師会の支配的統制を担う勢力が交代したことを指し示して
おり、公共部門と民間部門に従事する医師間の競争及び敵対関係を強めるこ
ととなった（Cruz and Ocampo 2003：28）。1935年マニュエル・ケソン大
統領の下で、フィリピン人の歴史において独立政府設立に向けた政治的・社
会的・経済的・文化的適用の時期とされるコモンウェルス政府が確立された
後、フィリピン人による行政機関のコントロールがはじまった。このような
政治的背景の下、1939年フィリピン諸島協会はPMAへと名称変更された。

第2章　フィリピンにおける保健行政の形成過程と福祉イデオロギー　81

第二次大戦中 PMA の活動は一時中断されたが、1945 年には再開し、フィリピンがアメリカから正式に独立した 1946 年 7 月 4 日に、PMA と AMA は公式に分離することとなった。PMA 設立から半世紀は、公務員医師が大半を占めていたため、彼らにより組織が支配されており、保健省グループや、フィリピン大学が運営するフィリピン・ジェネラル病院グループの権力が強かった。つまり、保健省幹部官僚の指示により PMA の統一性が保たれていた状態であった（Cruz and Ocampo 2003：206）。しかしながら、戦後は州・市の会員も急速に増え、政府機関で勤務する医師と民間病院の医師や開業医との間の対立が激化した。1930 年代半ばに民間開業医連合が設立され、一部の会員は PMA と同時加入していたが、1960 年には分離することとなった（Cruz and Ocampo 2003：29）。

　それ以前には、政府機関の医師が占有（sole domain）していた地域に民間開業医が増加していったことに伴い、意見の相違と内部の対立が起きていった。この状況に対処するために、1957 年に PMA 内に民間医師委員会（Private Practice Committee）が設立された。同委員会は、政府と民間の医師間の競争が激化する中で、政府で勤務する医師が優遇されていることに対し、民間の医師から不公平な競争であるとの主張がある、と報告した。正規雇用の公務員医師職が勤務時間内にオフィスを離れ個人的に診療を行っていたり、政府の施設を利用し個人的に患者を治療したりしているとのことであった。政府と民間の医師職の間の摩擦を最小限に留めるために、同委員会は 1957 年に過疎地域における公務員医師の診療を貧困層の患者のみに限定する決議を行った。1960 年に PMA は、医師間の摩擦を解消するために、同委員会を通じ保健省に対して、救急医療や民間の医師が不在の場合を除いては、勤務時間外においても私的な診療に従事することを禁止するように要請した。これにより、公務員や政府で雇用されている医師は、大統領府の承諾なしには私的な診療に携わることを禁止する「通知（circular）」が出された。1959 年に、PMA はフィリピン第 8 代カルロス・ポリスティコ・ガルシア大統領[61]に対して 1959 年医師法として知られる下院法案第 2882 号を早

急に承認するように要請した。この法案はフィリピン国内における医療行為と医療教育を管理するものであり、1959年5月10日に議会を通過して法制化された[62]。

PMAは、医師による民間組織であり、フィリピンの約110,000人の医師の内、約70,000人が会員である。PMAの傘下には9つの医師専門職団体が存在する。全国に118のチャプターがあり、チャプターごとにプレジデントが選出される。地方政府の保健行政官が会員となる場合もあるが、政府の行政区分に沿って全ての地方政府にチャプターが設立されている訳ではない。このために、PMAの組織力を活かして各地方政府の政策決定に影響力を及ぼす体制は整っていない。PMAのプレジデントは、フィルヘルスの政策決定に組織の代表として招かれたことはなく、公聴会への出席はあるものの、そこは、政策決定の場ではない。また、PMAは組織として民間病院に対し適切な助言をする能力を有していない。F1の政策決定に関しても、PMAが招かれたことはなく、全て保健省内部において政策プログラムが策定されたと、いう[63]。

保健省内の政策決定に関わる行政官はほとんどが医師職であるが、必ずしもPMA会員であるとは限らない。それぞれ担当する職務を遂行し自分の上司の指示に従う義務があるため、PMA組織の一員としての発言は控えねばならず、組織の代表としての活動も憚られる。PMAとしての意見が必要な場合には、保健省はPMAの代表を招待し意見を聴取する形態を取っている。PMA会員は特定の政党との結びつきを排除しなければならない義務が以前はあったが、現在は、政治家に対して発言力を強め、政府内にも代表を送り込むことが重要であると捉えている。より強固な医師会組織が形成されてこなかった要因の1つは、医師職は政治に介入すべきではないという医師会の文化が形成されていたからである。第2の要因としては、医師会は民間の医師組織であり、全ての医師職を代表している訳ではないという点である。現在、議会と協力し医師免許取得者の医師会加入義務づけを法制化しようと試みている。これが実現すると、医師会に入会しなければ医師の職務につくこ

とができなくなるのである。PMA は、これにより会員を管理・監督し、医師会の組織力を強化し政治力を持とうと考えている[64]。具体的には、議会においてフィリピン国内における医師の教育と免許取得及び医療行為の規制・強化を目指した 1959 年医療法（Medical Act of 1959）の改正法案が議論されている。この法案は、PMA を統合的な医師専門職組織として位置づけ、PMA の下部組織である各専門組織に、適切な規制、研修の認可、専門性の付与や標準化等の役割を担わせるものである。PMA はこの法案に医師免許取得者の医師会加入の義務付けをも目指している。しかしながら、2012 年現在、改正医師法（Physician's Act of 2012）[65] は上院での審議が続いており、法制化は実現していない。

（3） 健康保険制度の成立と発展

　1935 年 11 月、アメリカからの独立準備としてコモンウェルス政府が発足した翌年、1936 年にコモンウェルス法第 186 号（Commonwealth Act 186）が承認された。この法律は、公務員を対象とする公務員保険機構（Government Service Insurance System）の設置を規定する法律であり、同機構は、1937 年より制度化された。1954 年 6 月には、民間セクター被雇用者を対象とする社会保障機構（Social Security System）の設置を規定する共和国法第 1161 号（Republic Act 1161）が成立した。同法は、1957 年 6 月、共和国法第 1792 号（Republic Act 1792）により改正後、同年 9 月より施行された。

　1963 年、PMA に所属する Jesus Tamesis 眼科医は、地方の農村先住民族居住区域への医療援助プロジェクト（Medical Aid to Rural Indigent Areas：以下 MARIA）に着手した。医師不在のコミュニティへの医師定住を促進する目的であった。当初、このプログラムは保健省との協力による 1 年間の派遣プログラム（Work-a-Year）であったが、やがて PMA 独自のプログラムとして運営されることとなった。政府による継続支援の欠如によりプログラム実施の継続性は阻まれ、似通った多くのコミュニティ・プロジェ

クト同様中断せざるを得なくなった（Cruz and Ocampo 2003：224）。1960
年代初頭においても、総人口の約半数が地理的に過疎地域に居住しており、
充分な保健サービスを受けることができておらず、MARIA は PMA による
フィリピンの医療不足の問題を抱える地域社会への医師派遣プログラムとし
て実施されていた。生活・文化水準が高く専門性の向上に関心を寄せている
医師はこれらの地域に定住する意思はなく、診療に適したより良い施設とよ
り良い収入への期待をこめ都市部へと集中する傾向があった（USAID
1965）。フィルヘルスの Web サイト（2012 年 12 月 1 日アクセス）には、こ
のプロジェクトはフィリピン全土の医療計画を策定してゆく上で価値ある先
駆者となったと記されている。

　1960 年、PMA は、医療の公営化（socialization）を懸念する民間医師委
員会の助言に沿い、提案されていた公務員保険機構病院設立に反対した。し
かしながら、公務員保険機構の加入者である公務員が無料で医療を受けられ
る病院設立を求めたため、PMA の努力は実らなかった。この公務員保険機
構病院は、1969 年に設立された[66]。当時の PMA 代表 Dr. Rafael Enrile は、
政府の財源により無償で医療を提供する医療の公営化（socialized
medicine）に対抗するための成功の鍵は、公営化に対する信頼性を損なう
ために非難することではないと主張した。そして、自発的な方法により医療
保障（medical security）の問題は解決されねばならないと言及していた。
1962 年 PMA 第 55 回年次会合において理事会は社会健康保険の仕組適用に
むけた決議を通過させた。PMA はディオスダード・マカパガル大統領[67]と
議会に健康保険制度設立を提案した（Cruz and Ocampo 2003：32-34）。フ
ランシスコ・ドゥケ保健大臣[68]の下で、議会に提出する医療保険制度法案
が作成され、1969 年にはフィリピン医療ケア法（Philippine Medical Care
Act of 1969）、共和国法第 6111 号（Republic Act 6111：RA6111）が法制化
された。

　フェルディナンド. E. マルコス大統領[69]は、選挙戦を 2 度勝ち抜いた唯
一の大統領であった。2 期目を迎えた 1972 年 9 月に 1935 年憲法の規定に基

づいて大統領宣言第 1081 号（Proclamation 1081）によって戒厳令を発令した。その後、それに続く 1973 年及び 1981 年憲法を公布し、それらの条項をマルコス大統領の執行権強化のために利用した（Rebullida 2006：163）。1972 年のマルコス大統領による戒厳令に続く 1973 年憲法は、議会制度を、大統領制から大統領と首相という、二重の行政機関を有する形骸的な議会制度へと変えさせた（Rebullida 2006：161）。マルコス政権下においては、PMA は政府と同様メディアによる攻撃対象となった。医師の法外な治療代と、医療行為に携わる医師の共感的理解の欠如が強調された。医師は風刺され「白いハゲワシもしくは白いガウンを纏った死の先駆者」と罵られた。険しい社会経済状況と先行きの不安から一部の医師による不当な医療行為の結果として医師は批判の対象となった。1969 年フィリピン医療ケア法が施行され実際に実施されたのは、このような時代背景の下であった。マルコス政権には、健康保険制度の実施により人々の医療への需要に応えるのがますます困難となる状況を少しでも回避しようとする狙いがあった。PMA 内において、この法制化に尽力したのは、PMA 会長を 1967 年から 68 年まで勤めたマルコス大統領の弟、Pacifico Edralin Marcos 医師であった。健康保険制度の確立により人々が社会保険方式に基づいて適切な医療費を自ら支払う仕組の整備は、PMA の長年の努力が実った結果であったという（Cruz and Ocampo 2003：35）。

　そして、1969 年 8 月、1969 年フィリピン医療ケア法の制定により、健康保険制度が成立した。同法は 1972 年 1 月より実施され、メディケア・プログラムと呼ばれる健康保険制度が開始された。フィリピン医療ケア法第 2 項は、フィリピン共和国は「ヘルス・ケア概念」に基づき包括的で協調的な医療プログラムを適用、実施し、国民に全体的な医療サービスを提供すると規定している。「ヘルス・ケア概念」とは、患者の需要に基づいた医療サービスの網羅、政府と民間部門におけるあらゆる医療施設の協調と協力による利用、医師や病院を患者が選択する自由、かかりつけ医と患者との関係の維持、である [70]。

この法律の主たる目的とねらいは、国家の経済力の範囲において、全ての国民に医療を提供することである。すなわち、国民が適切な価格で医療を受けられる実用的な手段を国家が提供することである。この法律に基づき、医療ケア計画（Medical Care Plan）の作成・行政の仕組みの決定及び実施に携わる機能と権力を有する医療ケア委員会（Medical Care Commission）が設置された。さらに、州・市・町には医療ケア審議会（Medical Care Councils）が設置されることになった。

医療ケア計画は、メディケアⅠ及びメディケアⅡの２つの基本的なプログラムからなる。メディケアⅠは、公務員保険機構及び社会保障機構[71]の加入者とその被扶養家族、両制度の年金受給者とその被扶養家族を対象としていた。メディケアⅡは、メディケアⅠに適用されない全ての人々を含む。したがって、1969年医療ケア法は、国民皆保険（universal medical care coverage）の実現を目指すものであった。医療ケア法は、定められた規定に基づき病院、外科治療、及び医療サービスの提供者に対して直接医療費を支払う仕組みである。公務員保険機構及び社会保障機構は、プログラム運営行政のルーティーン業務を担う。健康保険行政の仕組に関する政策決定は、次の構成員により下される。大統領が任命する４名の委員（議長（Chairman）、委員会の行政官（Administrator of the Commission）、２名の民間人代表）を含む９人の委員から成る医療ケア委員会（Medical Care Commission）、社会保障機構の行政官（Administrator）、公務員保険機構のジェネラル・マネージャー、そしてPMA・フィリピン病院協会（Philippine Hospital Association：PHA）・保健省（MOH）からの代表委員である。法規定によれば、少なくとも５名、望ましくは６名の委員は、医師または病院運営者の代表でなければならず、両者の協力が法律により担保されている（USSA 1972：21-22）。

このメディケアⅡの実施が遅々として進まない中で、この問題への取組を強化すべく、新たな国民全体を対象とする保険が整備されていった（菅谷2003：268）。1990年代には、より質が高く応答性が高い政府による医療プ

ログラム構想が、医療財政に関する重要な示唆を示す数種の法案の通過を経て、促進された。国民から保険加入対象者の拡大とサービスの充実を実現する、より包括的な保険医療制度が求められたために、下院議員法案 14225（House Bill 14225）と、上院議員法案（Senate Bill 01738）が提出された。1995 年 2 月 14 日、1995 年国民健康保険法（National Health Insurance Act of 1995）すなわち共和国法第 7875 号（Republic Act 7875：RA 7875）がラモス大統領の調印により成立した。この法律制定により、15 年以内に全てのフィリピン人へと健康保険の適用範囲を拡大する権限を担う機関としてフィルヘルス（Philippine Health Insurance Corporation）が設立された。

国民健康保険法の実施を受け Government Service Insurance System Act of 1997 すなわちフィリピン共和国法第 8291 号（Republic Act 8291：RA 8291）に基づき 1997 年 10 月に公務員保険機構の健康保険部分がフィルヘルスへと移管された[72]。また、Social Security Act of 1997 と呼ばれるフィリピン共和国法第 8282 号（Republic Act 8282：RA 8282）に基づき、1998 年 4 月には、社会保障機構の健康保険部分が、フィルヘルスへと移管された[73]。

（4） 国民健康保険制度の現状

前述の 1995 年国民健康保険法により、全国統一の国民健康保険制度（National Health Insurance Program）が制定されている。保健省は、国唯一の公的な社会健康保険運営機関であるフィルヘルスを管理・監督する権限を有する。1995 年法は、全国民の加入を求めて、15 年以内すなわち 2010 年までに国民皆保険を実現することを目的とし、フォーマル及びインフォーマル・セクターの社会保険の仕組を運営している。

加入者

フォーマル・セクターの加入者とは、公務員及び民間企業の被雇用者である。インフォーマル・セクターは日雇い労働者を含む自営業者を示す。また、

フィルヘルスには 1997 年に始められた「貧困層（the indigent）対象のスポンサー・プログラム（Sponsored Program）：以下貧困層スポンサー・プログラム」がある。「貧困」指定を受けた者については、保険料を国と地方政府が分担している。退職者プログラムは、フィリピン国民が 10 年間健康保険料を納めた上で定年退職した際に、保険料の支払いが免除され、フィルヘルスが医療手当を支給する仕組みである。2005 年 3 月よりフィリピン人海外労働者（Overseas Filipino Workers）の健康保険制度が、雇用労働省（Department of Labor and Employment）の附属機関である海外労働福祉庁（Overseas Workers Welfare Association）から、フィルヘルスへと移管された（厚生労働省 2012b：353）。上記をまとめると、現在の保険適用者は、フォーマル・セクターの加入者（公務員・民間企業被雇用者）、インフォーマル・セクターの加入者（自営業者、日雇い労働者を含む）、貧困層スポンサー・プログラム加入者、無償対象者（退職者、保険料支払満了者）、海外労働者及びこれら対象者の扶養家族である。

給付内容

給付内容は、入院医療に係る費用（室料、食費、薬剤費、検査費、診療料等）及び外来医療（薬剤費、検査費、診療費、予防サービス、救急・移送サービスなど）に適用がある。2006 年からは、新生児ケアや、マラリア・AIDS 患者に対する外来診療等も保険適用となっている。給付は現物給付方式であり、医療費のうち、疾病の程度や医療施設のレベルに基づき定められた一定額が、フィルヘルスより医師または病院に償環払いされ、同額を超える部分については患者の自己負担費用（Out of Pocket）となる。

なお、保険は、適用者がフィリピン医療ケア委員会（Philippine Medical Care Commission：PMCC）から認定された病院または手術施設（病院については、保健省の認証がある病院の約 91%をカバーしている）及びルーラル・ヘルス・ユニット[74]において、保険指定医等による診療を受けた場合に適用される（厚生労働省 2012b：354）。

加入に関する問題点

　1995年制定法は、組織化された公的な制度としてインフォーマル・セクターの国民の加入を明記して、国民皆保険を目指した。しかしながら、国民の保険料及び医療費の支払能力が、継続的に保険に加入できるレベルに程遠く、フィルヘルスが提供できる医療サービスも十分でない。インフォーマル・セクターへの加入は自発的な加入者の行為によるもので、保険料と自己負担費用を支払わなければならない。保険料は、1箇月100ペソ、つまり年間で1,200ペソを一家族ごとの加入料として支払うこととなっている。フィリピンでは、一カ月の所得が3,500ペソ以下を貧困ラインと規定している。インフォーマル・セクターの労働者は、ほとんど貧困層の水準で生活している場合が多く、保険加入を維持するための保険料と、医療サービスごとの自己負担費用を支払うことが困難なケースが多い。加えて、インフォーマル・セクターの加入者は、少なくとも6箇月保険料を納めなければ、給付金を受けられない仕組みになっている。

　また、貧困層スポンサー・プログラム[75]の推定対象者は約500万世帯とされているが、現在の政府の能力では、このうち60％のみしかフィルヘルスに加入させることができないという[76]。保険適用者の推定カバー率は、選挙期間であったこともあり、2004年2月から6月にかけ、貧困層スポンサー・プログラム対象者に対して、1年間医療費が無料になる「健康保険カード」が配布され、1時期84％まで上昇したものの、「健康保険カード」失効後は、64.1％（2005年12月）となった（厚生労働省 2012b：354）。Jowett等も、同様に、貧困層スポンサー・プログラムへの加入は、保険料を政府が全額負担していた2005年の選挙期間中が最も多かったという調査結果を発表している（Jowett、Banzon and Basa 2007）。選挙期間のキャンペーン中の貧困層の総予算は、中央政府によって賄われ、基金を各地方政府に振り分けていた。これにより、地方政府は費用を負担せずにフィルヘルスに貧困層を加入させることができ、貧困層はフィルヘルスを通じた医療サービスへのアクセスが可能となった。選挙が修了すると、政府は、財源圧迫の要因となる保険

料の無料化施策を止めるため、加入者が減少してゆくという問題が生じた[77]。その後、議会決定による各地方政府からの予算措置により、推定カバー率が再度上昇し、2008年に約68.67百万人（人口の約94%）まで到達したと、される（厚生労働省2012b：354）。2010年時点において、地方政府は、毎年、フィルヘルスの貧困層スポンサー・プログラムへの貧困層再加入手続きを行い、中央政府と分担している地方政府負担分の保険料を支払わなければならない。このため、特に、貧困層が政治的に地方政府と敵対化しているような場合には、地方政府が新たな加入者の受け入れを躊躇する場合がある。州知事・市長等によるネポティズムは、貧困層スポンサー・プログラムへの貧困層の加入を阻むのみでなく、貧困層ではない市長や地元政治家の近親者の同プログラムへの加入という事態をも生じさせている。2010年時点において保健省は、現状の政策を見直す必要から、議会に上記の加入方式の修正を求めている。これが実現すると、貧困層が自動的にフィルヘルスに加入・更新することができる。もし、近い将来保健省による貧困層の加入管理が実現すれば、政党の違いにより加入しやすさが異なるという問題点を回避することができる[78]。

　フィルヘルスにおける健康保険の給付金支払いは、患者が入院するごとに100,000ペソに過ぎず、給付金というには程遠い。2009年時点において、フィルヘルスによる支払額は、総入院費用の24.3%に過ぎない。フィルヘルスは入院費及び外来費用の一部をカバーするが、人頭割をも採用している[79]。人頭割とは貧困層の世帯加入ごとに支払われる基金でもある。例えば、地方政府がフィルヘルスに貧困層1,000世帯を加入させたとすると、患者の医薬品やヘルス・ワーカーの給与を支払うことができるように、フィルヘルスは、加入している貧困層一人につき200ペソの人頭割費用を地方政府へと支払う。一方、病院に関しては公共・民間部門共に、フィルヘルスが入院費用を償還金として払い戻す形である。政府による医療機関への診療報酬の支払能力はとても低い。フィルヘルスからの診療報酬は、公的部門の医療施設の方が、認証件数が多いにもかかわらず、民間部門の医療施設に多く、支払われ

ている。保健省は、加入者が必要な際に適切な医療を受けられるように、健康保険の加入率を上げ、フィルヘルスによる医療費償還金の増額を目指して政策介入する方向である。

　フィリピンは、国民健康保険による財政リスク保護を通じた、貧困層を含む全ての国民の医療財政の維持を目指している。このために、持続可能な保健システムの構築と保健省管轄病院運営コストの維持に向けて、フィルヘルスの加入者拡大を強化している。現状の健康保険制度の課題としては、健康保険行政を担う政府行政組織間のネットワークが構築されていない点が挙げられる。保健省は、地方政府やフィルヘルスを含む政府関連組織に、健康保険制度と医療サービスが国民全体に浸透し、保険料により財政的に国民全体を賄えるように介入してゆく必要がある。

運営主体・財源

　国民健康保険の財源は、労使双方の負担による社会保険料、投資活動による資産運用に加え、公的支出（保健省及び地方政府）から成り立っている（厚生労働省 2012b：353）。収支については、2010 年で保険料収入 29,087,691,994 ペソ（約 549 億 7,573 万円）[80] であり、前年度の約 310 億ペソよりも減少している。給付費 30,513,063,033 ペソ（約 576 億 6,968 万円）は、前年度の約 240 億ペソよりも 26％上昇している。貧困層スポンサー・プログラム登録者に対する給付費は、前年よりも 65％増加している。その内、15％は、外来患者サービス（Out Patient Benefit Service）の人頭支払いに充てられている。投資ポートフォリオは、2010 年度は、98,034,783,251 ペソ（約 1,058 億 7,756 万円）である。このうち、積立金は、69,483,000,000 ペソ（約 750 億 4,164 万円）である（PhilHealth 2010）。

（5）　脆弱なソーシャル・プロテクション、公平性、連帯性

　一般的にフィリピンの保健財政システムは、疾病による医療費負担に対するセーフティ・ネットの役割を果たさないとされる。通常、罹患したフィリ

ピン人は次の理由により貧困に陥るとされている。

1) 医療費自己負担費用の蔓延

　　国民医療費の主たる財源である高額で推移する患者の自己負担費用は、病気治療のために高負担を強いられる家族にとって不公平な仕組となっている。

2) フィルヘルスによる医療費支払いの限界

　　フィルヘルスによる医療費支払いの限界は多面的な要素からなる。フィルヘルスは主としてフォーマル・セクターの被保険者へのサービスを提供している。近年、インフォーマル・セクター、海外労働者、貧困層スポンサー・プログラムが増設されてきてはいるが、持続的な会員加入は実現していない。さらに貧困層スポンサー・プログラムの内容は、不規則で変わりやすい。また、フィリピンでは、「バランス・ビリング（balance billing）」[81] に対する規制や専門的治療・入院費用の患者支払額の上限がないため、フィルヘルス給付金により入院費用を賄うことはできない。現在、外来患者へのサービスは、母子保健と、貧困層スポンサー・プログラムの外来患者に対する結核直接服薬確認療法（Tuberculosis-Directly Observed Treatment Short course：TB–DOTS）プログラムのみである。一般外来診療と医薬品の医療費は、フィルヘルスが医療費の一部を医療提供者へと償還する仕組みがないために、全額患者自己負担支払となる。外来診療に関するフィルヘルス保険給付金の医療提供者への償還制度が開始されなければならない。また、フィルヘルス保険料は、持続的な逆進性が生じている。なぜならば、比較的低額に設定されている保険料の上限は、高所得者にとっては所得に対する割合が低くなるからである（DOH 2010b：24）。

3) 自発的な民間医療保険への依存による社会的連帯意識の浸食

フィルヘルスによる健康保険では医療費を全額賄うことができ
　　ないために、裕福な世帯は補完的に民間医療保険への加入に便益
　　を求めるが、民間医療保険の加入保険料負担が困難な世帯には選
　　択の余地がない。この状況が継続すると、フィルヘルスの非採算
　　部門を採算部門で賄う機能（cross-subsidy function）は、運営困
　　難に陥り、社会保険制度における社会的連帯という確約は満たさ
　　れないままである（DOH 2010b：24）。

　一方、ラモス政権の保健大臣 Jaime Galvez Tan 博士は、フィルヘルスは、
現在保持している積立金を貧困層のサービス充実へと放出するための制度的
枠組の形成に動くべきだと指摘している[82]

（6）　不適切なインセンティブ構造

　現在の保健セクターのパフォーマンスは、インセンティブ機能がうまく働
いていない。第1に、地方政府ごとに異なる政策決定構造となっているため
に、長期的な施設の合理化計画に基づく医療デリバリ・システムの確立が困
難である。過疎地域の医療施設不足によりサービスへのアクセスが制限され
ている一方で、人口に対して過剰供給で、十分に利用されていない医療施設
もある。現在の制度では、地方政府は、保健省が全国レベルで定めた包括的
な患者紹介制度[83]を軽視し、近隣の地方政府と最小限の協働関係を結び、
医療サービス実施のネットワークを形成する自由と権力がある。さらに、民
間セクターは、市場原理に基づき支払能力（capacity to pay）の高い裕福な
患者の多い都市部での開業を選択することが可能である。
　第2に、予算に基づいたサプライ・サイドの分配は、パフォーマンスに対
して量・質共に正当なインセンティブを与えない。政府管轄病院への政府財
源からの割当額と、それらの病院のパフォーマンスとは明確な相関性がな
い。歴史的な予算編成が保健省予算配分を決定する主たる方法である。これ
については、第3章のF1の政府管轄病院改革事例において詳しく検討する。

ディマンド・サイドの側からすると、フィルヘルスは、適切な医療の提供を確実にするという観点から、さらに改革が必要である。例えば、フィルヘルスによる医療サービス提供者への医療費の償還金システムは、完全に費用効率性の良い治療を促してはいない。なぜならば、ジェネリック医薬品の使用は推奨されておらず、高度医療専門病院における基本的な医療サービスの提供を、第1次・第2次医療施設からの紹介状なしに受け入れることを許可しているからである。

　第3に、政府管轄病院が収入を保持することができず、財政の独立採算性を維持できないという事実は、経営状態の良い政府管轄病院が増収益を自らの病院のために利用できないという問題を生じさせている（DOH 2010b：24）。

（7）　これまでの改革における影響の限界

　過去の改革は医療財政という問題にインクリメンタルな対応しかしておらずに、医療財政構造の展望を劇的に向上させるということはなかった。現在の医療財政戦略はHSRA、国家保健目標、F1に沿って行われてきた。国家保健目標における政府支出の目標は計画通りの進捗状況を示さなかった。2005年のフィリピン国民保健統計においては、全体的な財源の有効活用という目標は達成された。しかしながら、総医療費に占める公衆衛生費の割合は依然として少ない。第3章で検討するF1戦略に基づき、業績主義の財政戦略が2005年から保健省において開始予定であったが、2010年においても実施されていない。総医療費における患者自己負担額の高い割合は、特に貧困層にとって負担となっている。

　国家保健目標におけるフィルヘルスの目的は、複雑な進捗状況を示しており、公平性と財政保護機能指標は、機能していない。貧困層のフィルヘルス加入状況は2005年から2010年にかけて持続性がなく、2004年と2006年のみ加入者が増加している。欠陥のある対象者選定基準は、大量の貧困層を除外し、貧困層ではない家庭に補助金が支払われている。現在の支払いシステ

ムは、加入者に十分な財政保護を提供しない。事務的な請求手続きの複雑さは改善されなければならない。評価されるべき点は、医療施設の認証が計画通りに進んでいることである。

　現在入手可能な医療に関わる統計情報は、医療財政改革に限られた影響しか与えていない。高額な自己負担額は、総医療費の48.4％を示す（表2-2）。総医療支出における政府財源の割合は、2000年から2005年にかけて40.6％から28.5％へと減少した。一方、同時期のフィルヘルス支出は、7％から11％へと上昇したが、これは、政府財源がフィルヘルス支出と入れ替わったに過ぎない。

　これまでみてきたように、フィリピン保健省は旧宗主国アメリカの影響を受けて組織を形成してきており、PMAもまた、AMAの下部組織として組織化されていった。さらに、フィリピンの健康保険制度は、旧宗主国アメリカの影響を受けて成立し、公務員と民間被雇用者の年金制度の医療給付部分

表2-2　2000年から2005年の医療支出の割合

財源主体	2000年	2001年	2002年	2003年	2004年	2005年
政府財源	40.6	36.2	31.0	31.1	30.7	28.7
国家	21.2	17.1	15.8	15.2	15.7	15.8
地方	19.3	19.1	15.2	15.9	15.0	15.8
社会保険	7.0	7.9	9.0	9.1	9.6	11.0
フィルヘルス	6.8	7.7	8.8	8.6	9.4	10.7
被雇用者補償	0.2	0.2	0.2	0.5	0.3	0.4
民間財源	51.2	54.5	58.6	58.6	58.5	59.1
自己負担	40.5	43.9	46.8	46.9	46.9	48.4
民間保険	2.0	2.5	2.9	2.3	2.5	2.4
医療維持機構（HMOs）	3.8	3.1	3.6	4.7	4.3	3.9
企業医療保険	3.7	3.9	4.1	3.4	3.6	3.2
民間教育機関	1.1	1.2	1.3	1.3	1.2	1.2
その他	1.3	1.3	1.4	1.2	1.2	1.2
合計	100.0	100.0	100.0	100.0	100.0	100.0

出所：DOH（2010b）．"Toward Financial Risk Protection：Health Care Financing Strategy of the Philippines 2010-2020." *HSRA Monograph No. 10 :* 26.

が分離し形成された。そして、自営業者、インフォーマル・セクター、貧困層と対象者が拡大されていき、国民皆保険を目指していった。

2 保健の現状と保健指標

(1) 保健省の使命 (Mission)・ヴィジョン (Vision)・ゴール (Goal)

1987年行政法 (Administrative Code of 1987) として知られる大統領による行政命令第292号 (Executive Order 292：EO 292) と1991年地方自治法、及び保健省の機能と業務の再構築に関わる1999年の大統領による行政命令第102号 (Executive Order 102：EO102) は、保健省に対しその機能と業務を基本的な保健サービスの地方分権化に即したものに再編成する任務を課した。同様に保健省には、全てのフィリピン人に効率的に保健プログラム・プロジェクト・サービスを提供するために、地方政府・非政府組織・他の政府機関・住民組織 (People's Organization：PO) を支援することが求められている (DOH 2001：53)。この法律に基づいて、保健省はヴィジョンと使命を掲げている。保健省のヴィジョンは、全ての人への医療の実現であり、その使命は、全てのフィリピン人の、特に貧困層の生活の質を高めるために、医療ケアのアクセスと質を確保することである。これらを達成するために、保健省は保健指標の向上、応答性の高い保健システム、そして公正な医療ケア財政という3つの基本的な保健セクターのゴールを掲げている。保健指標の向上に関しては、保健省は、全人口に対して最良の平均的な医療を達成すること、個人とグループ間の保健指標の格差を可能な限り減少させることを目標としている。応答性の高い保健システムに関して保健省は、多様な医療提供者によるケアが患者の期待に添えるように、また、人々が満足する保健システムの提供ができるように努力しているという。

(2) 保健指標

フィリピン国家統計局による人口統計によれば、2007年の予想人口は9,400

万人であり、人口成長率は 2.04 であった（National Statistics Office 2007）。人口の約半分は 21 歳以下である（Philippines Statistical Yearbook 2009）。一方、高齢者の割合は 2000 年の 3.83%から、2007 年の 4.19%に上昇している。2050 年には、60 歳未満の人口よりも 60 歳以上の人口が増えると予測されている。フィリピンは人口構成が推移しつつあり、高齢者人口の増加と若者人口の減少という重荷に 2050 年までに対応しなければならない[84]。全般的にはフィリピンの保健指標は向上している。フィリピン人女性の出生時平均余命は 73.1 歳であり男性の 67.8 歳よりも長い（National Statistics Office 2007）。乳幼児死亡率（Infant Mortality Rate：IMR）と、5 歳児未満死亡率（Under Five Mortality Rate：U5MR）は、過去 15 年に安定的に減少してきている。国家人口保健統計（National Demographic and Health Survey）によれば、2008 年の 1,000 人あたりの乳幼児死亡率は 25 人である（National Statistics Office 2008）。一方、2008 年の 1,000 人あたりの 5 歳児未満の死亡率は、34 人であった。また、フィリピンの国家人口保健統計の 1993 年の調査結果によれば、産婦死亡率（Maternal Mortality Ratio：MMR）は、1987 年から 1993 年にかけては 100,000 人につき 209 人であった。その値は、2006 年の家族計画調査（Family Planning Survey）によると、100,000 人につき 162 人へと改善している。ミレニアム開発目標の達成については、新生児・乳幼児・5 歳児未満の死亡率の減少は 2015 年までに目標達成が可能であるとみられる。しかしながら、産婦死亡率の改善には長期的な政策介入が必須であり、2012 年 12 月 1 日現在 UNDP フィリピン Web サイトによれば、ミレニアム開発目標の達成は困難であると、されている。近年、全体的な保健システムの応答性は、複雑化しつつある。感染症による死亡率は年々減少しているが、悪性腫瘍及び心臓病による死亡率は増加している。伝染性疾患による死亡者よりも非伝染性疾患による死亡者が増加していることが特徴である。

（3） 保健財政システム

　フィリピンは、保健セクターに GDP の 3.3%のみしか支出していない。他

表 2-3　2000 年代中盤の東南アジア諸国における保健支出

国名	GDP に占める 保健支出割合（％）
インドネシア	2.1
マレーシア	4.2
フィリピン	3.3
タイ	3.5
ベトナム	6.0
平均	3.9

出所：DOH 2010b. "Toward Financial Risk Protection：Health Care Financing Strategy of the Philippines 2010-2020", *HSRA Monograph No. 10*：26.

の東南アジア諸国に目を転じてみると、表 2-3 にみられるように 4.0％から5.0％で推移していることがわかる（表 2-3）。WHO リージョナル・オフィスの勧告によれば、フィリピンの総保健支出（Total Health Expenditure：THE）は、2020 年までに現在の 3.3％の水準から 5.0％まで、約 6,780 億ペソ（2008 年の物価水準）へと引き上げることが必要だとされている（DOH 2010b）。

（4）　地方分権による保健財政の分散

　図 2-3 はフィリピンの「保健財政の流れ」を示しているが、財源の全体像を示してはいない。この図が示すものは国家の保健財政システムの分散である。この図には国家の保健サービス提供主体の約 5 割を占めている民間部門が示されておらず、保健財政の仕組みの更なる分散化を招いている。

　政府の保健財政の仕組は、財源を直接管理することができ、それぞれ異なる権限や責任のある、数百ものアクター（保健省職員、州知事、市長、フィルヘルス行政官等）により管理・決定されている。保健省は、保健省管轄病院の財政維持に務め、地方政府は内国歳入割当金により、公立病院を運営している。保健省及び地方政府が管轄する公立病院は、いずれもフィルヘルスからの医療費償還金を得ており、国際援助機関からの財政支援を受ける場合

図 2-3　保健財政の流れ

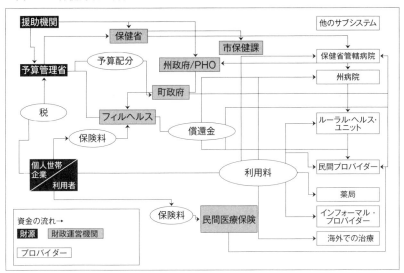

出所：DOH 2010b, World Bank 2011a

もある。施設運営費は病院収入ではなく、他の歳入プログラムに依存している場合もある。このような状況において、計画・調整・利用可能な保健資源の分配は、高度に非効率である。国際援助機関からの支援の分散は、第3章で検討するF1改革においてセクター投資プログラム（Sector Investment Program）またはセクター・ワイド・アプローチ（Sector-Wide Approaches：SWAps）[85]の完全実施が実現する以前には、莫大な取引コストが発生していた（DOH 2010b：24）。

（5）　医療デリバリ・システムの構造[86]

フィリピンには、公共と民間の二段階の医療システムが存在する。民間部門は基本的に利潤を追求しているが、なかには非営利の医療提供者も存在する。民間部門は市場主義であり、医療施設運営目的で患者から受益者負担を徴収する。公共部門は中央政府と地方政府によりサービスが提供されている。公共部門の支出は税収のなかから歳入に基づいた予算システムを通じて

支払われる。このため、市・町・バランガイにおける第1次医療施設におけるサービスは無料である。公立病院は、基本的に公営化しており、医療システムにおける政府の役割は増している[87]。フィルヘルス患者を支払能力に応じAからDの4段階に分類しており、Dの支払能力が全くない患者に関しては医療費の支払いは免除される。それ以外の患者は収入や資産に応じ支払能力を有すると認定されると、医療費の減免が認められる。一般的に、患者が公立病院に入院した際には、病院が患者の支払能力を査定する。

1)　公共部門

　公共部門の運営する医師養成機関は4つのみである[88]。公共部門は1991年の地方自治法に基づき保健部門の地方分権化を経験している。保健行政の地方分権化は、より応答性・透明性の高い保健システムの地方政府による実現を目指していたが、意図せず全国レベルの保健サービスの更なる分散化を招いた。地方分権化以降の保健改革における中央政府と地方政府の役割分担は、舵取り（steerer）と漕ぎ手（rower）の関係といえる[89]。保健省は国家の政策決定、規制・基準制定に携わり、地方政府は直接的な保健サービスの提供者となった。図2-4の通り保健省は、保健大臣オフィス（Office of the Secretary of Health）を中心とした政策決定以外にも、医薬品の規制と、保健省管轄病院（第3次医療施設・専門病院・医師養成機関）の運営を通じた第3次医療対策の実施を担っている。それ以外の州立病院・ディストリクト病院を含む公立医療機関は、同地方自治法に基づき81州・136市・1,495町からなる地方政府へと移管された。1993年にほとんど全ての州以下で保健行政に従事していた職員、596病院、12,580の保健センターとバランガイ・ヘルス・ステーションが、地方政府に移管された。保健省にはもはや地方における保健行政を直接的に統率する権限はなく、保健行政におけるサービス提供のための公的な行政ネットワークは弱体化してしまった。州統合保健オフィス、ディストリクト保健オフィスは、州知事の管轄下におかれ、ルーラル・ヘルス・ユニットは、町長の監督下に置かれた。州政府は州立病院・ディ

ストリクト病院等の第2次医療提供責任を負い、市政府は、市保健オフィス（City Health Office）の運営を引き継いだ。町政府は、プライマリ・ケアの責任を負っているが、公衆衛生活動の一部は保健省地域局の支援に基づく保健省の責任に留まっている。フィルヘルス加入者の医療費の医療提供者への償還システムは、バランガイ・ヘルス・ステーションから第3次医療施設に至るまで、全てのレベルに行き渡っている。

2) 民間部門

民間部門は病院運営により第1次から第3次医療のサービスを提供する。独自に民間医療保険を提供する民間病院もある。

次頁の図2-5は保健省組織図である。地方政府においても、州立・市立・町立管轄病院間に施設の質という観点において分散化が起きている。州知事

図2-4 地方分権化された保健セクターの公共部門

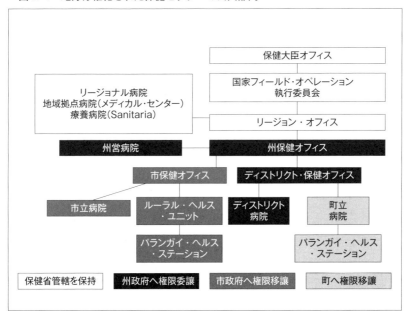

出所：保健省国際保健協力局によるフィリピン保健改革オリエンテーション資料による（2011年1月27日）。

図2-5　保健システムの組織構造

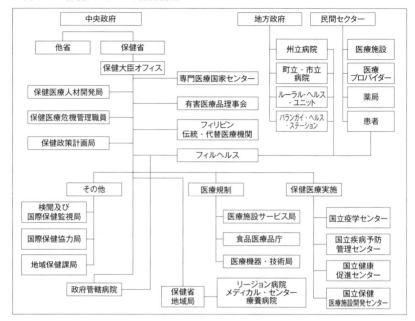

出所：WHO 2011a：20

は市立・町立病院に関する医療品取引に市長の許可なく介入することはできず、また、保健大臣は、緊急事態に対処し地方政府の援助をする際には、大統領の委任または州知事や市長の承認を受けなければサービス提供ができない仕組みとなっている[90]。

　保健人材に関する現状の課題は、保健省の地方への権限移譲に起因している。地方分権化による保健行政の地方政府への権限委譲は、地方政府間に医療格差をもたらし、保健に対して十分な予算配分をしない地方政府は、保健省から移管された医師・看護師の給与も確保しなくなってしまった。フィリピン政府はこのような状況から医師・看護師の権利を守るため、地方政府に身分が移管された医療従事者の給与保障をする目的で、1991年に、共和国法第7305号（Republic Act No. 7305）「公衆衛生従事者のためのマグナカルタ（Magna Carta of Public Health Workers）」を制定した。このマグナカ

ルタは、政府の保健機関で勤務する医療従事者の労働権に関する法律であり、募集・辞令・業務上の資格・業績評価・人事異動・人員配置・仕事量・規律・給与・福利厚生等を定めている。しかしながら、マグナカルタの仕事量・給与・福利厚生に関わる義務規定は地方政府の医療サービスコストを引き上げることとなり、この法律により地方政府の保健予算の80%は給与に当てられ、他の保健サービス財源の確保が極めて困難になったとの研究結果もでている（Mello, Powlowski, Nañagas and Bossert 2006：46）。結果として、保健省管轄機関所属に留まった職員は、マグナカルタの規定による給与の標準化と福利厚生の規定を享受することとなった。一方、地方政府は財源不足によりマグナカルタの基準報酬給与を地方保健行政職員に支払うことができなくなり、移管された職員は、これらの権利を奪われてしまった（Tiglao 1998：46）。この結果、地方保健行政官やバランガイ・ヘルス・ワーカーの倫理感が低下し、保健サービスの再集権化を求める動きが一部で活発になった。保健省から地方政府への保健サービスに関わるスケジュールの情報共有は滞り、保健省による地方保健行政職員の監督権限が失われたために、末端保健行政における実施状況の把握が困難になった。理論的には、保健行政の地方への権限移譲は、より民主化され地域の需要に沿った政策実施が可能になるとして歓迎されていた部分もある。しかしながら、現実には、適切な実施に向けた準備が整っておらず、業務に携わるストリート・レベルの保健行政官のなかには、不満を募らせる職員も増加していった。地方分権化への移行期には、医療・公衆衛生サービスの提供や利用、そして効率性に悪影響を及ぼす組織・財政・実施の問題が山積していた（Tiglao 1998：46）。保健行政の地方分権化は、また、保健省に、プログラムの調整と政策実施の監督という難題をもたらした。保健省は全国的な保健行政計画と資源配分に関する監督権限を失ったために、保健政策に否定的な見解を示す市長を含むアクターと、投資やサービス・デリバリの合理化に向けて交渉しなければならなくなったからである（DOH 2010b：24）。

表 2-4　2002 年における公共・民間病院の病床数

病院の種類	数	割合
公共部門	661	38%
民間部門	1,077	62%
計	1,738	100%

病床数	数	割合
公共部門	45,395	53%
民間部門	39,771	47%
計	85,166	100%

人口比の病床数 = 人口 10,000 人につき 10.7 床

出所：Philippine Statistical Yearbook 2004.

3)　公共・民間部門の病床数

　公共部門の病院が 38％を占める一方、民間部門の病院は 62％である（表 2-4）。しかしながら、病床数に関しては公共部門が 53％を占め、民間部門が 47％を占める。公共病院の病床数が多い理由は、民間病院は、通常、公共部門よりも小規模の病院運営能力しか持たないことが挙げられる。公共部門の病院は、主に、第 3 次医療を提供する 100 床から 1,000 床の病院である。

4)　公共・民間部門の医療施設の利用状況

　医療施設の利用状況は、表 2-5 にみられるように、公共部門の病院が 50％であり、民間部門の病院が 42％である。7％の患者は、伝統医療を受けている（National Statistics Office 2008）。

　出産の 62％が医療専門家の下で行われており、出産の 44％が医療施設で実施されている（National Statistics Office 2008）。2004 年の国家統計局発表の数値では、医療専門家による立会いの下での妊産婦死亡は 62％である（National Statistics Office 2004）。この結果は、妊産婦の患者は、医療専門家に会う際には既に手遅れになっていようとも、62％の患者が医療施設へのアクセスが確保されていることを示している。2005 年フィリピン健康統計

第2章　フィリピンにおける保健行政の形成過程と福祉イデオロギー　105

表 2-5　医療施設の利用状況

医療施設の類型	割合
公共部門	50%
民間部門	42%
伝統医療	7%

医療ケアを求める共通の理由
病気や怪我　　　　　-------- 68%
健康診断　　　　　　-------- 28%
歯科医療　　　　　　-------- 2%
健康診断書の必要性　-------- 1%

出所：National Statistics Office（2008）.

（Philippine Health Statistics）によれば、医療専門家による分娩での妊産婦
死亡は 34.5％である[91]。

5）　公共・民間医療施設における満足度

　医療施設の満足度に関しては、患者は価格が手頃なため、公共部門の病院
を好む傾向がある。しかしながら、民間部門の病院を選ぶ患者は、医療人材
が相当数適切に配置されており、施設の外観は公共部門よりも美しく、設備
はより高度な技術や機材が導入されていると考えている。また、民間病院の
医療人材は、公共部門の人材よりも信頼がおけるとの調査結果がでている。
さらに、低所得層は、高所得層・中所得層に比べ公共部門の病院を好む傾向
がある[92]。乳幼児死亡率と5歳児未満死亡率は世帯の所得に比例しており、
人口の3分の2にあたる最貧困層に関しては国全体の平均を上回っている
（National Statistics Office 2008）。一方、母親が受けている教育のレベルが
高いと、乳幼児死亡率と5歳児未満死亡率は低くなる。都市部は農村部に比
べ世帯の所得は多く、住民の乳幼児死亡率と5歳児未満死亡率は低い。他の
リージョンに比べると、ミンダナオ自治区（Autonomous Region of Muslim
Mindanao）と、西ビサヤ地方（Western Visayas）は、死亡率が高い傾向

表 2-6　フィリピン人の所得 5 区分

	一か月所得（ペソ）	区分内の世帯数
1 区分	3,460	5,218,267
2 区分	6,073	4,094,164
3 区分	9,309	3,912,443
4 区分	15,064	3,707,494
5 区分	38,065	3,485,067

出所：保健省国際協力局保健改革オリエンテーション資料（2011 年
1 月 27 日）。

にある。マニラ首都圏（National Capital Region of Metro Manila）におけ
る死亡率は国全体の平均よりも低い。死亡率の高い地域は通常農村地域であ
り、それらの地域のなかでもミンダナオ自治区は保健センターや医療施設へ
のアクセスが悪く、死亡率も高い。より組織化されたリージョンにおいては
組織化されていない地域よりも良い医療施設が存在する。医療サービス・デ
リバリも、ミンダナオ自治区に比べマニラ首都圏の方が充実している。高所
得層は医療の専門家の立会いの下により良い環境で出産することができる。

　表 2-6 にみられるように、2008 年に国家人口保健統計は、人口を 5 等分し
た 5 区分の所得調査を行った。最貧困層の約 520 万（5,218,267）世帯は、月
平均 3,460 ペソのみの所得である。第 2 貧困層は、約 410 万（4,094,164）世
帯おり、月平均所得は 6,073 ペソである。この分類によりフィリピンの世帯
単位の約半数が、月 6,000 ペソ以下の収入で生活をしていることが明らかに
なった。最貧困層及び第 2 貧困層は医療サービスへのアクセスの悪さと利用
の低さから、保健指標の値も平均値に比べて芳しくない結果となっている
（National Statistis Office 2008）。

6)　製薬市場

　フィリピンにはおよそ 800 から 1,000 億ペソの製薬市場があり、保健支出
の約 45％を占め、多国籍企業は市場での販売の 70％を占有している。高価
なブランド医薬品が主流となっているために、医薬品の価格はアジアで最も

高価である。ジェネリック医薬品は市場での売上高の4%に過ぎないが、保健セクターへの保健省の介入により徐々に販売量を増やしている。医薬品の流通は、限られた流通業者が支配している。ドラッグ・ストア（drugstores）における医薬品の販売はフィリピン全体の85%を占めており、残りは公共・民間部門の病院内の薬局（pharmacies）で販売されている。チェーン展開をしている小売業者一社が、都市部における大規模の商業用直販店のほとんどを経営している。

（6）　小括

　以上のように、フィリピンの保健の現状と保健指標をまとめてきた。保健指標としては、妊産婦の死亡率が依然として高い水準にある。また、現在の保健システムは、公共・民間部門による二重システムとなっている。地方分権化による公衆衛生と医療の提供システムが分散化していることが問題となっている。

3　福祉イデオロギーの検討

　「新自由主義」の政治経済理論は、市場原理に基づく医療の市場化を促進し、保健部門にも影響を及ぼしている。「全ての人への医療」という保健改革の使命は、福祉国家実現にむけて、国家の役割を強化しようという考えに根差したものではない。むしろ、民間部門の活性化により国家は補完的な役割を担うのみで、「小さな政府」の実現の方向にある。このような政府の役割を軽減する流れのなかで、健康保険制度を含むフィリピンの社会保障体系は、どのような福祉イデオロギーに基づいて確立されているのであろうか。本項では、健康保険政策の国際的動向を踏まえた上で、先行研究に基づいてフィリピン福祉イデオロギーの特徴をまとめる。さらに、西欧や他のアジア諸国で拡がりをみせる福祉国家論及び福祉レジーム論を俯瞰し、これらの収斂理論に含めて一般化することのできないフィリピンの個別性を明らかにす

る。

（1） 健康保険政策の国際的動向とフィリピンの方向性

　フィリピンは、1995年の国民健康保険制度の成立から、国民皆保険の実現に向けて歩みをはじめている。このような動きは、フィリピンに限ったことではない。世界各国の保健セクターが、国民皆保険に向けた取組を加速させている。2005年に開催された世界保健機関の第58回世界保健機関総会においては、国民皆保険（原文はユニバーサル・カバレージ）を、全ての国民に対して支払可能な範囲の費用で適切な保健サービスへのアクセスを保証することと定義したうえで、財政的に持続可能な保健システムの構築に向け努力することを加盟国に求める決議が採択された。総会ではさらに、税と社会保険制度を組み合わせた前払い制度を、各国の個別事情に応じて採用することで国民皆保険の実現に努めるよう促した（WHO 2005, Shibuya et al. 2011：1265）。

　2010年WHO世界保健報告 *Health Systems Financing*[93] によれば、効果的な医療財政戦略は、「内発的（home-grown）」なものでなければならないと、指摘している。保健システムは、複雑な構造の適応過程であって、異なる手法の組み合わせは、期待しなかった道筋をたどり得るため、対象となる人口層へのサービスやコストを適正な割合に定めることが求められるという。また、同報告は、国家の経済力は、皆保険実現の前提ではないと、指摘している。国家の総医療支出のレベルが似通った国同士においても、財源と人材への投資と利用方法により、保健指標の数値は向上しうるという（WHO 2010）。

　フィリピンにおけるユニバーサル・カバレージすなわち日本語で一般的に使用されている「国民皆保険」の定義は次の通りである。「ユニバーサル・カバレージとは、国民健康保険制度による基本的な最小限の健康保険給付パッケージの提供によって、全国民に支払い可能な範囲での医療サービスへのアクセスを保証することである（DOH 2010b：15）。」では、フィリピン

が内発的に国家の医療・福祉政策を決定していく上で、その根拠にある福祉イデオロギーの特徴とはどのようなものであろうか。

（2）　フィリピンの福祉イデオロギー

　野沢勝美は、近代部門のフォーマル・セクターを対象とした公務員保険機構や社会保障機構の確立は、歴史的にみても他のアジア開発途上国に先んじた制度構築がなされてきた、と指摘している（野澤 2003：52）。また、前述のように、フィリピンの保健行政の歴史的発展は、スペイン・アメリカ政府という外生的アクターからの影響を受けてきている。1995 年フィリピンの国民健康保険法が制定されるまでの健康保険制度は、1969 年医療ケア法に基づくものであるが、旧宗主国のアメリカの制度メディケアの影響を受けている。Alfredo C Robles Jr. は、フィリピンがなぜ、福祉国家としての発展を妨げられてきたのかを理解するために 2 つの理由を挙げている。第 1 に歴史的に西欧諸国との持続的接触がなかったために、諸制度がアメリカモデルに倣って形作られてきており、保健分野においても明らかに歴史的にアメリカの影響を受けてきている。第 2 に経済発展の水準が低いことである（ロブレス／菅谷訳 2000）。

　一方、フィリピンのメディケア設立を、旧宗主国からの影響のみではなく、開発独裁体制における政治的戦略とみる見方もある。メディケアは、社会保障機構及び公務員保険機構の加入者を対象とするメディケアⅠと、主としてインフォーマル・セクターを対象とするメディケアⅡから成っており、民主化が達成される以前のマルコス政権時代（1965 年 -1986 年）に導入されたものである。菅谷広宣（2003）は、これに関し、「開発独裁政権の至上の目標は、経済発展にあり、またその達成により自己を正当化することにあった。そして経済発展を進めるためには、労働力保全の手段の一つとして社会保障制度の導入が必要であるとの認識が、政権にあった」との推論を立てている（菅谷 2003：297）。しかしながら、結果として、マルコス権威主義体制においては、「クローニー・キャピタリズム（crony capitalism）」[94] に

よる利益供与の政治により、学校教育や道路建設、農村開発に財源を投入し、結果として、財政難や失業をもたらし、社会・政治不安が加速し、IMFへの融資に頼らざるを得ない結果となっている。

現行憲法はコラソン・アキノ政権時代に制定されたものである。民主化以前には、社会保障は、労働者または国民の社会権として捉える様相は弱かったが、民主化後には、憲法によりその権利性が具体的に、明確に認められるようになった。菅谷は、メディケアから1995年の国民健康保険制度への改組を民主化の一環と捉えている（菅谷2003：298）。一方、M. Rameshと Mukul G. Asherは、フィリピンは東南アジアにおいて最初に社会福祉プログラムを確立した国家であるとして、評価している。「フィリピンの社会保障プログラムの公務員社会保障機構が1936年、社会保障機構は1954年に制定され、以降、マルコス政権においては、際立った新プログラムの開始はなく、制度の現状を維持するのみで、1986年の民主化以降に制度改善の努力がなされている」と指摘している（Ramesh and Asher 2000：157）[95]。

国民健康保険制度整備が本格化したのは、1995年以降である。しかし、構造調整プログラムの下で、中央政府からの財源確保は最初から最小限にとどめられている。フィルヘルスは、地方政府との連携により任意加入者拡大を促進し、貧困層スポンサー・プログラムは、中央・地方政府相互の財政負担により貧困層患者の無償医療を普及しようとしている。しかしながら、これらの試みのみでは保険医療制度の拡充は困難であり、特に、肝心の全国の医療サービス体制の画一化が充実していない。地方分権化による医療の地域格差の是正は進行しておらずに、地方政府の財政不足による看護師・医師給与の低下から医療人材の海外流出は続いている。

フィリピンにおいて、新自由主義は、構造調整プログラムという形態を取り、1980年代初期に世界銀行により持ち込まれた。アキノ政権以降、新自由主義は、イデオロギーとして政治的優位に位置するようになっていった。特に、アキノ政権に近い有識者やテクノクラートは、アメリカのレーガノミクス、イギリスのサッチャリズムの影響を受け、新自由主義を信奉して

いった。それらは、経済学者 Bernie Villegas[96]、アキノ大統領の財務大臣を務め、新たな民主主義国家のもとでの経済改革を担当した Jesus Estanislao を含んでいた[97]。当時、彼らは、新自由主義は、国家機関を独裁者の限られた側近の私的利益追求のために利用するクローニー・キャピタリズムによる経済的悪影響を取り除く有効な方法である、と捉えていた。「大きな政府」を非効率の温床として非難し、市場の自由化を促進したレーガノミクスやサッチャリズムは、附属的に影響を与えたに過ぎなかった。

　新自由主義に基づく「小さな政府」の実現は、世界銀行により、グッド・ガバナンスのための行政改革手法としてフィリピンに取り入れられていった。しかしながら、急速な中央政府機能の縮小と地方政府への権限委譲は様々な弊害をもたらした。代替手段となる行政改革システムのモデルを国際援助機関は提供できずにいるが、フィリピン政府自身も見出せてはいない。

　川中豪は、フィリピンの1986年の政変以後、権威主義体制から民主主義体制への移行期に、市場原理を重視する自由主義的経済改革が進められた点に注目し、政治経済体制を検証している。民主化直後のフィリピンは所得格差が高い状況のまま継続したために、特に貧困層を中心に潜在的な不満が溜り、これがエストラーダ政権に代表されるポピュリズムにつながったと、指摘している。川中は、民主主義の定着と自由主義的経済改革の併存にとって重要なのが分配・再分配政策であり、国家が分配もしくは再分配政策のいずれを政策決定に取り入れてゆくかは、「国際環境」・「経済環境」・「政治制度」・「社会の構成」によって決定されるとする。フィリピンの場合、「国際環境」としては、冷戦の終結が民主主義の定着へ、フィリピン大学経済学部を中心とする経済学者が提唱した新自由主義が、国際援助機関、とくに国際通貨基金と世界銀行によってフィリピン政府に対する圧力として働いたという。さらに川中は、自由主義的な政策に関する必要な法案の作成など技術的な支援をアメリカは間接的に行っていたと指摘する。経済成長の鍵となる外国資本の導入には、国際通貨基金や世界銀行のお墨付きが不可欠であったため、このような国際援助機関が圧力をかけたために規制緩和や民営化がいっそう進

展したという。「経済環境」に関しては、その危機的な状況が自由主義的経済改革を進める動機となったと指摘する。「政治制度」は、大統領、上院、下院が異なる選挙制度のもとで異なる利益を代表し、かつ3者が拒否権プレーヤーとして存在するため、政治的停滞が起きやすいが、3者の利益調整が整っているために、経済改革が大統領制の枠のなかで常に挫折するということにはならないという。しかしながら、大統領制は、立法過程で様々な利益調整が必要であるため、自由主義的経済改革の過程で様々なロビー活動への対応が政治コストとして生じてくる。「社会構成」としては、所得格差が民主主義の定着と経済改革の間で大きな意味をもつ。政治制度が社会構成に影響を及ぼし、社会構成や所得格差が官僚の政策の一貫性を生み出す。市民社会が成熟すると、NGOによる資源の補完が進んで、公式の政治制度のハードルを低くすると指摘している。川中は、フィリピンの場合、民主主義の定着と自由主義的経済改革という2つの課題に対し、国際環境、経済環境は双方ともその推進に好都合な状況を示していたとする（川中 2005：18）。政治制度に関しては、利益調整の必要性を高めたが、概ね執政府の長である大統領のイニシアティブで改革が進められる構図となっていた。「社会構成」については、経済エリートは経済改革に抵抗することはあっても、凝集力をもった抵抗にはならず、また経済改革が利益に合致する場合もあった。貧困層は所得格差の継続が不満を生み出す背景となったが、利益表出のチャンネルを持ち得なかったために、経済改革に抵抗することはなかったが、ただ、これが逆にポピュリスト的政治リーダーへの支持を培うことになった。一方、ポピュリスト的政治は、経済エリート、あるいは中間層から民主主義の否定的な側面とみられ、それぞれ異なる論理ながら、社会の各層に政治不信、民主主義への信頼低下を生み出す原因となったと指摘している（川中 2005：54）。

　フィリピンは、保健や福祉政策と常に関連している経済政策の新自由主義の呪縛からの抜け道を見出せず、持続可能な福祉政策実現に向けた政府による公共哲学が明確でなく、市場の失敗を補完する政府の役割のベクトルも定

まっていないのが現実である。権威主義体制から民主化と経済発展を遂げて
ゆく過程で、「汚職」が政治世界の定説となっていった。国民の福祉や医療
の向上に向けた国家の役割が確立され、分配・再分配の政治が実現する以前
に、世界銀行・国際通貨基金により、新自由主義が持ち込まれ、地方分権化
が進展していった。この新自由主義による地方分権化は、フィリピン国内の
保健制度改革の原動力となり、結果として、全ての人への医療というイデオ
ロギーを崩壊させることとなったといえよう。

　マルコスの独裁政治で生じた汚職や暴力が、国家への根深い疑念という植
民地時代の遺産と合体しているのである（ロブレス／菅谷訳 2000：202）。
保健行政の民営化と地方分権化は、国際機関による財政・技術支援の条件で
あり、1980 年代におけるアキノ政権の下でのテクノクラートは、新自由主
義の思想に影響を受けた改革を支持していた。民主化の過程において、フィ
リピンの保健行政は、市場重視の新自由主義や NPM の手法により小さな政
府を実現しようとしてきた。その実践として、地方分権化による保健省職員
の地方への移管、公衆衛生サービスの実施責任の地方への権限移譲、政府管
轄病院の国有・公営企業認証による独立採算性の導入等が取り入れられて
いったのである（Sarimento 2000, Bautista 2003）。

（3） フィリピンが福祉国家を目指していない理由

　フィリピンでは、民主化以降の 1986 年に制定された憲法において、はじ
めて医療の権利が明文化された。医療を受ける権利がエンタイトルメントと
して憲法に制定されてから 25 年以上が既に経過している。しかしながら、
ヨーロッパの福祉国家で尊重されているように自律した個人を中心に据え、
個人の権利を尊重した医療や福祉の政策を策定することが、通常アジアでは
弱く、フィリピンもその一例である。たとえ財源が限られていても、万人が
等しく権利として医療が受けられる仕組みは、政策決定の手法によっては実
行可能性がある。しかしながら、エリート保健官僚を中心としたフィリピン
政府は、エンタイトルメントを重視した保健改革を政策決定・実施していな

い。

アジアには家族を中心とした福祉レジーム論の理論化が試みられてきてい
るが、その前提には、1990年に出版され、ヨーロッパで福祉国家論に一石
を投じた Esping-Andersen の *The Three Worlds of Welfare Capitalism* の
影響がある[98]。Gøsta Esping-Andersen は、福祉国家の階層化の状況や社会
権のあり方のバリエーションを国際比較し、自由主義、保守主義（コーポラ
ティズム型）、社会民主主義的レジームの3類型に分類した。自由主義的福
祉レジームは、社会扶助が支配する福祉国家である。ミーンズ・テスト[99]
付きの扶助、最低限の普遍主義的な所得移転、あるいは最低限の社会保険プ
ランがこのレジームにおいてみられる。主たる給付対象者は通常は労働者階
級の低所得者であり、国家の福祉に依存的な層である。最低水準の保障のみ
を提供することで、国家は市場の活性化を促し、さらに私的な福祉制度へ補
助金を出し、国家の役割縮小を目指す。このモデルに属する典型としては、
アメリカ、カナダ、オーストラリアが挙げられる。保守主義レジームは、か
なり内容のある給付をともなった強制加入の公的な社会保険制度を重視す
る。このレジーム類型は、オーストリア、フランス、ドイツ、イタリアなど
のクラスターである。職業的地位の格差が維持されており、諸権利は、階級
や職業的地位に付随するものであった。教会の影響を受けて伝統的な家族制
度の維持のために大きな努力を払っている。ここでは、「補完性」の原理に
沿って、家族がその構成員にサービスを提供することができなくなった場合
にのみ国家が介入するのである。第3の類型は、ベヴァリッジ型の一般市民
を対象とした給付である。この社会民主主義レジームは、普遍主義の原理
が、家族が担うコストを社会化する。スカンジナビア諸国は社会民主主義的
である場合が多く、全ての階層が単一の普遍主義的な保険制度に包含され
る。しかし、その給付水準は従前の所得に応じて決められるのである。この
モデルは、市場の影響力を斥け、福祉国家を支える真に普遍的な連帯を創造
したが、全ての市民が恩恵を受け、制度に依存し、制度を財政的に支える必
要性が生ずるという（Esping-Andersen 1990：22-28）。

第 2 章　フィリピンにおける保健行政の形成過程と福祉イデオロギー　115

　これまでの福祉国家論の先行研究は、政府が医療政策を拡充しようとすると、一般的に政府の役割は拡大し、大きな政府が必要とされると、説いてきた。健康保険の国民皆保険は、Richard Rose がプログラム・アプローチにおいて言及しているように、政府の支出を拡大してゆく（Rose 1986）。北欧諸国におけるような政府の役割の大きい福祉国家においては、サービスを十分に提供することができる。しかしながら、フィリピンの場合には、地方分権化以降、準政府組織と民間部門を活用した全国レベルの社会医療保険システムと、小さな政府の実現を、同時に目指しているのである。基本的な福祉理念は、市場原理を活用して費用効率の良い医療サービスを提供しようとしている点においてアメリカとも類似している[100]。前述の Esping-Andersen の分類によれば、フィリピンに宗主国として影響を及ぼしたアメリカは、自由主義福祉レジームに分類されている。一方、政府附属の公的健康保険機関フィルヘルスを設立して皆保険を目指しているフィリピンは、自由主義福祉レジームとはまた異なる分類といえよう[101]。

　フィリピンでは、経済発展の水準が低く、そもそも国家権力の介入による再分配には限度があるため、リベラリズム[102] が発展する以前に、ネオリベラリズム即ち新自由主義が取り入れられてしまったといえよう。社会保険方式を基本にして相互扶助により国民全体で医療費を賄い、国民皆保険を実現しようとする難題に取り組んでいる。しかしながら、貧困層が多く、貧富の差も顕著にみられる[103] 現状においては、国民皆保険の実現は、国家の役割を拡大することなく実現はできないという矛盾を抱えている。フィリピンは国民皆保険の実現において、スカンジナビア諸国等にみられる社会民主主義的福祉国家を目指している訳ではない。他の開発途上国同様、WHO の指針に沿い、内発的に経済効率性を高めた独自のスタイルによる国民皆保険の実現を目指している。保健行政の地方政府への権限移譲により、地方政府間の医療サービス提供内容に格差が生じている現状において、全国民への医療を、社会保険方式で賄うことは困難である。フィリピン保健セクターの問題点は、これまで政府による様々な保健改革によって是正が試みられてきてい

が、改革実施は成功していない[104]。

　フィリピンでは、1986年の民主化を経たのち、1993年に地方分権が実施されて以降に1995年に国民健康保険が実現した。しかしながら、その時には、既に民営化・市場化との親和性が高い新自由主義の考え方が行政改革の啓蒙哲学として浸透していった。このため、アメリカでみられるようなリベラリズムに基づいた所得の再分配がなされない（ロブレス／菅谷訳2000）。国家の役割は最小限で補完的に留められた福祉を目指すこととなり、未だかつて福祉国家の実現を目指す思想が根づいたことはない。フィリピンにおいて、個人を尊重するエンタイトルメントが確立されない理由は、アメリカ占領期に育ったフィリピン政治家のエリーティズムと、権威主義国家による支配といった歴史の「経路」に依存するものであろう。この状況は、植民地による支配と占領によって、占領政府に懐柔されたエリート官僚を育ててきたアフリカ諸国に類似している。高橋基樹は、アフリカ政治経済論への新たな視座を示した『開発と国家』において、アフリカの人々にとって植民地分割と独立によって与えられた国の枠組みは極めて恣意的なものであって、市民的公共性の構築は、長い困難の伴う道のりになるだろうと、示唆している。政治エリートの倫理性を論ずるだけでは、広範な開発・貧困削減に資する生産的資源配分を、政治権力に義務づけることのできる公共性が構築されるわけではないと、主張している（高橋2010：406）。同様にフィリピンにおいても、政治的指導者や保健官僚エリートに公正な医療資源の分配を担う公共性と倫理観が根差すことは容易ではない。

　さらに、失業保険等の国家による補完的な社会保障の整備が重要視されない一因は、失業者は、血縁関係による支え合いや大家族との同居による家事手伝いにより衣食住を凌ぐ形態が一般的であるからである。一時雇用者も企業が雇用を拡大すれば簡単に再就職も可能である。雇用の流動性も高く、雇用保険が存在せずとも、失業者を支える家族の絆により、支えられるという文化的特徴が、政府による介入を先送りにしてきたといえる。それを、一言で論ずるならば、「弱い国家」と家族福祉社会と言い表せよう。

第2章　フィリピンにおける保健行政の形成過程と福祉イデオロギー　117

　フィリピンにおける家族や親族間での支え合いは、「恩義を重んじるウタ
ン・ナ・ロウブ（untang-na-loob）」、「パキキサマ（pakikisama）と呼ばれ
る協調性」といったスペイン・アメリカによる占領以前から根差すイン
フォーマルな規範によるものとも捉えられる（Verla 2003）。こうした文化
的価値観があるために、困難が生じた場合には、家族で支えあう事が自然に
受け入れられる。さらに、1986 年憲法の第 15 条第 4 項には、「家族は構成
員の内の高齢者の世話や介護をする義務がある。国家は、社会保障プログラ
ムを通じてのみ、ケアを提供する」と、明確に規定されており、高齢者の介
護に関する国家の補完的役割を明確化している。個人の権利が政治の基盤で
あるが、フィリピンの市民社会の形成の過程で、自律した個人は育ってこな
かった。個を単位とした福祉国家制度形成ではなく、親族による支え合いと
いう家族を単位とした制度への依存が、顕著である。

　Esping-Andersen の研究を皮切りに西欧で発展した福祉国家レジーム、福
祉レジーム論といった福祉国家研究は、アジアの文化の土壌に根差した、独
自の発展を遂げていき、特に東アジア福祉資本主義として再編されていっ
た。社会民主主義福祉レジームに位置するスカンジナビア諸国、自由主義福
祉レジームに位置づけられるアングロサクソン諸国の福祉資本主義は、個人
主義に基づき、発展した。一方、東アジアや、保守主義福祉レジームに位置
するヨーロッパでは、社会的保護、社会的権利、再分配の対象の単位が、経
済団体や男性稼ぎ手であるため、個人主義にはならなかった。このような儒
教的家族主義に根差した家族単位における社会サービスの提供の型を基盤
に、東アジアの福祉資本主義を「4 つ目の世界」として収斂を検討する議論
が生み出された。2003 年に刊行された Ian Holiday と Paul Wilding による
Welfare Capitalism in East Asia : Social Policy in the Tiger Economies は、
東アジア福祉資本主義収斂の限界を指摘し、経済成長の著しい、香港、シン
ガポール、韓国、台湾の「アジアの四虎」共通の経済発展と福祉政策との関
連性をまとめた。彼らは、上記 4 ヵ国の共通点として次の 6 つの項目を抽出
した。それは、①政治目的重視、②経済発展と完全雇用を福祉の手段と考え

るイデオロギー、③生産第一主義的福祉（productive welfare）、④福祉国家を敬遠する政府の態度、⑤家族の役割重視、⑥強力ではあるが福祉の面では限定された国家の役割、である（Holiday and Wilding 2003）[105]。

　西欧では民主主義の発展とともに、完全雇用の達成、社会権として認められている健康に生きる権利、市民権、が尊重された福祉国家の実現を目指してきた。国民の基本的人権を守ることは、国の責務とされてきた。しかしながら1970年代のオイルショックによってユニバーサリズムが敵視されて、小さな福祉へとパラダイム・シフトが起きていき、「第三の道」[106]への選択を迫られるようになっていった。

　一方、フィリピンは、1970年代にマルコス体制の権威主義国家のもとでの開発行政が台頭していき、官僚は権威主義国家への従属を強いられた。David Wurfel は、*Filipino Politics：Development and Decay* において、マルコスによる政治体制を「家産制権威主義（Patrimonial Authoritarianism）」と表現している（Wurfel 1988：153）。「家産制」とは前述のマックス・ウェーバーによる伝統的支配・カリスマ的支配・合法的支配という支配の3類型のうち、伝統的支配にあたる。ウェーバーは、伝統的支配のなかでも特に専制君主の個人的な官僚制すなわち権力装置が成立している場合を、「家産制」と称した（ウェーバー 1988）。Wurfel によれば、マルコスは地方分権化されていた「家産制」政体構造を、中央集権化し、地方政府の首長（パトロン）間の権力闘争を弱めようとしたという。そのうえで、少数の寡頭政治家を懐柔し、新たなクローニー等による「新家産制（neo patrimonialism）」を敷いたという（Wurfel 1988：258）。Hutchcroft は、ウェーバーはこのような近代化経済のもとでの「家産的」傾向の強化を想定していなかったであろうとして、あえて「家産制」ではなく、「家産的傾向（patrimonial features）」と表現している（Hutchcroft 1991：417）。

　マルコス体制移行の民主化・自由主義改革は、リベラリズムの形成に至る前に新自由主義に基づいた地方分権が実施されたために、個人の権利を強める方向へとベクトルを向かわせることはなかった。その結果、貧困層に対す

る医療福祉の充実は置き去りにされたままであったといえよう。

4　小括

　本章においては、全国の保健政策実施の政策決定を担う保健省の歴史的制度形成過程を概観した。これによって、旧宗主国アメリカの統制下で、官僚は従属的な立場におかれながら、保健省組織を成立させていったことが判った。さらに、一般的に政策過程において国家の医療政策形成に政治的に強い影響力を及ぼすとされている医師会の発足と保健政策への影響力について考察した。PMA もまた、AMA の下部組織として発足し、アメリカの影響下で組織を形成していった。また、近年は、開業医の専門職団体としての傾向が強く、保健省を中心とする国家の政策決定に影響力をあまり持たないことも判明した。さらに、保健指標の現状と国民健康保険制度の概要を俯瞰することにより、地方分権化により保健行政による包括的な公衆衛生と医療サービスの提供システムの分散化が問題となったまま、社会保険の仕組みによる全国民への医療提供体制を整備しようとしている点を明らかにした。そして、フィリピンの保健政策を方向づけている福祉イデオロギーを検討し、フィリピン政府は新自由主義の思想に基づいた「小さな政府」を目指しており、政府の機能は脆弱であることが示された。

〈注〉

39　1902 年には、マニラ医療協会（The Manila Medical Society）が設立された。

40　占領地行政の実施とフィリピン事情の調査を目的に、1899 年 3 月にアメリカ政府より第一次フィリピン委員会（シャーマン委員会）が派遣された。委員会は、マニラ到着 1 ヵ月後にフィリピン占領政策の基本方針を明らかにし、アメリカ主権下に自治を保障すると発表した。1900 年 6 月に民生移行の任務をおう第 2 次フィリピン委員会（タフト委員会）が派遣され、9 月から立法権を掌握し植民地統治に必要な法律を制定した。フィリピン人の自治権拡大と共に権限を縮小し、独立準備政府（コモンウェルス政府）の設立で廃止された。

41 Emilio Aguinaldo 大統領（1869-1964）の任期は、1897 年 3 月 22 日から 1901年 4 月 1 日である。

42 フィリピンの歴史における最も偉大な国民的英雄 José Protasio Rizal Mercadoy Alonso Realonda は知識層を代表し、祖国フィリピンの現状を憂え、改革そして独立を目指した。Rizal に次ぐ第 2 の国民的英雄 Andres Bonifacio は民衆を代表し、祖国の解放と階級間格差の是正を目指した。共にフィリピンという祖国の建設を考え、無私の情熱をもっていた。それに対し、Emilio Aguinaldo y Famyは地方の有産階級という利益集団を代表した。失うことを恐れたとき、アギナルド一派は、妥協的選択を選ぶことになった。Aguinaldo は、当時のフィリピンで、行政上の最高位である町長に、わずか 26 歳でなった。Aguinaldo は同年 3 月に都市の秘密結社として 1892 年 7 月に結成されたカティプナンに加入し、カビテ州の革命指導者になった。1896 年 8 月 30 日に革命が勃発するとカビテ州を開放し、いち早く英雄になった。しかし、Aguinaldo は劣勢になると、日和見的な態度をとり、国全体の利益に反する言動をとった。反対した貧農出身の Apolinario Mabini 首相兼外務長官は解任された。有産階級の日和見主義者が実権を握った革命は、ここに崩壊した。フィリピン革命失敗後のフィリピンでは、Aguinaldoのような機会主義的有産階級が実権を握り、アメリカの植民地支配に協力していった。そして、その影響は今日まで引き続いている。1960 年代に盛んになる学生・労働運動も、86 年のマルコス政権を崩壊させた「2 月革命」時のピープル・パワーも、「未完のフィリピン革命」をいかにして成就させるかが課題となった（早瀬：36-39）。

43 William McKinley 大統領（1843-1901）の任期は、1897 年 3 月 4 日から 1901年 9 月 14 日である。

44 早瀬晋三は、スペイン・アメリカ戦争の後、アメリカ植民地政府は、近代国家の形成に必要な官僚機構、行政システム、軍・警察などの組織を整備し、貿易、経済統制等により、近代国家の財源を確保したという。革命軍に苦しめられたアメリカは、フィリピン人エリート層を懐柔し、アメリカの植民地支配に協力させる必要があった。政治的には、スペイン植民地期にせいぜい町レベルの政治参与しか認められなかったフィリピン人に州政、国政への参加の道を開いた。まず、既得権益の確保として、1901 年 1 月 31 日に町政府法を制定し、さらにその一週間後に州政府法を制定して、エリート層を満足させた。つぎに、フィリピン統治の基本となるフィリピン組織法（クーパー法）が翌 1902 年 7 月にアメリカ議会で成立した。そこでは、経済政策決定権のアメリカ大統領からフィリピン委員会

第2章　フィリピンにおける保健行政の形成過程と福祉イデオロギー　121

への移譲、制限選挙によるフィリピン議会の設立、アメリカ議会へのフィリピン代表の派遣などが謳われた。革命軍のゲリラ活動に悩まされた植民地政府は、治安が確保されていない地域が多々あるにもかかわらず、エリート層の協力を得るために1907年に公選を実施し、フィリピン議会を発足させた（早瀬2009：41）。

45　ジョーンズ法のJonesとは、上院議員 William Atkinson Jones を指す。彼は、フィリピンが国家として独立する準備としてより自治的な政府を形成するジョーンズ法を議会に提出したことで、知られる。

46　1901年、フィリピン・アメリカ戦争中の1901年1月早くも無償・義務性の初等の教育制度が設立された。そこには、スペイン植民地期に教育を受ける機会を制限された民衆の革命精神を懐柔する狙いがあった。1902年には公立中等教育制度が創設され、1906年の公務員試験で早くも英語の受験者が、スペイン語での受験者を上回った。1908年に官吏養成を目的の一つとした国立フィリピン大学が設立され、ここに国立学校制度が完成した。アメリカがいかにフィリピンの教育を重視したかは、他の省庁の長が次々とフィリピン人で占められるようになるなか、1935年まで教育部門の長がアメリカ人で、しかも副総督が兼務していたことからもよくわかる。英語を教育と行政機関に強制することにより、行政事務が英語で処理され、監視の目が行き届くようになった。英語の普及から、後に優秀な人材が海外に流出するだけでなく、誰もが気軽に出稼ぎにでる風潮が促進されることとなった（早瀬2009：52）。

47　Manuel L. Quezon 大統領（1878-1944）の任期は、1935年11月15日から1944年8月1日である。

48　早瀬は、アメリカ植民地政府が地方政府や議会制度の確立を急いだのは、スペイン統治期からのエリート層の地方での社会的地位を保証し、革命勢力から離脱させ治安を回復するためであった、と指摘する。さらに、スペイン人が実権を握っていた州政、国政へのフィリピン人への参加は、エリート層の社会的上層への気運を高め、植民地政府の「協力者」にする効果があったという（早瀬2009：44）。

49　Jose Fabella 保健大臣の任期は1941年から1945年である。

50　Manuel A. Roxas 大統領（1892-1948）の任期は、1946年5月28日から1948年4月15日である。

51　Elpidio Quirino 大統領（1890-1956）の任期は1948年4月17日から1953年12月30日である。

52　この国家保健計画は、1995年から2020年までの計画以前のものである。

53 アルマ・アタとは、ソビエト連邦共和国当時の国際会議開催地名である。現在のカザフスタン共和国・アルマトゥィを示す。1978年9月6日より12日間の日程で開催された世界保健機構及びUNICEF主催の第1回プライマリ・ヘルス・ケアに関する国際会議において、プライマリ・ヘルス・ケアに関する宣言がだされ、アルマ・アタ宣言として広く知られるようになった。

54 EO851には、具体的に次のように記されている。「州保健オフィスと州立病院は、統合された新しい州保健オフィス設立のために合併された。この州保健オフィスは、中央政府により提供される州域内の医療ケアのサービス・デリバリにおける促進的・予防的・治療的・リハビリテーション的要素の完全な統合を担う組織として位置づけられる。州保健オフィスは、合併した組織の機能・割当金・記録・備品・物件の所有権等の全てを引き継ぐ。州保健行政官と州立病院の病院長は、一つのポストに統一され、新しいオフィスの職員は、合併した2つのオフィスから選出される。現在の州保健行政官と州立病院長のいずれも新しい州保健オフィスの責任者として任命される優先権はない。州保健オフィスは、リージョン・ディレクターの監督下におかれる（The Provincial Health Office and the Provincial Hospital are hereby merged to constitute a new integrated Provincial Health Office. It shall be responsible for the complete integration of the promotive, preventive, curative, and rehabilitative components of health care delivery within the province, as provided by the National Government. It shall absorb the applicable functions, appropriations, records, equipment, and property of the merged units. The positions of Provincial Health Officer and Chief of the Provincial Hospital shall be merged into one position, and the staff of the new Office shall be a combination of the qualified personnel of the two merged offices. Neither the incumbent provincial health officer nor the incumbent head of the provincial hospital shall have a prior right to be appointed or assigned as head of the new integrated Provincial Health Office. The Provincial Health Office shall be under the supervision and control of the Regional Director.）。」マルコス大統領任命による保健大臣による州保健オフィスの監督責任者の任命と、保健省リージョン・ディレクターによる州保健オフィスの監督は、保健省によるトップ・ダウン方式の保健行政の監督・管理機能を、強化することとなった。

55 ベニグノ・アキノは通称ニノイ・アキノとして知られている。

56 Maria Corazón Sumulong Cojuangco Aquino 大統領（1933-2009）の任期は、

第2章　フィリピンにおける保健行政の形成過程と福祉イデオロギー　123

1986年2月25日から1992年6月30日である。

57　第13条、第11項から第13項までの全文は次の通りである。

　　Section 11: The State shall adopt an integrated and comprehensive approach to health development which shall endeavor to make essential goods, health and other social services available to all people at affordable cost. There shall be priority for the needs of the underprivileged sick, elderly, disabled, women, and children. The State shall endeavor to provide free medical care to paupers.

　　Section 12: The State shall establish and maintain an effective food and drug regulatory system and undertake appropriate health manpower development and research, responsive to the country's health needs and problems.

　　Section 13: The State shall establish a special agency for disabled persons for rehabilitation, self-development and self-reliance, and their integration into the mainstream of society.

58　1986年憲法制定委員会においては、健康を権利として条文に規定するにあたり、具体的に以下のような議論がなされた Ms. Quesada は、国民にとって大切なのは健康に対する意識を高めることであり、健康増進による予防医学は、治療医学への投資よりも低コストで済むために、国家の社会・経済開発という目標に適合していると、発言している。Mr. Sarimento は、輸入機材や医薬品の高騰や貧困層からの医療費徴収困難により多くの民間病院が破産による閉鎖に追い込まれている。憲法の条項設置により、貧困層に医療提供している民間病院にも支援とインセンティブを設けるのであろうかと、発言している（Republic of the Philippines 1986：904）。以下に議論のやりとりの詳細を示す。

Ms. Quesada「この条項は、人々が健康に対する権利を享受できるよう、官民協働により健康増進に務め、公共サービスのみでは賄えない貧困層へのサービス提供を民間部門が義務として担うための政府による支援を念頭に置いている。」

Mr. Sarimento「それは政府が公立及び民間病院を支援するということであろうか。」

Ms. Quesada「そうです。」

Mr. Ople「世界の医療コミュニティが直面している問題は、医療職と医療専門職コミュニティが収入源として期待できない予防医学アプローチの保健システムへの統合を好まないという事実である。」

Ms. Quesada「個人が自分自身の健康を自己責任により管理する役割を担い、全ての人々が医者への依存から解放される意識を促す必要性がある。」

Mr. Ople「国家の方針として健康増進を目指すことは、多くの病院を建設し、高額な医療サービス費用を患者から徴収することとなるのではないか。医師の秩序を乱し、治療ではなく予防に高額な費用を徴収することとなり、医師よりも看護師の需要が高まるのではないか。」

Mr. Salimento「フィリピン病院協会 (Philippine Hospital Association) の会報「病院ジャーナル (Hospital Journal)」によれば、フィリピン病院協会の調査は過去2年間70余りの民間病院が破産宣告したと発表しているという。」(Republic of the Philippines 1986 : 908)

59 Fidel Valdez Ramos 大統領 (1928-) の任期は、1992年6月30日から1998年6月30日である。

60 Juan M. Flavior 保健大臣の任期は1992年から1995年である。

61 Carlos Polistico Garcia 大統領 (1896-1971) の任期は、1957年3月17日から1961年12月30日である。

62 フィリピン医師会報 (The Philippine Medical Association Journal) は、医療技術や情報を掲載するのみではなく、医療問題解決のための法制化と実施のために利用されてきた。フィリピン大学医学部の設立や保健省の設立にも影響力を示している。さらに、医師専門職と国民に影響を及ぼす喫緊の課題に関する討論の公開フォーラムの場としても利用された。1959年及び翌年の医師会報は、「医療の公営化は社会共産主義者の狡猾な明言に過ぎず、世界の多くの人々を危険に包み込もうとしている。市民権を尊重する医師は、医療の公営化に対抗し戦うために攻撃的・広域的に強固な態度をとらねばならない」と、掲載した。医師会報はさらに、若い医師に対して愛国心とサービス精神から過疎地域の医療に携わるうにと、国家の役割を強調することもあった (Cruz and Ocampo : 123)。

63 フィリピン医師会会長 Oscar D. Tinio とのインタビュー (2011年2月2日)。

64 前掲脚注63。

65 フィリピン上院 Web サイト (2012年12月1日) によると、この法案名は、An Act Regulating the Education and Licensure of Physicians and the Practice of Medicine in the Philippines, Repealing for the Purpose Republic Act No. 2382, As Amended, and for Other Purposes である。

66 GSIS 病院は、Hospital ng Bagong Lipunan と呼ばれ、現在は East Avenue Medical Center である。

第 2 章　フィリピンにおける保健行政の形成過程と福祉イデオロギー　125

67　Diosdado Macapagal 大統領（1910-1997）の任期は、1961 年 12 月 30 日から 1965 年 12 月 30 日である。

68　Francisco Duque 保健大臣の任期は、1961 年から 1963 年である。

69　Ferdinand E. Marcos 大統領（1917-1989）の任期は、1965 年 12 月 30 日から、 1986 年 2 月 25 日である。

70　原文は以下の通りである。"The Republic provides total medical service for the nation's people by adopting and implementing a comprehensive and coordinated medical care program based on accepted concepts of health care: total coverage of medical services according to the needs of patients; coordination and cooperation in the use of all medical facilities of both the government and the private sector; and the freedom of choice of physicians and hospitals and the preservation of the family doctor-patient relationship."

71　社会保障機構は、政府管轄下の機関であり、上位組織として社会保障委員会 （Social Security Commission）が、管理監督を行っている。同委員会には雇用労 働省（Department of Labor and Employment）長官が構成員として加わってお り、委員長は大統領によって任命される。民間雇用者、自営業者、任意加入者を 対象としている。社会保障機構の年金給付には、退職年金、死亡年金、障害年金 等がある。年金給付サービスのほか、加入者に対し、傷病等による休業給付サー ビス、労災補償プログラムによるサービス、生活資金、教育資金等に対する貸 付サービスも提供している。対象者は、法律上 60 歳以下の全ての民間労働者及 びその使用者、月 1,000 ペソ（約 2,000 円）以上の収入を得ている家庭内使用人 （メイド、運転手等）並びに月 1,000 ペソ（約 2,000 円）以上の収入を得ている自 営業者等は加入が義務付けられている。また、①離職した加入者、②外国で働く フィリピン人、及び③加入者の配偶者は任意の加入となっている（厚生労働省 2012b）。

72　公務員社会保険機構の Web サイト（2012 年 12 月 2 日現在）によると、同機 構は、年金給付サービスの他、各種保険サービス、労災補償プログラム（The Employees' Compensation program）によるサービス、貸付サービス等のプログ ラムがある（厚生労働省 2012）。労災補償プログラムには、勤務時間内の病気・ 疾病の治療費及びその期間の給与保障も含まれており、フィルヘルスによる健康 保険は勤務時間外の医療への適用となる。

73　これまでに、フィリピン社会保障制度の概要を発表した文献として「構造調 整下フィリピンのソーシャル・セーフティ・ネット」（野沢勝美 2003）、「イン

ドネシア・フィリピン・タイの社会保障」（菅谷広宣 2003）、そして先行研究に
て紹介した「フィリピン共和国の保健医療事情と医療保険システム」（河原和夫
2008）等が挙げられる。また、日本の厚生労働省大臣官房国際課においては、諸
外国の労働情勢及び社会保障情報を整理・分析し、広く提供することを目的とし、
『海外情勢報告』を発表しており、フィリピンの社会保障施策の概要と最近の動
向が公表されている（厚生労働省 2012b）。

74　ルーラル・ヘルス・ユニットは貧困層スポンサー・プログラムのみに対して適
用がある。

75　貧困層スポンサー・プログラムは、人口の 25％を占める貧困層に対する
プログラムである。また、社会福祉開発省（Department of Social Welfare
and Development）による貧困削減のための国家家計目標システム（National
Household Targeting System for Poverty Reduction）に登録されている世帯
もその対象となる。PhilHealth Web サイト（2012 年 12 月 3 日現在）によれば、
貧困層スポンサー・プログラムは、フィルヘルスと地方政府、私的個人、企業、
国会議員等とフィルヘルスとの協力によって運営されている。中央政府と上記ス
ポンサーは、加入家族の保険料を共同で負担する。地方政府においてスポンサー
となるのは、州知事・市長・バランガイ役人である（DOH 2010b：30）。

76　保健省国際協力局（Bureau of International Cooperation）の Dr. Mar. Wynn C.
Bello とのインタビュー（2011 年 1 月 27 日）。

77　保健省国際協力局の Dr. Mar. Wynn C. Bello とのインタビュー（2011 年 1 月
27 日）。

78　前掲脚注 77。

79　人頭割（capitation）の定義は次の通りである。「個人、家族、世帯、そして組
織のいずれかの単位による、医療提供者から必要な医療サービスを受ける際の価
格を一定のレートに定める支払方式で、医療提供者との契約時に条件交渉の上、
価格を定める（DOH 2010b：13）。

80　1 ペソ =1.89 円と換算する（2012 年 10 月 14 日現在のレート）

81　フィリピンにおいては、医師の報酬に関する規制が定められていない。このた
めに、医師は患者に対して「バランス・ビリング」を要求することが認められ
ている。「バランス・ビリング」とは、医療提供者が実際に支払を求める請求額
と、健康保険から医療提供者への支払われる償還金との差額とを、患者に請求す
る方法である。バランス・ビリングは、フィルヘルスの財政保護機能を確保す
る障害となっている（WHO 2011：63）。一方で患者のバランス・ビリングの負

第2章　フィリピンにおける保健行政の形成過程と福祉イデオロギー　127

担を軽減する対策を、フィルヘルスは、始めている。2011年9月1日のフィルヘルスによる勧告は、貧困層スポンサー・プログラムの被保険者とその扶養家族が、フィルヘルスによる認証を受けた政府管轄病院において治療を受ける場合には、一定の定められた治療と額の範囲内においては、患者に差額を請求しないことと、している。(PhilHealth 2011)。バランス・ビリングはアメリカでは基本的に違法行為とされている。

82　Jaime Galvez Tan 博士とのインタビュー（2012年3月1日）。

83　フィリピンの「患者紹介制度（リファレル・システム：referral system）は、医療ケアの合理化を目指して2000年より導入された。しかしながら、一般的に患者は、第1次医療機関を避け、第2次医療機関や第3次医療機関での初診診療に訪れる場合が多い。患者紹介制度に関しては81頁に説明してある。

84　フィリピンの人口は、92,337,852人（2012年5月1日現在）(National Statistics Office 2010) であり、平均寿命は、男性67歳、女性73歳である (WHO 2011b)。フィリピンは開発途上国のなかでは、識字率が高く（2008年の統計で95.6%）(National Statistics Office 2008)、大学進学率も比較的高いために、統計上の教育水準はさほど低くはないが、現実には、統計データにのらない未就学の貧困層が多数存在する。失業率は、依然として高い数値を示している。フィリピンが高齢化率7%を迎えるのは、2026年とされており、2049年に14%に至ると予測されている。2005年から2010年の合計特殊出生率予測は3.11であり、人口を維持するために必要な2.1を十分に超える数値ではある。しかしながら、国連人口推計は、フィリピンの倍加年数を23年と予測している。このために、将来的に、労働人口の減少や社会保障費の増大等の急激な高齢化に対する準備が必要となる。

85　セクター・ワイド・アプローチについては、159-162頁にて詳しく論じている。

86　保健省国際保健協力局による保健セクター改革オリエンテーションに基づいている（2012年1月27日）。

87　医療の公営化（socialized medicine）は、1900年代初期の国民健康保険設立の動きに対するアメリカ医師会の反発を表現している。アメリカ医師会会報 (*Journal of American Medical Association*：*JAMA*) の編集者であった Morris Fischbein は、医療を集団的な階層的な行為に再組織化しようとする有識者や医師エリートを告発した。国民健康保険設立への動きは医療の公営化であると批判し、革命的な社会主義者の政治と、同一視した (Porter 2005：226)。

88　公共部門による医学校は、University of the Philippines、University of the

City of Manila、Cagayan State University、Mindanao State University の４つである。民間部門により運営されている医学校は、20 以上ある。アメリカ、オーストラリア、ヨーロッパに向けた海外移住労働者が盛んであったため、看護師・助産師養成施設は数百を超えたが、2007 年の世界経済恐慌の後に多くが閉鎖している。

89 複雑で急速に変化する状況に対応するために、政府は舵取り（steering）にあたる政策決定機能と、漕ぎ手（rowing）にあたる政策実施機能を分離するシステムへと政府の役割機能を分化していった。舵取り（steering）には、問題点と修正可能性の全体像を俯瞰することが求められており、競合する資源の要求バランスを整える能力が必要とされる。漕ぎ手（rowing）には、一つの使命に集中し遂行する能力が求められる。舵取り組織は、目標を達成するための最適方法を見つけなければならない。漕ぎ手組織は、彼らの手法を保持する傾向がある（Osborne and Gaebler 1993）。

90 保健省国際協力局 Dr. Mar. Wynn C. Bello とのインタビュー（2011 年 1 月 27 日）。

91 伝統的に、フィリピン人が亡くなる瀬戸際で、医療施設から医者ができることは何もない末期だと告げられた際には、ほとんどの人々は自宅で医療の専門家の治療を受けずに死亡することを望むという（保健省国際協力局 Dr. Mar. Wynn C. Bello とのインタビュー（2011 年 1 月 27 日））。

92 2006 年フィリピン民間調査機関ソーシャル・ウェダー・ステーション（Social Weather Stations ）の統計に基づいている。

93 2010 年の WHO 世界保健報告は、医療財政の効率化等によって内発的（homegrown）に国民皆保険を実現し、保健指標を向上させるための手法と、国際援助機関の支援について報告している（WHO 2010）。

94 クローニー・キャピタリズム（crony capitalism）とは、時の政権と結び付いた企業家が、一国の経済活動に大きな影響を占める場合を指す。マルコス政権の下でマルコス大統領、同夫人イメルダと癒着した「取巻き」企業家達によって主導された経済運営を称して、クローニー・キャピタリズムという。彼らは、投資機会、事業資金、納税面で同政権から手厚い保護を受けたとされる。戒厳令下での彼らの企業グループの超高度成長は、伝統的なビジネスエリートに大きな危機感を与え、アキノ政権の擁立へと向かわせた（鈴木・早瀬編 1992）。

95 M. Ramesh と Mukul G. Asher は、*Welfare Capitalism in Southeast Asia* において、東南アジア諸国（インドネシア・マレーシア・フィリピン・タイ）のソー

シャル・ポリシーの政治的意義を検証した。彼等は、社会保障、医療、教育の3つの分野を取り上げつつ、当該国の政府がソーシャル・ポリシーを展開する場合の規定要因として、(A) 国内の政治要因と経済要因、(B) 国内要因と国際要因、の2つを軸に検討を試みた。そして、当該国における政府財政支出に占めるソーシャル・ポリシー関連支出の比率、政治的アクターの行動と対立、ソーシャル・ポリシーを導入するに至った「タイミング」の問題を重視する。東南アジア諸国に共通する特徴として、①共産主義勢力への対抗という「国内政治要因」がソーシャル・ポリシーの導入の決定的要素であったこと、②経済開発重視の帰結として、教育に次ぎ、医療を重視したこと、③「強制的貯蓄」(経済開発の財源になる) に老後の所得システムを依存してきたこと、④公務員・軍人を優遇したこと、⑤インフォーマル・セクターを制度の対象外にしたこと、⑥法的枠組みが欠如していること、の6点を指摘している (Ramesh and Asher 2000)。彼らの研究は、東南アジアでは中道左派政党 や労働組合が存在せず、ソーシャル・ポリシーの発展を、本質的には権力の座にある政権への政治的支持を構築する願望の産物とみているとの見方もされている (Holiday and Wilding 2003)。また、末廣は、Ramesh と Asher の研究は、東南アジア諸国の政治体制については理解が杜撰であり、ソーシャル・ポリシー導入のタイミングについても疑問を呈している (末廣 2006)。

96　Bernie Villegas は、ハーバード大学にて博士号を取得したフィリピンの経済学者である。現在は、フィリピンのアジア太平洋大学 (University of the Asia Pacific：UA&P) の教授を務めている。

97　Jesus Estanislao は、ハーバード大学にて博士号を取得している。1986年のピープル・パワー以降、フィリピン開発銀行の頭取を務めた後、アキノ政権下で、国家経済開発庁長官 (1989) を務め、1990 年から 1992 年にフィリピン財務大臣を務めた。

98　同書は、福祉国家の分析概念を用いた新しい研究方法を確立し、国民国家の国際比較研究に新たな分析枠組を提示した。彼は福祉国家の「脱商品化」言い換えれば社会権確立の度合及び「社会階層化」という2つの指標 (説明変数) を用い、福祉国家の再定義を試み、自由主義的福祉国家、保守主義的福祉国家、社会民主主義的福祉国家の福祉国家レジームに3類型化した (Esping-Andersen 1990)。この3類型は、①ジェンダー研究者からは、男性の労働者を軸に組み立てられていると批判を受け、また、②福祉国家類型は3種には類型できないという批判も起きた。これを受けてアンデルセンは、1999 年に Social Foundations of Postindustrial Economies において、新たな説明変数として「脱家族化」を加え、福祉国家のソーシャル・ポリシー以外の諸側面にも焦点をあて、福祉国家レジームを福祉レジームと再編した。さらに、第4の福祉資本主義の類型として南欧や東アジアの福祉レジーム分類に関して言及している（Esping-Andersen 1999)。

99　ミーンズ・テスト「資力調査」は、国民が社会保障制度による給付を受ける際に、行政が申請者の受給資格を判定するために、収入・資産等の有無や利用可能性を調査することである。

100　アメリカの公的医療保障制度は、高齢者等の医療を保障するメディケア（Medicare）や低所得者に医療扶助を行うメディケイド（Medicaid）の2つである。　公的な医療保障の対象は高齢者、障がい者、低所得者等に限定されている。メディケアは、1965年に創設された連邦保健・福祉省が運営する公的医療保険制度である。65歳以上の者、障がい者年金受給者、慢性腎臓病患者等を対象としている。メディケイドは、メディケアとともに1965年に創設されたが、その支出は増加し続け、2008年には州・連邦合算で3,806億ドルに達し、約5,010万人（2009年各月平均）が加入している。現役世代の多くは、雇用主を通じて民間の医療保険に加入しているが、いかなる医療保険の適用も受けていない国民が約5,067万人（2009年）（人口の16.7%）に達し、大きな問題となっている（厚生労働省 2011a：27）アメリカの医療費を支出主体別にみると、民間医療保険が32%と最大の割合を占め、次に、メディケア支出が20%、メディケイド支出が19%、自己負担が12%となっている。広く国民全体に行き渡る公的医療保険は存在しない（厚生労働省 2012a：268-269)。

101　アメリカにおいては、医療システムの基本は市場メカニズムに委ねており、貧困層に対してはメディケイド・プログラムを確立して、政府が補完的に医療システムを支援している。

102　リベラリズム論者の John Rowls は *A Theory of Justice* において、人々が、自分の社会的地位や天賦の資質、人生の目標についての目標が全くわからない「無知のヴェール」につつまれた状態を仮定する。ロールズは、この状態で人々が選択するのは、1）平等な基本的諸自由の保障、2）公正な機会の均等の保障、3）格差是正の原理、であると主張した。ロールズの主張する格差是正の原理とは、社会の最も恵まれない人の状況の改善に最大限資する場合にだけ、正当化されるとする（Rawls 1971)。

103　フィリピン国家統計調整局（National Statistical Coordination Board）の発表

によれば、2009年のGINI係数（%）は44.8である（NSCB Website）。UNDP
のHuman Development Reportによれば、フィリピンの値は、同年のブルネ
イ王国とミャンマーを除いてASEAN諸国で最も高い数値を示している。続
いて、シンガポール（42.5）、タイ（42.5）、カンボジア（40.7）、インドネシア
（39.4）、マレーシア（37.9）、ベトナム（37.8）、ラオス（32.6）であった（UNDP
2011：135-138）。世界銀行の報告によると総人口の20％にあたる富裕層は、総
人口の再貧困層20%の8倍以上の支出をしているという（World Bank 2011b：
43-44）。

104　西欧では、1980年代以降、人びとの自立を阻み、依存心を助長するとして「
福祉国家」批判が起こり、新自由主義イデオロギーと相まって「福祉国家再編」
がうたわれてきた。William Robsonは、「対応する福祉社会なくしては真の福祉
国家の享有はありえない。」と述べ、人々が国家への依存を強める傾向を批判し、
企業、労働組合、家庭等々の社会集団及び市民の主体的取組から生まれる福祉社
会の下支えにより福祉国家の理念が実現されると唱えた（Robson 1980）。

105　Holiday and Wildingの研究は、企業や家族の役割を強調するものの、この2
つの構成要素と福祉システムの関係については、具体的なデータを提示していな
い点から、批判も浴びている（竹沢 2008）。

106　Anthony Giddensは、*The Third Way*において、福祉国家を信奉する古典
的社会民主主義と、政治的再分配に否定的で市場の分配機能に委ねる新自由主義
を対比させながら、80年代のサッチャリズムのもとでの、「小さな政府」の推進
による歪みを乗り越えた社会民主主義の刷新について論じた。イギリスのブレア
政権による実践理論といわれる（Giddens 1998）。

第3章　F1改革の推進と実施のギャップ

　本章においては、政策の意図された目的と実施の結果との間に生じた乖離、すなわち実施のギャップを明らかにするために、2005年から2010年に実施されたフォーミュラ・ワン・フォア・ヘルス（FOURmula One for Health：F1）を事例として、検討する。フィリピンにおける保健行政改革の歴史を振り返った後に、F1の政策決定過程を記述し、政策決定に関わったアクターを特定する。そして、F1の具体的な目標、実施戦略プログラムを記述する。そのうえで、実施のギャップを、世界銀行、保健省、EC等の、改革に取り組んだ国際機関の報告、フィリピン政府文書、フィリピン開発研究所の研究報告、及び筆者による現地でのヒアリング調査に基づいて考察する。また、事例研究としてベンゲット州におけるF1への取組を取り上げ、地方政府のF1実施状況を考察する。

1　F1の政策決定過程の分析

　第1に、F1改革に至るまでの、フィリピンにおける過去30年の保健行政改革におけるプライマリ・ヘルス・ケア、地方分権、そして、その後の改革に至るまでの実施と評価を俯瞰してゆく。

（1）　地方分権の推進
　表3-1は、1979年から2009年における主たる保健改革の歴史的な展開である。

表3-1　1979年から2009年における主たる保健改革

年	改革	概要
1979	プライマリ・ヘルス・ケア	基本的な公衆衛生として8つの優先分野を設定した。 1)　流行疾患の対処・予防管理に関する教育 2)　適度な食と栄養の供給 3)　基本的な衛生状態の保持と適度な水の供給 4)　母子保健 5)　予防接種 6)　地方特有の風土病の予防 7)　一般的な疾病の適切な治療と管理 8)　基本的な医薬品の供給 　プライマリ・ヘルス・ケア・アプローチは、政府と市民社会との協働を促し、社会経済開発に保健部門を組み込み、健康の促進と予防的側面の重要性を唱えた。
1982	大統領による行政命令第851号	保健省によるリージョン内の保健実施責任を、保健省地域局に移譲した。プライマリ・ヘルス・ケア・アプローチを活用し、コミュニティの成員自らが政策策定に参加し、保健の優先順位を定め、必要な保健サービスを決定してゆくこととした。
1987	大統領による行政命令第119号	保健省組織としてディストリクト保健オフィスが設置された。ディストリクト保健オフィスは、ディストリクト病院、町立病院、ルーラル・ヘルス・ユニット、バランガイ・ヘルス・センターの監督・管理権限を担った。この行政命令により、保健大臣オフィスの下にコミュニティ保健サービスが設置され、地方政府と非政府組織の協力による、保健開発計画とプログラムの形成・実施が定められた。
1988	共和国法第6674号（1988年ジェネリック医薬品法）	ジェネリック医薬品の適切な供給・分配・使用の促進及び確実化を目指した。この法律はさらに、医薬品の治療的効果と安全性に関する科学的根拠につき、保健専門家の意識を高めることを強調した。
1991	共和国法第7160号（1991年地方自治法）	保健行政の地方への権限移譲により保健の統合性が失われ、ルーラル・ヘルス・ユニットと病院間の医療サービスの行政的管理機能が分散化した。

1995	共和国法第 7875 号 (1995 年国民健康保険法)	全てのフィリピン人が財政的にアクセス可能な医療サービスの仕組みを目指し、費用負担が困難な患者に対しては優遇措置を設けた。
1999	大統領による行政命令 第 102 号（1999 年保健セクター改革アジェンダ）	公衆衛生・病院システム・地域保健・医療規制と財政の組織的な改革により、医療サービス・デリバリの実施・規制・財政の仕組みの向上を目指した。
2004	共和国法第 9271 号 2004 年検閲法	検閲局（Bureau of Quarantine）の役割に国際保健問題の監視が加えられ、検閲拠点の拡大と、収入の局内での利用が認められた。これにより保健省の規制権限強化を目指した。
2005	フォーミュラ・ワン・フォア・ヘルス	喫緊の保健課題への介入に焦点を置き、効果的な管理インフラストラクチャーと財政の確保により、サービス・デリバリ、規制、財政、保健システムのグッド・ガバナンスを 1 つのパッケージとした改革戦略を実施した。
2008	共和国法第 9502 号（2008年全ての人がアクセス可能な安価で質の良い医薬品法）	全てのフィリピン国民が適正な価格で品質の保障された医薬品にアクセスできることを促進・確実にするため、政府が適切な方策を取ることを定めた。
2009	共和国法第 9711 号 (2009 年食品医薬品行政法)	1)管轄区域における施設・製品の規制における食品医薬品庁の行政・専門的能力の促進・強化、2)食品医薬品庁のモニタリング・規制機能の持続性、3)食品医薬品庁の規制システムの一貫性を目指した法整備であった。

出所：WHO 2011a "The Philippine Health System Review." *Health Systems in Transition.* 1(2)：103.

第 2 次世界大戦後約 40 年間、フィリピンの医療システムは、中央集権の行政システムにより管理されてきた。第 2 章の保健省設立で論じたように、1958 年に 8 つのリージョンにおいて保健省地域局が設置され、後に 1979 年にリージョン数が 12 に拡大された際に、保健省からリージョン・レベルへの権限移譲が行われている。この間も、マニラに位置する国家保健行政は、資金提供、医療計画・政策の開発、医療施設運営の監督、様々な医療プログラムの実施を担当していた。マニラ首都圏を含む都市部への医療スタッフの

集中により、実際には人口の80％が居住する農村コミュニティの医療は、損なわれていった。

1979年のプライマリ・ヘルス・ケア・アプローチは、地域保健システムの参加型運営への扉を開いた。2000年までに全てのフィリピン人への利用を達成するために、8つの優先分野が定められた[107]。それらは、1）伝染性疾患の予防と管理、2）適切な食と栄養の供給、3）基本的な衛生状態と水の供給、4）母子保健、5）予防接種、6）地方特有の病気の予防と管理、7）一般的な疾病の適切な治療と管理、8）基本的な医薬品の規定、である。プライマリ・ヘルス・ケアは、1978年から1981年にパイロット・プログラムとして実施され、1981年から1986年に制度化された。保健省は、2つの大統領による行政命令を通じプライマリ・ヘルス・ケアを実施した。行政命令第851号（Executive Order 851：EO 851）は、保健省地域局にリージョン内のコミュニティの需要に優先的に応答する効率的な保健サービスを提供し、コミュニティの参加により地域のニーズを特定することを指示した。行政命令第119号（Executive Order 119：EO 119）は、保健ディストリクトにおいて、地方政府、非政府組織、ディストリクト病院、ルーラル・ヘルス・ユニット、バランガイ・ヘルス・センターが協働により保健計画・プログラムを作成・実施し、サービスを提供するコミュニティ保健サービス（Community Health Service）を始めることを、指示した。コミュニティ保健開発の協働（Partnership in Community Health Development）の枠組みとしてプライマリ・ヘルス・ケアが再重点化されるようになった。これらの動きにより、国家の福祉向上に向け「地域に根差した（community-based）」組織の重要性を認識する点が1987年憲法に盛り込まれた（WHO 2011a：105）。

これにより、保健省は、「人々の手に保健を（health in the hands of the people）」のアジェンダを設定し、4つの戦略に基づきプログラムを実施した。その4つの戦略とは、(1) 地域に根差した努力や、PO及びコミュニティ全体の主導力を支持する州・市・バランガイ・レベルの協働関係の構築、(2)

協働により様々な役割を担う地方政府、保健省、NGO、民衆組織の能力構築、(3) コミュニティの資源を最大動員し、生活の質の向上に資する持続可能で公正な分配の実現、そして、(4) 地域で発見し得るコミュニティの需要と問題に合わせて、保健開発プロジェクトを追求するための追加資金や補助金の準備である。地方政府やコミュニティを保健計画・プログラム・活動の策定・実施に地方政府とコミュニティを従事させるという地方分権以前の努力は、1980 年から 1990 年の予防接種のカバー率の向上に貢献したという。1987 年のピープルズ・パワー革命及びマルコス政権の崩壊は、地方の代表権の法制化を求める声を強めた。1987 年憲法は、議会は、地方分権システムを制度化し、より応答的で透明性の高い地方政府の構造を確立するために地方自治法を実施すると、定めた。この憲法に基づいて 1991 年に地方自治法が法制化され、「人々の手に保健を」というプライマリ・ヘルス・ケア・アプローチとの整合性を持たせた上で、直接的なサービスの担い手が、特に、市民に近い市長や町長へと移譲された (WHO 2011a：106)。しかしながら、保健省は、構造的にも作業手続きにおいても、変革が遅く、多くの職員は地方分権化を拒んだという (DOH 1999)。加えて、地方へと身分が移管された地方行政保健官は、管轄区域における地域保健システムと保健サービス・デリバリの運営に関する新たな責任と、管轄に関する正確な内容と範囲とを、理解していなかった。州・市・町における行政の垂直的構造の不統合は、ディストリクト、州、ルーラル・ヘルス・ユニット、ローカル・ヘルス・センターにおけるサービスの分散化 (fragmentation) に至った。さらに、慢性的な職員不足と、保健インフラストラクチャーを運営・維持するための適切な資金不足から、「患者紹介制度 (リファレル・システム)」は、崩壊し、異なるレベルの医療の区分が失われた。結果として、しばしば、第 1 次及び第 2 次病院は、ルーラル・ヘルス・ユニットの近くに位置し、一般的な疾病による基本的な症状の外来患者の診療にあたることが多かった (Grundy et al. 2003)。

　上記のように地方分権化により、ディストリクト行政区分での統合的な医

療ケアの仕組みは崩壊してしまった。公衆衛生サービスと病院治療はそれぞれ独立して運営されるようになった。州政府は第2次医療機関（州立病院・ディストリクト病院）、町政府は第1次医療機関及びルーラル・ヘルス・ユニットやバランガイ・ヘルス・ステーションの管轄となった。一方、保健省は、第3次医療機関の大部分の管轄に留まった。中央・州・市や町という異なる3段階の政府が別々の政治体制のもとでそれぞれの医療機関を管轄していたために、管理の分散化が起きた。保健省は、2000年に全てのレベルの医療ケアの患者紹介制度の標準化に乗り出した。このシステムは医療施設間の連携による合理的な利用を目的としていた。しかしながら、現実には適切な患者紹介制度は実施されずに、国民が医療を求める意識は依然として難題であり続けている。一般的に患者は、第1次医療機関を避ける傾向にあり、通常みられる病気であっても初診から第2次・第3次医療機関を訪れる傾向にある。このために、高度医療施設は医療資源の過剰利用により常に混雑している。フィルヘルスによる病院への入院費償還金データによると、高度専門医療機関は継続的に一般的な患者を受け入れているという。サービスの質に対する不満足や備品不足は人々が公衆衛生施設を敬遠する一因である。さらに、ゲート・キーパー（被保険者が診療を受けるべき医療機関について調節をする医師または医療関係者）の仕組みの欠如から、患者は専門病院に集中する傾向にある（WHO 2011a：92）。

　地方分権の目的は、保健サービスのガバナンスをより人々に身近にし、より透明性と応答性の高い保健計画を策定・実施することであった。しかしながら、実際には、保健ガバナンスの質は、地方政府により異なり、保健指標のアウトカムは、恒常的に改善した訳ではなかった。地方分権化は、地方政府による独自で革新的な、保健計画策定、サービスの実施、そして財政管理が可能になるようにコミュニティの参加を促し、必須サービスの優先順位を定めるよう務めた（PIDS 1998）。コミュニティ及び利害関係者間の新たな協働関係は、サービスの調整、協力的な計画策定、そして、共同プロジェクトの開発を促進したと、いう。バランガイ・ヘルス・ワーカーを医療サービ

ス実施の中心に据えることで、マラリア管理を含む公衆衛生プログラムの実施は、円滑に進んでいった。しかしながら、医療サービスの向上にバランガイ・ヘルス・ワーカーの貢献が十分に活かされるか否かは、今後の検討課題である（WHO 2011a：104-107）。

（2）　保健部門の権限移譲と再集権化の試み

　1991 年の地方自治法の制定により、保健サービスの実施責任は、中央政府保健省から公選首長を中心とする地方政府へと移管した。これにより、中央政府における保健省の役割は、NPM の言説によれば、「漕ぎ手から舵取りへ（steering rather than rowing）」と、つまり政策の実施責任者から政策の決定者へと移行した[108, 109]。1993 年より保健省職員 7 万 4,896 人の内、地方政府にて保健サービスに従事していた医師・看護師等の 4 万 5,896 人の身分が地方へと移管された。地方自治法により制定された地方政府の必置任命職（州保健管理官、市保健管理官、町保健管理官）は、それぞれ州・市・町の公選首長の任命と議会の承認により選抜されることとなり、保健省は地方の保健行政職の人事権を失った。保健省の職員の内、局長（Director）や主任行政官（Chief）に関しては、人事委員会（Civil Service Commission）で雇用を承認している。地方分権化以降、保健省は、保健省管轄のリージョン病院や専門職病院を含む病院と保健システムの責任を負うこととなり、地域保健センターは町の管轄となっている。また、地方分権化により大統領や保健大臣による行政命令は適用の拘束力がなくなってしまっている[110]。

　このビッグ・バン改革は、公衆衛生をはじめとする保健サービスの地域格差と分散化を招き、財政基盤の脆弱な地方政府のサービスの低下が目立った（佐久間美穂 2010：56）。保健部門の地方への権限移譲を反対していた保健省（Lieberman et al. 2005）を中心に、保健省と地方政府との業務提携を目指した再集権化の動きが起こり、フィリピン上下両院で保健業務再集権化法案が可決されたが、フィデル・ラモス大統領の拒否権により、阻止された（Atienza 2003）。地方政府の地方移管された医療施設を運営する資源不足や

運営能力の欠如、地方分権化以前からの保健支出の維持に対して消極的若しくは支払能力がない地方政府、低い倫理感、移管された保健サービス従事者への継続した教育機会の欠如等により、地方政府の保健サービス実施機能は悪化し続けた。

（3）　政策決定過程

　1987年からフィリピンには7つの憲法が存在している。1987年に国民投票により承認された憲法が現在施行されており、アメリカモデルを倣って行政・二院制議会・最高裁判所を頂点とする独立した司法が確立している。行政機関は、中央政府機関と地方政府を通じて保健システム全体に行政的・規制的権威を実行してきた。議会は2つの方法で保健システムに影響力を及ぼしている。第1に、国家の保健省庁・機関の年間予算を承認することを通じてである。第2に、個々の下院議員が優先開発支援基金（Priority Development Assistance Fund）と呼ばれるポーク・バレル（pork barrel）資金[111]を特定の医療機関に様々な目的で割り当てることによってである。司法は、医療機関・施設・個人が法的紛争に至った際に、決定を下すことで公共及び民間部門に影響を及ぼす（WHO 2011a）。

　地方自治法により政治的な自治権を獲得した地方政府は、保健サービス実施責任を担うこととなったが、リージョンの保健省地域局を通じ保健省からの指示を受けることとなっている。州政府は第2次医療を提供する義務を担い、市及び町の保健行政は母子保健・栄養等のサービスを含むプライマリ・ケアの提供を担っている。また、ルーラル・ヘルス・ユニットは、1950年代に国民の医療アクセス向上を目指して全ての町に設置されたものである（WHO 2011a）。

　保健省は、地方分権により生じた保健サービスの地域格差是正を目指し、国家保健目標（National Objective for Health）を大統領の任期に合わせて6年毎（1999-2004、2005-10、2011-16）に作成し、保健改革を進めている。1999年より2004年にかけて、この国家保健目標に基づいて地方分権化によ

る保健の問題是正のための具体的な保健セクター改革アジェンダ（Health Sector Reform Agenda：以下 HSRA）が USAID の財政・技術支援により策定された。続く 2005 年から 2010 年に実施された F1 は、HSRA の改革方針を受け継いだ具体的な戦略的改革プログラムである。保健大臣は大統領が任命権者であるため、事務次官からの登用もありうるが、F1 改革実施の 2005 年時点では、グローバル・マカパガル・アロヨ大統領が、前フィルヘルスの理事長及び最高経営責任者のフランシスコ・デゥケ三世[112]を保健大臣（以下ドゥケ保健大臣）に任命している。ドゥケ保健大臣によれば、アロヨ大統領は彼がフィルヘルス最高責任者であった際に 3,200 万人の貧困層をフィルヘルスに加入させた実績を評価し、任命したという[113]。保健省の政策方針は、政権交代により大幅に変わることはない。基本的に地方分権化以降の保健改革方針は、1998 年にジョセフ・エストラーダ大統領[114]より保健大臣に任命されたアルベルト・ロモワデズ大臣[115]を中心に作成された HSRA が継承されている。ドゥケ保健大臣によれば、HSRA は、保健大臣がロモワデズ大臣からマニュエル・デイリット保健大臣[116]に切り替わった際に、一旦中断されたものを、2005 年にドゥケ保健大臣の下で再開したとのことであった。政策決定の中心となったのは事務次官や保健省内の行政官であるがいずれも医師資格を保有する日本でいう技術官僚にあたる。事務次官は通常 4 名が任命され、それぞれ改革に対する政策立案の意欲や考えを持っていたとしても、保健大臣によるトップ・ダウン形式の政策決定システムが存在するため、これに従う方向にある。

　2005 年に作成された国家保健目標（2005-2010）の編集中心人物は、ドゥケ保健大臣の補佐官に任命され、2007 年から事務次官を務めたマリオ・ヴィラヴェルデ行政官[117]であった。ドゥケ保健大臣は、2005 年から 2010 年まで大臣職を務めており、彼の指示の下で 2005 年から 2010 年に実施された国家保健目標に基づく具体的な保健行政改革プログラムである F1 が作成された。F1 の政策決定過程は、ドゥケ保健大臣の構想を下に、ヴィラヴェルデ行政官が行政命令文書を作成し、保健省事務次官の内、唯一の弁護士であっ

たアレキサンダー・パディラ事務次官が法務の立場から内容の整合性を検証し、作成されていった[118]。

　F1実施の際、保健省には、中央政府中心による政策方向性の決定と実施という政策スタイルが習慣化されており、トップ・ダウン形式の実施過程が通常であった。地方政府においても、州知事や市長を中心とするトップ・ダウン形式が維持されてきている。その傾向は、地方分権化以前から続いているものである。地方分権化により、保健省官僚は、異なる政策意図や価値観を持つ州知事や市長達との困難な調整業務を担わなければならなくなった。保健省官僚は、保健改革実施に際し、州知事や市長の権力の度合いや技量により、それぞれ異なる対応をせざるを得なかった。州知事と市長の間で保健政策実施に関する意見対立が起きると、保健省は通常州知事を支持する形をとった。州全体の保健システムの管理という観点からは、個々の地方政府を管轄する市長よりも州知事の方がより良い管理・監督権限を発揮すると捉えていたからである。保健省としては、州知事が、州内全ての市長を管理・監督する形が望ましいとし、州保健投資計画（Provincial Investment Plan for Health）の策定と実施を改革の柱としたのである[119]。ドゥケ保健大臣は、問題が山積していようとも、地方分権の現状を維持したままF1改革を進めなければならないことを認識していたと、言う。なぜならば、再集権化への試みは、前述のように既に議会での議論を経て、フィデル・ラモス大統領の拒否権によって否決されているからである[120]。F1開始前には、国際援助機関から地方政府への直接資金貸与は禁じられていた。内国歳入割当金の配分が十分でなく地域保健への投資が困難な地方政府に資金提供を可能にするために、保健省官僚は、地方政府の規模により貸与条件を変更するよう財務省と交渉していた。しかしながら、収支管理の関係から、財務省は全て同じ条件に基づいた貸与形式を主張したために、地方政府が資金を借りる際の条件格差は成立しなかった。これにより、援助機関から資金貸付を受けられる地方政府とそうでない地方政府との間に貧富の差が拡大してしまったと、いえる。資金貸与を受けることができない地方政府は、現状の政府間財政移転構

造の規則に基づいた内国歳入割当金の配分を受けるのみで、貧困に留まっている。F1 を通じ保健投資計画の策定・実施は州の管轄となったため、保健省の主たる役割は予防接種等の公衆衛生関連が主となった[121]。

　F1 は、1）財政、2）サービス・デリバリ、3）規制、4）保健システムのグッド・ガバナンスの4つの実施目標を掲げており、2005 年にドゥケ保健大臣による行政命令（Administrative Order）第 23 号として発令された[122]。WHO や世界銀行の保健セクター改革の潮流を踏まえ、フィリピン国内の現行法との整合性を考慮して政策決定がなされたという[123]。実施においては保健省・地方政府共にセクター・ワイド・アプローチ（Sector Wide Approaches：以下 SWAps)[124] が採用され、保健セクター全体における資源の有効活用と質の高いサービスの提供を目指した投資・運営計画の策定を盛り込んでいる。ドゥケ保健大臣[125] より、F1 政策決定・実施をまかされたヴィラヴェルデ事務次官[126] は、保健投資計画は政策決定時からインクリメンタルな改革となると認識し、重点拠点となる州を選別した上での実施が望ましいと考えていた。F1 実施過程においては、安価な医薬品法が法制化され、保健省内に食品医薬品局（Food and Drug Administration）が設置された。

　ドゥケ保健大臣は、F1 をパッケージ・プログラムとして 2010 年には全国展開し、フィルヘルスへの全国民の加入を実現させたいと考えていた。加入者に対するサービスの充実と人材の確保に関しては、長期的な課題であり、第 1 に加入の強化を目指したという。このため、保健人材確保対策に関しては 2005 年から 2030 年にかけての保健人材マスター計画（Human Resources for Health Master Plan）が策定された。この計画においては、2005 年から 2010 年の段階では保健人材の再分配・国内と国際移住における配置管理の人材運営計画の策定のみに焦点をおいていた。F1 での保健人材の偏在という難題に対する実践的なプログラムは組み込まれなかった。

　ヴィラヴェルデ事務次官は、F1 の政策決定時より保健改革は保健部門の地方への権限移譲と同規模の抜本的な構造改革がなければ、全国一律の保健サービスの提供は困難であると考えていた。具体的には、公立・民間病院に

従事する医師の給与インセンティブ・システムを統一し、公営病院の医師確保により安定したサービスの提供を実施するというものである。しかしながら、法的改正の伴う抜本的な改革は、議会での議論と承認を経なければならず、利害関係の交錯するステーク・ホルダーの調整は困難である。このため、現状の行政命令に基づく改革実施への妥協が致し方なかったと認識している。結果として、保健行政における中央・地方の官僚の結びつきが政治的分断により閉ざされたまま、改革を進めざるを得なかったという。また、前述の様に、1960年代にはじめて健康保険制度が成立した際には、フィリピン医師会の協力による政策決定への影響力が強かった。しかしながら、F1の政策決定においては、こうした医師会の組織力は活用されていない。ドゥケ保健大臣は、全80州の内、20の財政能力が脆弱で貧困層の多い州のみ、再集権化する案を議会と話し合ったことがあるという。このような形で部分的な保健行政の再集権化（selective renationalization）がなされれば、基本的な公衆衛生の向上に資することができると考えたからである。しかしながら、議会は、地方自治の維持を支持したため、現状は変わっていない。さらに、ドゥケ保健大臣は、海外での豊富な経験を下にフィリピン国内の現状に即して適用可能な政策を策定した。公的には禁止されている地方政府における汚職の蔓延により、州知事や市長が革新的で改革を支持する積極的な素養を備えていない場合には、地方政府における改革実施は困難となる。州知事や市長に歳入創出の意欲があっても、必ずしもコミュニティの発展に目を向けるとは限らず、全国画一の保健行政を各地方政府に確立し市民への基本的な公衆衛生サービスを提供することは困難である。ドゥケ保健大臣は、このような状況を承知しながらも、政策目標を高く定めることにより、その実現に向けて邁進してゆくことができると考えたため、F1戦略を推進したという[127]。

　アロヨ大統領は任期中に、国民健康保健への全加入を通じ、国民皆保険を実現しようと考えていた。国民健康保健はデマンド・サイドの仕組であるが、サプライ・サイドとしては第1次・第2次・第3次病院、ルーラル・ヘルス・

ユニット、市保健オフィス、ディストリクト病院、公衆衛生サービス、きれいな水、幼虫の駆除（deworming）システム、新生児プログラム等が準備されていなければならない。ドゥケ保健大臣は任期中にアロヨ大統領の承認を得て、保健省予算を34％上昇させ、議会において保健と教育への投資は社会変容には欠かせないと訴えている。彼によれば、保健改革には政治的影響力と政治家との交渉力が欠かせないという[128]。

　一方、フィルヘルスは、お金による権力を有する点において、技術専門的な立場から政策決定をし、公衆衛生に関する交付金を地方へ支出する保健省とは役割が異なる。医療提供者・医師・加入者への費用を支払う機能を有しているからである。公営病院の収入は、フィルヘルスから償還金として支払われるために、フィルヘルスは、各病院を管理・監督する立場ではなくとも、影響を及ぼすことができる。フィルヘルスは、保健省の附属機関（attached agency）とされているが、政府とは別の予算と理事会（Board of Directors and Management）を持つ自治的な組織である。しかしながら、保健大臣は常に理事会の一員であるため、実質的には常に保健省の管轄下に置かれていると、いえる。理論的には、保健省の政策決定と対立する行動を取ることも可能ではあるが、大統領の任命により選任された保健大臣が理事会会員であり、常に保健省との協調関係は保たれている。大統領の政治的リーダーシップの下で、フィルヘルスは運営されている。政府の拠出金から賄われる貧困層の保険料は、保健省からフィルヘルスに入金された後、地方政府に配分される。

　F1の政策決定に関わったアクターを俯瞰すると図3-1の構造であることがわかる。大統領のトップ・ダウン方式による政策決定過程において、ドゥケ保健大臣が保健行政に関する主要な決定を下し、実務レベルの行政命令作成に保健省官僚があたる。フィルヘルスとの連携は、保健大臣がメンバーとなっているフィルヘルス理事会にて実施される。国際機関はドナーとして政策決定に関わるが、フィリピン政府のガバナンスやオーナーシップを尊重した形で、政策プログラム決定を支援する。地方政府における問題点をすくい

図 3-1 保健行政改革における政策決定のアクター

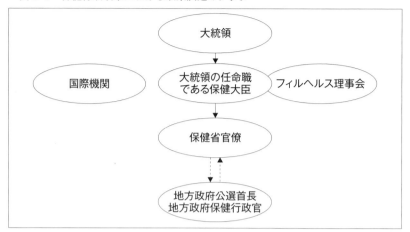

出所：筆者作成。
※─▶は支持系統の力が働いていることを示し、--▶は組織間の影響力が働いていないことを示している。

上げる組織として保健省地域局が存在するが、ボトム・アップにより政策の方向性を転換する組織的な影響力は持たない。

(4) 第 1 次医療制度改革 (Health Sector Reform Agenda： HSRA) の実施

1999 年より 2004 年にかけて実施された HSRA は、保健省の地方政府への支援役割を明確化し、保健制度改革メカニズムと方向性の提供を目指し、地域保健サービス実施改革、権限移譲により生じた医療格差是正に向けた医療制度改革である。HSRA の目標は、1) 政府管轄病院の財政健在化（政府への財政依存の減少、官民ネットワークの構築、法人化、医療ニーズに対する競争力や応答性の強化）、2) 公衆衛生への財源確保（伝染性疾患から慢性疾患への移行、健康増進・予防推進）、3) 地域保健システム開発の推進及び効率性の確保（良質な医療の持続的な提供）4) 医療規制の強化基準策定、法整備、法施行のための人材能力開発 5) 国民健康保健プログラムの加入拡大、の 5 つであった (DOH 1999)。

HSRA のサービス・デリバリは、公衆衛生プログラムと病院システムの改革に重点を置いていた。改革戦略は、優先的なサービスへの複数年にわたる予算確保、保健デリバリ・システムにおけるあらゆるレベルの運営インフラストラクチャーの向上、保健省及び保健省地域局行政職員の専門性の開発と強化、等である。病院改革は、政府管轄病院システムが直面している課題に対処するように策定された。(1) 地域病院を再生し、現在の政府管轄病院を最新の第3次医療施設に修繕する、(2) リージョン及び国立病院の医療財政システムを向上する、(3) リージョン及び国立病院を政府所有の国営・公営化とする、(4) 民間部門を、現存する政府のネットワークと患者紹介制度に含め、統合的な病院システムを形成する、ことであった。HSRA の中間実施レビュー (Solon and Gumafelix 2003) によれば、国民健康保険の実施に飛躍的な進展があり、改革パッケージの重点拠点となった州においては、包括的なセクター改革は推進されたという。しかしながら、同レビューはまた、病院改革・公衆衛生・規制・異なる改革内容の統合に関しては、限られた進展しかなかったとしている。保健省が公衆衛生プログラムの主導権を確立するという HSRA の目的の達成は、熟練した職員の早期における離職率の高さと、それに伴うプログラムのアセスメントのやり直しにより、「妥協」的な結果とならざるを得なかった。同報告書は HSRA の目標が達成できなかった主たる2つの理由として、1) 予算削減と、2) リージョン及びその下部行政組織における改革プログラム毎の相互関連性が薄い非効率な実施戦略によるものと、指摘している (Solon et al. 2003)。HSRA 実施成果は、2005年から2010年の次なる緊急改革プログラムの作成へと拍車をかけた。HSRA では、病院サービス・デリバリと公衆衛生を区別した改革プログラムを実施したが、新たな F1 改革では、それら2つの改革は、医療サービス・デリバリとして F1 の4つの柱の1つとしてにまとめられた。この公衆衛生と病院サービスの統合的な改革戦略プログラムにより、欠くことのできない基本的な保健パッケージへのアクセスと利用を確実にするという目的が定められた。

2　第 2 次医療制度改革（FOURmula One for Health：F1）の実施過程の分析

　HSRA の改革方針を受け継ぎ、2005 年から 2010 年に実施された F1 は、全てのフィリピン人に受け入れられる医療保健制度の質・有効性・公平性・効率性を、迅速・的確・効率的に実施するプログラムとして策定された。F1 の改革パッケージは、重点地域 16 州において援助協調により SWAps の手法[129] を用い、地域保健システム強化の取組が集中的に実施された後、全国規模へと拡大していった。F1 は、効果的・効率的・公正な保健システムの確立を目的とし、地方政府を中心にした保健改革（財政基盤整備・ガイドライン整備・ガバナンス強化・サービス向上）を実施する政策であった。

　2005 年から 2010 年の国家保健目標には、F1 改革についての政策意図の詳細が記されている。国家保健目標は、フィリピン大学国家保健機関（University of the Philippines – National Institutes for Health）による技術支援と、WHO の財政支援により作成されたものであり、290 頁に渡って国家の保健目標がまとめられている[130]。ここでは、国家保健目標で謳われている F1 戦略の具体的な内容に関する記述をまとめ、その政策意図と目標を把握しておく。

　2005 年以前の保健改革では、医療指標の地域格差の改善は思うようには進まなかった。これを受け、2005 年からの改革目標では公平な医療の機会と、質の高い医療への公正なアクセス、人種・宗教・信条・社会的地位の分け隔てなく、より良い医療を提供することが必須とされた。保健セクターには、これらの最も早急に進められるべき業務の実施を阻む難題がある。その難題とは、マクロ経済・社会政治的課題、分散化した地域保健システムと民間の医療市場、医薬品とサービスの品質保証の限界、貧困層にとって高価な医薬品、医療への不十分な投資、過度の海外移住労働による国内の保健専門職の偏在等があげられる。こうした状況にあっても 2004 年から 2010 年までの中期フィリピン開発計画（Medium Term Philippine Development Plan：

図 3-2　F1 の包括的な目標

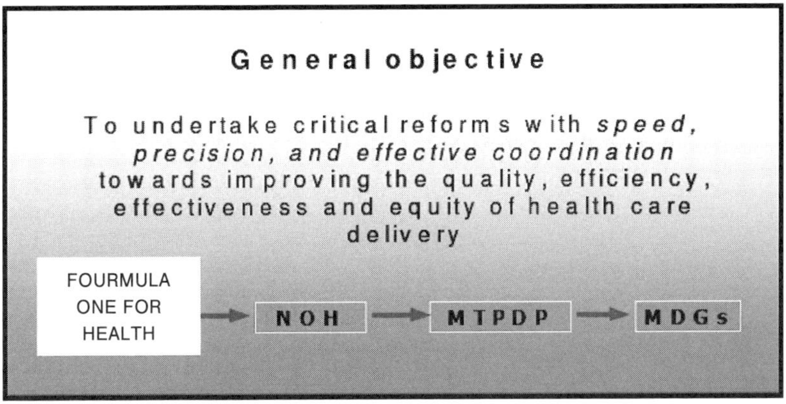

General objective

To undertake critical reforms with *speed, precision, and effective coordination* towards improving the quality, efficiency, effectiveness and equity of health care delivery

FOURMULA ONE FOR HEALTH → NOH → MTPDP → MDGs

出所：DOH 2008. *Overview of the Philippine Health System and the Implementation Framework for Health Reforms.*：13.　筆者により一部加筆・修正。

2004-2010）の目標は、ミレニアム開発目標の貧困削減目標達成、医療・教育・その他の基本的な社会サービスへのアクセス向上と、国家開発の達成を目指している。保健省は、保健システム強化と社会変革というヴィジョンに向けた HSRA の実施フレームワークとして F1 を策定した。F1 の戦略は、限られた医療資源を最大限に活用し、全ての潜在的な協働者から賛同を得られる、最も影響力があり財政効率性の良い保健行政への政策的介入に焦点をあてている。国家保健目標に記されている目標と目的は、F1 の要旨を反映しており、保健指標を望まれる値へと近づけるための、主たる考え・目標・指標・戦略に向けた道標であり、F1 は、その指導哲学、戦略的アプローチである（DOH 2005：v）。図 3-2 は、F1 の目標を図式化したものであり、F1 戦略により国家保健目標、中期フィリピン開発計画そしてミレニアム開発目標の達成を実現することを意図している。

（1）　ヴィジョンと方向性

高所得層と低所得層間の所得格差の拡大と、都市部と地方との地理的な差異から生じる貧困問題は、基本的な医療アクセスへの大きな障害となってい

る。経済・地理的な差異に加え、財政赤字、平和と秩序の問題、テロリズム の脅威、石油価格の高騰により生じる食品や生活用品の高騰、SARS・鳥イ ンフルエンザの発生等は、内生的・外生的に医療への影響を与えてきている。

中期フィリピン開発計画（2004-2010）は、誰もが収入に応じて支払いが 可能な、質の高い医療サービスに対するアクセスを高めることにより、社会 の公正を確保し、全国民の基本的な需要に応えることを、訴えている。保健 システムは、国民の、特に、貧困層に対する医療アクセスを高めるために、 国家・地方政府・民間セクター・非営利組織の協力を強化しなければならな い。全ての人への医療（Health for All Filipinos）というヴィジョンを実現 するために保健と保健関連セクターのステーク・ホルダーは協力を強化し、 「特に貧困層を含む全てのフィリピン人の生活の質を高める」というミッ ションを公言してゆかなければならない（DOH 2005：35）。医療の質向上に むけた基本理念は、強く健康な国家を形成すること（fostering a strong and healthy nation）、保健セクターのパフォーマンスを高めること（ensuring the performance of the health sector）、質の高い基本的な医療ケアへの普遍 的なアクセスを確保すること（ensuring universal access to quality essential health care）、より良い医療のためにマクロ経済社会的状況を向上させるこ と（improving macro-economic and social conditions for better health gains）、である。保健システムにおける3つの主たる目標は、より良い保健 指標（better health outcomes）、応答性の高い医療システム（more responsive health system）、より公正な医療財政（more equitable health care financing）である。F1には、これらの目標を実現するための、迅速 （speed）・正確（precise）・効率的（effective）な協調に基づいた早急な医療 への介入実施戦略が定められている（図3-3参照）。具体的な改革目標として、 1）財政、2）規制、3）サービス・デリバリ、4）保健システムのグッド・ガ バナンスの4点が挙げられる。次項においては、国家保健目標に基づいて F1改革の指針を俯瞰する。

図3-3 F1の定める4つの改革実施項目と保健システムの目標

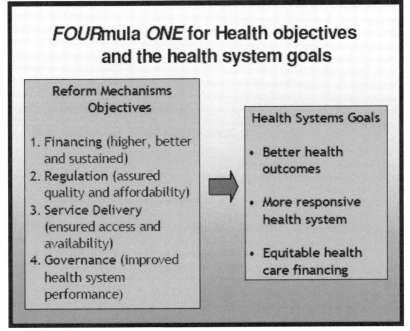

出所：DOH 2008. *Overview of the Philippine Health System and the Implementation Framework for Health Reforms.*：13.

（2） F1における4つの柱

① 財政（Health Financing）

医療財政の一般的な目標は、特に貧困層を含むフィリピン人の医療指標の向上を目指した、医療への安定的な投資の維持である。戦略は、(1) 追加財源予算の活用、(2) 中央・地方政府間における医療支出の調整、(3) 優先的な医療プログラムへの直接補助金の投入、(4) 成果主義に基づいた財政システムの採用、(5) 国民健康保険プログラムへの加入拡大、の5つである。

第1に、追加財源の予算活用とは、貧困層への医療アクセスを妥協することなく、医療機関の歳入創出能力を増加することである。社会化された個人医療費や規制サービスの歳入を増加し、政府管轄病院が所有する不動産の合

理的な利用を目指すことである。すなわち、利用可能な資源の専門的・技術的な効率性を最大限に利用し、パフォーマンスを高め、医療の資源配分効率の最適化を図ることである。保健への投資に関する総括管理は、SWAps を通じて実施され、保健セクター全体を網羅する。保健プログラムの実施は、国家・地方政府・フィルヘルス・政府開発援助からの財源投入によるものであるが、F1 戦略実施の結果として、民間部門の資源活用の開発と実施実現が期待されている。政府管轄医療機関への財源投入は、成果主義と必要主義に移行させ、予算配分と支出は、定められたパフォーマンス目標の達成度に基づいて配分されなければならない。長期間に渉る財源投入を要するプログラムに関しては、複数年にわたる予算編成の仕組みが導入されなければならない。国家と地方政府の歳入から拠出される補助金は、貧困層の基本的な医療品確保と医療サービス提供に優先的に配分されなければならない。

収益性の高い政府管轄医療機関は、当該機関の最低条件を満たすのみでなく、収益を生み出さないプログラムの需要にも貢献しなければならない。しかしながら、その機能は、収益性の高い政府管轄医療機関の財政に不利益をもたらしたり、抑制したりするものであってはならない。

国民健康保険プログラムは、加入者を拡大し、質の高い医療に対する給付金の支払いを増加させなければならない。フィルヘルスは、効率的な、加入方法、給付金支払いシステム、医療機関への償還金支払システムを、構築しなければならない。さらに、フィルヘルスは、各地方政府内の民間健康保険市場の運営状況を把握した上で、地方における官民協働関係の仕組みを構築・持続しなければならない（DOH 2005：43-44）。

② 規制（Health Regulation）

医療規制に関する主たる目的は、品質が確保された安価な医薬品、医療器具、医療施設、医療サービスを、特に貧困層を中心に確保することである。そのための戦略は、(1) 医療機関における認可・認定・認証制度の協調、(2) 医薬品と医療サービスの品質証紙の発行、(3) 低価格かつ品質の保証された

医薬品の確保、である。

　サプライ・サイドへの規制は、認可・認定・認証制度の行政手続き過程を、より合理的で利用者に応答性の高いものとしなければならない。医療機関の「ワン・ストップ・ショップ」の認可が確立し、認定・認証のプロセスは、「品質証紙（seal of approval）」制度として統合される。規制の仕組みと認可過程の確立により、インセンティブに基づいた制度が導入されることとなる。適切な規制機能の保健省から保健省地域局や地方政府への権限移譲と同時に、保健省内の規制部門における実施機能の制度化と規制の監視機能の強化が求められる。

　デマンド・サイドへの医療規制は、単純ではあるが、医薬品・医療器具・医療サービス・医療機関の品質証紙（seal of approval）が、強力な政府による消費者行動に影響を及ぼす道具となる。このような認証は、一定の基準や能力が満たされていることを保証し、医療提供者と消費者に公平で倫理的な基準を満たしていることを示すことができる。認証制度が確立されると、消費者は、十分な情報を得た上での意思決定が可能となり、質の高い製品とサービスの要求が可能となる。認証制度の利用拡大による、公共・民間部門の医療機関、研究所、薬局等での実施は、安全性・品質・効率性の基準を高めるインセンティブとなる。さらに、規制すべき優先事項として、低価格で質の安定した医薬品の貧困層への普及が挙げられ、この実施機能の制度化促進が求められる。第1に、高品質なジェネリック医薬品の普及が促進されなければならない。第2に、保健省管轄医療機関及び地方政府管轄病院内の薬局、NGOの所有する薬局、ボティーカ・ナン・バヤン（Botika ng Bayan）[131]、ボティーカ・ナン・バランガイ（Botika ng Barangay）[132]等の医薬品流通ネットワークの拡大が求められる。第3に、高額ブランド医薬品の代替商品となるジェネリック医薬品の国内・海外市場が把握されなければならない。第4に、医療機関間と地方政府間における経済学上の規模の経済を認識した上での備蓄医薬品の調達経路機能が開発されねばならない（DOH 2005：44）。

③　サービス・デリバリ（Health Service Delivery）

　保健サービス・デリバリへの行政介入は、公共・民間施設における全ての
サービスを網羅し、全ての人への保健アクセスと利用を向上することを意図
している。戦略は、(1) 全リージョン内の基本的な医療サービスの提供、
(2) 戦略的に特定された区域での専門的なサービス提供、(3) 目標区域にお
ける公衆衛生プログラムの実施強化、の3点である。

　(1) の基本的な保健サービスのパッケージは、あらゆる地域で利用可能と
なる。特定の、専門的な医療サービスは、戦略的区域における指定医療提供
者のサービスにより利用可能となる。(2) の基本的及び専門的な医療サービ
スの質は、医療施設の改善、認可・認定の要件を順守する保健人材の能力構
築、一定基準の治療（例：臨床基準、診断の標準化）の制度化を含む。そし
て、一部の提供者により専門的な医療サービスが提供されることで、患者が
治療費の支払いが可能な範囲で、専門的な医療を受けられる環境を整える。
(3) の公衆衛生への脅威を軽減するために、「無病区域（disease-free
zones）」構想の実施により疾病の予防・管理戦略を遂行し、健康の増進と疾
病の観察を強化する。無病区域構想は、マラリア、フィラリア（filariasis）、
充血吸虫症（schistosomiasis）、狂犬病（rabies）、ハンセン病（leprosy）、
ワクチンで予防可能な（vaccine-preventable）病気等が主たる公衆衛生問題
である区域において、これらの病気の集中的な撲滅を目標とする。疾病予防
の加速化と、結核、HIV-AIDS 等の他の優先的な疾病に関しては、保健への
投資効果が最も期待できる地域と人口層に対し、疾病予防・管理戦略の加速
化を実施する。健康被害と健康上危険な行為、さらに、循環器疾患、悪性腫
瘍、糖尿病、慢性閉塞性肺疾患等の生活習慣病の予防と管理に向けた健康促
進への行政による介入が方向づけられる。社会的弱者の健康促進と保護は、
母子のリプロダクティブ・ヘルスの指標向上と、妊産婦・乳幼児死亡率の減
少へと向けられる（DOH 2005：45）。

④　保健システムのグッド・ガバナンス（Good Governance in Health）

　グッド・ガバナンスの目的は、保健省及び地方政府の保健システムにおけるパフォーマンスの向上である。グッド・ガバナンスへの行政介入は、地域保健システムにおけるガバナンスの向上、地域保健システム間の協働の強化、官・民・その他の機関における効率的な協働強化、保健部門を統制・運営する国家の能力向上、つまり保健省内の能力構築を意図する。具体的な戦略は、(1) 地域間の医療格差を是正する「地方政府間保健連携区域（Inter Local Health Zone）」の地方政府間の協調機能の構築、及び、それ以外の地方分権の文脈に即した地域保健システムモデルの確立、(2) 保健省内オフィス・保健省地域局・地方政府の保健オフィスの業績アセスメント制度の開発、(3) 保健人材の専門的なキャリア形成制度の整備、(4) 医薬品と医療サービス・デリバリ強化に向けた管理支援システムの向上、の4点である。

　(1) においては、ネットワークの構築と患者紹介制度（リファレル・システム）の強化により、資源・組織の変容と再構築を目指すと同時に、能力構築等を通じた、合理的かつ効率的な中央及び地方における保健システムの開発が求められる。地域保健システムのガバナンスは、地方政府間保健連携区域の整備と、統合的な保健改革の実施に携わる重点地域の確立により向上が期待できる。重点地域として選抜された州は、地域保健システムの財政、規制、サービス・デリバリ、保健システムのグッド・ガバナンスの4項目実施に向けて援助と支援が提供される。

　(2) においては、それぞれの重点地域や地方政府間保健連携区域のパフォーマンスの進捗度を辿って比較検討するために、LGU スコアカードが開発される。このシステムは、保健省及び保健省地域局による地方政府のパフォーマンス評価に用いられる。

　(3) の保健の専門家の育成とキャリア形成制度は、能力を備えた献身的な医療職による質の高いサービス提供の制度化という目的を達成するために、様々な戦略が求められる。その戦略とは、特に保健人材が十分でない地域に対し緊急に必要とされる医療人材の配置及び維持の向上、地域医療監督者の

管理能力の開発、現場における人材の専門的能力の向上、地域医療人材の有資格者がサービスを続けられるインセンティブとするために、専門職キャリア経路を拡大する等、である。

（4）の管理支援システムの向上に関しては、国家の保健部門管理能力の向上を目指して、保健省の職員改革と再教育に務める事、保健省代表が地方政府との関係を維持する上で欠かせない存在として活用される事が期待される。これらを通じ、技術的指導力・管理能力が、保健省及び保健省地域局で強化される。また、保健省・リージョン・地方政府の財政管理強化、保健省内の医薬品や備品の調達・ロジスティクス・在庫管理能力の向上により、公共部門の財政・調達・ロジスティクスの向上を目指す。これらにより、より合理的な業績アセスメント制度と、成果に基づいた医療政策の開発と政策決定過程の推進により、政策実施のモニタリング、評価そして研究と知識の管理も強化される。このような管理システムの維持には、保健部門内の組織間の連結性を向上させ、質の高い保健情報へのアクセスを確保するために、情報・コミュニケーション技術能力が強化されねばならない（DOH 2005：46）。

（3）　F1における保健改革実施の指針

保健省はこれまでも山積する保健の難題に立ち向かおうとして、様々なステーク・ホルダーと協調関係を保ちながら、保健改革戦略を実施してきた。前述のHSRAの概要において指摘したように、2000年から2005年にかけて、重点拠点として選抜された州において保健システムの開発が導入された。しかしながら、HSRAには、開発戦略を一つのパッケージとして実施する包括的な運営枠組みが欠如していたという。このために、F1改革は、2005年8月から、医療サービスの実施・ガバナンス・規制・財源投入の方法を一元的に強化・実施する方法を示すことから始まった（DOH2005：49）。

2008年に保健省は、『フィリピン保健システムの概要と、保健改革の実施フレームワーク（*Overview of the Philippine Health System and the Implementation Framework for Health Reforms*)』と題する文書を、欧州委員会（European

Commission：EC）の技術支援によって作成した。これには、F1 の具体的な実施戦略内容がまとめられている（DOH 2008）。以下に、この文書に基づき保健省が策定した F1 戦略実施の詳細なプログラムを明らかにする。

　F1 は、効率的な運営基盤と資金調達の仕組みを取り入れた喫緊の具体的な保健介入を 1 つのパッケージとして実施するために策定された。公共・民間部門、国家機関と地方政府、外部の開発機関そして市民社会を含む保健部門全体の保健改革実施であった。F1 は、哲学（philosophy）であると同時に、アプローチでもあった。哲学としての側面は、グッド・ガバナンスに基づき、医薬品と医療サービスへの財源投入、規制、サービス・デリバリの仕組みを強化し、保健部門のパフォーマンス向上を目指すことである。アプローチとしての側面は、包括的な改革に戦略的に貢献することを考慮し、保健の需要に応え、保健指標の向上を目指し、「プログラム・プロジェクト・活動（Programs, Projects and Activities：以下 PPAs）」という具体的な政策実施手段が定められた。

（4）　F1 のルール

　F1 には、保健改革実施の一般的な指針として、以下の 7 つのルールが定められていた。

1) 財政、サービス・デリバリ、規制、保健システムのグッド・ガバナンスの 4 項目に基づいた改革実施を推進する。
2) 実施は、管理可能な緊急課題を絞り込んだ介入（a few manageable and critical interventions）[133] に限定し、以下の基準に基づき介入の内容を定める。
・ 利用可能な資源により実施可能なもの（Doable given available resources）
　各項目において、緊急の介入が必要とされるものは、改革実施に費やす時間・人材・財源に応じ実行可能と判断されるものでなけ

ればならない。

- 実施者による十分な下準備と参加の必要性（Sufficient groundwork and buy-in）

  介入プログラムは、地域における改革パッケージの開発に際し、実施者の十分な下準備と参加を要する。

- 改革の相乗効果を促すプログラム（Triggers a reform chain reaction）

  緊急な介入プログラムは、実施4項目が相互に連鎖反応を引き起こすものでなければならない。

- 確実に目に見える効果と市民からのサポートが得られる介入（Produces tangible results and generates public support）行政による緊急な介入は、期間内に目に見える効果を挙げそれにより市民からの支持と協力を得られるものでなければならない。

3) 改革は、SWAps によって実施される。保健部門全体のあらゆる保健資源を網羅する投資内容でなければならない。

4) 国民健康保険の運営は、実施4項目に求められる変化と、目標とされる指標に効果的に働きかけるものでなければならない。フィルヘルスの加入、認証、給付金支払い、医療サービス提供者への償還金支払い、投資等の主たる機能は、実施4項目の目標達成のために利用されなければならない。

5) F1の機能・財政運営管理は、実施項目毎に、限られた期間内で明確な目標に沿いシステムを支援できるように特定オフィスが担う。

6) 特定オフィスのリーダへの委任とオフィスのチーム編成と機能的なクラスター化は、改革実施・モニタリング・監督を協調的に進めることを促進するものでなければならない。いかなる場合においても、保健省附属機関の組織の性質や地方政府の自治を損なってはならない。

7) F1の重点拠点は、次の基準によって選出される。

- 必要不可欠な資金・資源を担う義務を果たし、F1 の実施に参加する意思のある州政府、公式な中央・地方政府間、地方政府間、官民協働ネットワーク、の下での保健資源共有の準備に入る意思のある州政府。
- 地方政府間保健連携区域の開発、貧困層の国民健康保険制度への加入、医薬品管理システムの向上等を含む、F1 戦略に関連のある州政府主導による事業が既に開始されていること
- 融資を開始し投資を吸収した上で改革過程を維持する能力を備えており、成功と維持に向けて高い実行可能性のある州政府。
- 設備投資に必要なフィリピン政府や外部資金からの基金が利用可能であること。

これらの基準に基づいて、F1 実施の最初の重点拠点として 16 拠点が選ばれた（DOH 2008：17）[134]。

（5） セクター・ワイド・アプローチ

上記の F1 の 7 つのルールの内、3 番目に「改革は、SWAps によって実施される。保健部門全体のあらゆる保健資源を網羅する投資内容でなければならない。」と定められている。ここで、SWAps の手法につき特に保健分野の側面での動向を把握しておく。

WHO の Web サイト（2012 年 12 月 2 日現在）によれば、従来の開発途上国への援助は、個々の援助機関による自己完結型のプロジェクトとして提供されることが多かったという。1990 年代に入り、このような援助機関主導によるアプローチは、被援助国よりも援助機関の意思が優先された援助であり、被援助国内のプロジェクトの分散化や重複を招くとして、批判されるようになった。そして、個々のプロジェクトの多くは、経済的・人的資源の限られている開発途上国に対し非現実的な要求を課していると、認識される

ようになったとのことである。

　近年、援助国、国際機関及び開発途上国政府は、国連ミレニアム開発目標
等の国際的な開発目標を共有し、この達成に向け、必要な開発資金量を確保
し、関係国の援助協調の下に、より効果的な開発援助の在り方を追求するよ
うになってきた。このような流れの中で、2005 年 3 月、パリで開催された
第 2 回援助効果向上に関するハイレベル・フォーラムにおいて、援助の質の
改善を目指し、援助が最大限に効果を上げるために被援助国と援助機関が履
行すべき具体的措置について「援助効果向上に係るパリ宣言（パリ宣言）」
が採択された。「パリ宣言」は、援助効果向上の 5 原則として、1）自助努力
（Ownership）、2）被援助国の制度・政策への協調（Alignment）、3）援助
の調和化（Harmonization）、4）援助成果管理、5）相互説明責任を、挙げ
ている。同宣言は現在、111 ヵ国の援助国及び被援助国、26 国際機関及び
14 民間団体が参加し、良い援助を実施するための規範として広く認知され、
OECD の DAC を中心に、実施が促進されている。2）の制度政策への協調
とは、援助国・援助機関等による支援は、被援助国の開発戦略に沿い、可能
な限り被援助国の財政・調達等の制度と手続きを利用して実施することを、
示す。3）の援助の調和化とは、援助国・機関等は、可能な限り援助の計画、
実施、評価、報告等に関する制度・手続きを共通化すること、を示す（外務
省 2007）。フィリピン政府はこのパリ宣言への署名国であり、調和化プロセ
スへの強いコミットメントを示している。F1 で実施された SWAps は、援
助協調の具体的な手法である。SWAps では、1）受益国が特定セクター（保
健、教育等）の戦略を策定し、2）そのセクター戦略に基づき、複数の援助
国が、個別プロジェクトではなく、セクター全体を支援する段階を踏む（木
原 2003：43-44）。

　前述の WHO の Web サイトは、SWAps の主たる特徴は、1）開発途上国
政府が明確にプログラムの主導権を握り、オーナーシップを担うこと、2）
外部のパートナーは、開発途上国による一貫性のある政策・支出プログラム
を支援するために、セクターへの資金供給を行うこと、としている。

SWAps は、徐々に、開発途上国政府による行政手続きによりプログラムの実施や資金支払いがなされるようになりつつある。実際に、多くのプログラムは多様な経路から資金を調達し、より包括的にセクター全体を網羅するようになり、セクターの優先順位に沿ったプログラムを実施できるようになりつつある。一般的な行政手続きを導入して、開発途上国政府による運営はより信頼性を増しつつある。SWAps の適切な運営は、開発途上国政府の政策決定・実施過程への地方からのアクター参加や、政府の行政職員の説明責任や能力向上に資する。しかしながら、SWAps は、全ての事例に適用可能な訳ではなく、開発途上国のマクロ経済環境や政治制度において、一定の前提条件が満たされていなければならない。

　一方、SWAps においては、被援助国は援助国に十分な「オーナーシップ」を確保せねばならないが、受益国援助管理能力が乏しいときに援助国国民への説明責任をどう確保するかというジレンマに直面する。SWAps にみられるような援助協調の手法は、複数の援助国の資金が1セクターの改革に投入されるため、「タイド援助機会の喪失」により、個々の援助国の国益を実現する「顔の見える援助」を阻害し、援助国から感謝されなくなるという政治的利益の喪失を懸念する声もあるという（木原 2003：38）。

　フィリピンにおいては、2002 年以降援助効果向上および調和化に向けた取組が以下の通り強化されてきている（荒川・若林 2005：30）。

①　個別プロジェクトを通じた公共調達システムの強化への取組
　　　調達手続き、調和化プログラムの立ち上げに向けて2年以上の政策対話実施
　　　国内競争入札（資機材、役務）における共通標準入札書類の採用を実現
②　個別プロジェクトを通じた資金管理体制強化への取組
　　　世界銀行・ADB・国際協力銀行のイニシアティブにより下記書類ドラフトの調和化を推進

・民間会計監査の TOR

・会計監査人の選定基準に係る質問事項

・実施機関の選定基準に係る質問事項

・実施機関による資金管理報告書

③　新しい政府会計システム稼働に伴う会計検査委員会への支援

次項では、フィリピン保健改革における SWAps は具体的にどのような行政手続きに基づいて実施されていったのか、詳細に記述する。

（6）　呼び水（Pump-Priming）保健改革実施：F1 の財政メカニズムと戦略

前述の EC の技術支援により保健省が 2008 年に発行した、F1 の実施フレームワークには、「呼び水保健改革実施：F1 の財政メカニズムと戦略」がまとめられている。この資料に基づき国際援助機関による F1 への財政支援を俯瞰しておく。

F1 実施への資金投入は下記の 2 つの戦略に基づいていた。

1)　保健省及び地方政府は、公的補助金を合理的に使用し、フィリピン国民の医療費支払いの健康保険の役割を高める。F1 の戦略的推進力とプログラム維持のためには、これらの資源の連携が求められる。

2)　喫緊の F1 実施の呼び水策への資金供給経路として主に外国からの援助資金を利用する。

F1 における 16 州重点拠点におけるプログラムの財政基盤は、以下に基づいている。

1)　開発援助資金（Grants）は、欧州連合（European Union：EU）、ドイツ技術協力公社（German Technical Cooperation）、ベル

ギー政府（Government of Belgium）等からの開発援助機関から
の支援による。

2) 地方政府カウンターパート（LGU Counterpart）は、中央政府か
らの内国歳入割当金（Inter Revenue Allotment：IRA）及びそれ
以外の地方政府の歳入による。また、財務省の附属機関である市
営金融公庫（Municipal Finance Corporation）を通して、アジア
開発銀行やドイツ復興金融公庫（Kreditanstalt für
Wiederaufbau）からの融資を受けることも可能である。それ以外
の開発銀行・商業銀行からの融資の可能性もある。

3) 中央政府カウンターパート（National Government Counterpart）
は、技術支援、研修、能力構築、システム開発支援、ロジス
ティックス支援及びそれ以外の保健省からの金銭によらない支援
といった形態をとる。保健省のカウンターパートとしては、世界
銀行が、財政支援借款（budget support loan）を実施する。

4) その他の援助パートナー（Other Partners）は、WHO 及びその
他の国連附属機関や USAID、日本国際協力機構（Japan
International Cooperation Agency：以下 JICA）、そしてその他
の援助機関は、技術援助と支援を実施する。

多様な資金源と優先権により、F1 は、個々の援助国及び援助機関がそれ
ぞれの優先順位と選好を反映させながら支援できる形で組織化され、財政の
合理的な介入を行う。このメニューは、様々な援助国・援助機関、保健省、
地方政府及びその他の機関が対話することにより、F1 実施の完全パッケー
ジを支援する場を提供する。この対話の目的は、海外からの支援の最適化で
ある。

1) F1 実施の完全パッケージが確実に支持されるようにする。貸与と補
金との、及び、プロジェクト準備基金と F1 重点拠点の支援との、均衡
を図る。

2) 基金は時宜を得た方法で確実に利用される。

例）現在と将来におけるF1の援助は、長期的計画を視野に入れ利用する。

3) 改革の運営能力向上に資する方法で基金が適用され、F1と並行して別の援助機関から別の実施と運営計画による基金使用が開始されないようにする。

4) 将来的な医療プロジェクトの開発は、F1戦略に沿ったものとする（DOH 2008：53）。

（7） F1の実施運営

F1の効果的・効率的な実施のために、次の5つの運営アプローチが採用された。それらは、(1) 諸機関による運営委員会の制度化、(2) 実施チームの指定、(3) 熱心な協調チームの提供、(4) 資源管理の統合、(5) コミュニケーションと啓発の管理強化、効果的で機能的な改革項目の実施及び目標とする指標とパフォーマンスの基準に関するモニタリングと評価、である。

国家レベルにおいては、F1の運営は、ガバナンスと管理サポート、政策と基準の開発、規制、サービス・デリバリ、財政に関する技術支援、現場における実施と協調、に向けて、主たるクラスターに組織される。リージョンでは、保健省地域局、フィルヘルス、フィリピン人口委員会（The Commission on Population）、国家栄養委員会（National Nutrition Council）、全ての医療施設、その他の関連機関・組織から成るリージョン・レベルの実施、協調チームが組織化される。地方政府には、地方政府の実施、協調チームが組織化される。現存する地域保健委員会（Local Health Board）[135]、地方政府間保健連携区域委員会（Inter-Local Health Zone Board）[136] が地方における実施と協調チームの役割を果たす。さらに、このチームへの、コミュニティ・市民社会・民間部門からの参加を拡大する。

図3-4には記載されていないが、F1政策実施の中枢機関として、保健大臣が議長を務め、全事務次官及び副事務次官、フィルヘルス理事長及び最高経営責任者、保健省官僚（選任されたディレクター）から成るF1の執行委

第3章 F1改革の推進と実施のギャップ 165

図3-4 F1実施における機能的な運営アレンジメント

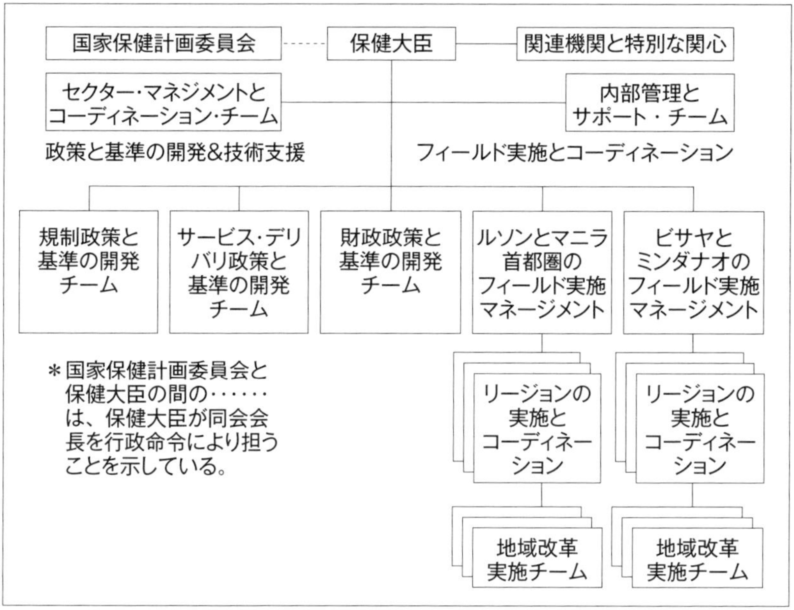

出所：DOH 2008. *Overview of the Philippine Health System and the Implementation Framework for Health Reforms.*：49.

員会（Executive Committee）があった。図3-4に示されているように、保健省は、保健大臣率いる執行委員会の下に3委員会を設けている。それらは、セクター・マネジメントとコーディネーション・チーム、政策と基準の開発チーム、フィールド実施とコーディネーション・チームである。これらの委員会の下に、共同アセスメント委員会（Joint Assessment Committee）と共同評価計画イニシアティブ（Joint Appraisal and Planning Initiative）があり、前者は州保健投資計画（Province-wide Investment Plan for Health）と年間作業計画（Annual Operation Plan）を承認し、後者は年2回進捗状況をモニターする[137]。

（8） 州保健投資計画の実施

州保健投資計画とは、州政府が策定する保健投資計画に基づき保健投資を

実施するプログラムであった。改革は WHO や UNDP といった国際機関との協調により行われ、16 州拠点の財政基盤カウンターパートとなった国際援助機関による資金援助、技術援助によって実施されている。まず保健省が、州に対し投資の前提として、州内の保健施設の合理化に向けた州保健投資計画を準備するように依頼した。これは新たな投資を、効率的で持続可能性のある病院運営と一致させ、州内のサービス・デリバリ計画の合理化を図るためである。具体的には、州立病院の合併や閉院計画、人材開発計画、モニタリング・評価を含む合理化計画の策定を促した。各州は、地域独特の医療ニーズと財源に応じた保健投資計画の作成を実施し、共同アセスメント委員会と共同評価イニシアティブによりその計画内容が承認された上で、保健省は、保健省地域局を通じ、助成金を州へと配分する仕組みであった。4 つの改革目標を各州で実現するために、パイロット・プログラムとして第 1 に2005 年に 16 州において実施された。第 1 の実施州は、医療需要、改革の能力に基づき、EU・世界銀行という F1 改革の 2 大援助機関と、保健省との間で、州の F1 改革を追求する政治的意思と財政能力に基づき、前述の F1ルールの 7) に定められているように、効果が期待しうる州が優先して選抜されている。選抜された 16 州における州保健投資計画は、EU の技術支援により作成された[138]。第 2 に、2007 年に 15 州とイスラム教徒ミンダナオ自治地域、次いで 2008 年に 44 州が追加となり、80 州へと拡大した。表 3-2 は、全 80 州へと州保健投資計画が実施された年をまとめたものである。第 2 の実施州についても、16 州と同様に、医療の需要、改革の能力、保健省と共に F1 改革を追求する政治的意思等に基づき、選抜された（WB 2011a）。F1は、中央政府及び地方政府における SWAps による投資計画策定を盛り込んだ。中央政府においては、2007 年に保健省が保健セクター全体への投資に関するガバナンスの指針として、保健セクター開発アプローチ（Sector Development Approach for Health：以下 SDAH）を適用し、政府のリーダーシップの強化、システムとプロセスの政府間における協調を明文化した行政命令（AO）を発令した。SDAH は、SWAps のフィリピン適用版であ

る（World Bank 2011a：59）。さらに、F1 のモニタリングのツールとして
スコアカードという成績表が各種作成された。LGU スコアカード、ドナー
スコアカード、病院スコアカード、保健省地域局スコアカード、保健省中央
スコアカード等、改革に関わる組織のパフォーマンスや現場での保健指標を
数値化して評価する仕組みであった。

　州保健投資計画は、地方政府の保健財源の有効活用を目指した F1 のガバ
ナンス戦略の 1 つとして取り組まれてきた。保健のニーズと、様々な財源
（内国歳入割当金、地方政府の歳入に基づいたコミュニティ自治計画、フィ

表 3-2　2005 年から 2010 年の州保健投資計画実施状況

リージョン		F16	F15 + ARMM	F44
Cordillera Autonomous Region（CAR） コルディリェラ行政地区		Ifugao イフガオ Mountain Province マウンテン	Benguet ベンゲット	Abra アブラ Kalinga-Apayao カリンガアパヤオ
Region Ⅰ	Ilocos イロコス	Ilocos Norte 北イロコス Pangasinan パンガシナン	—	Ilocos Sur 南イロコス La Union ラユニオン
Region Ⅱ	Cagayan Valley カガヤン・バレー	—	Isabela イサベラ	Cagayan カガヤン Quirino キリノ
Region Ⅲ	Central Luzon 中部ルソン	—	—	Aurora アウロラ Bataan、 バタアン Bulacan ブラカン Nueva Ecija ヌエヴァ・エシハ Pampanga パンパンガ Tarlac タルラク

Region IVA	CALABARZON カラバルゾン	—	—	Bataan バタアン Cavite カビテ Laguna ラグナ Quezon ケソン Rizal リサール州
Region IVB	Mimaropa ミマロパ	Oriental Mindoro 東ミンドロ Romblon ロンブロン	—	Marinduque マリンドゥケ Occidental Mindoro 西ミンドロ
Region V	Bicol ビコール	—	Albay アルバイ Catanduanes カタンドゥア ネス Masbate マスバテ Sorsogon ソルソゴン	Camarines Norte 北カマリネス Camarines Sur 南カマリネス
Region VI	Western Visayas 西ビサヤ	Capiz カピス	—	Alkan アルカン Antique アンティーケ Iloilo イロイロ Negros Occidental 西ネグロス Guimaras ギマラス
Region VII	Central Visayas 中央ビサヤ	Negros Oriental 東ネグロス	—	Bohol ボホール Cebu セブ Suquijor シキホル

Region VIII	Eastern Visayas 東ビサヤ	Biliran ビリラン Eastern Samar 東サマール Southern Leyte 南レイテ	—	Northern Leyte 北レイテ Northern Samar 北サマール Western Samar 西サマール
Region IX	Zamboanga Peninsula サンボアンガ半島	—	Zamboanga del Norte 北サンボアンガ Zamboanga del Sur 南サンボアンガ Zamboanga Sibugay サンボアンガ・シブガイ	—
Region X	Northern Mindanao 北ミンダナオ	Misamis Occidental 西ミサミス	Lanao del Norte 北ラナオ	Bukidnon ブキドノン Camiguin カミギン Misamis Oriental 東ミサミス
Region XI	Davao ダバオ		Compostela Valley コンポステラ・バレー Davao Oriental 東ダバオ	Davao del Norte 北ダバオ Davao del Sur 南ダバオ
Region XII	SOCKSARGEN ソクサージェン	North Cotabato 北コタバト South Cotabato 南コタバト	Sultan Kudarat スルタン・クダラット Saranggani サランガニ	—

Region XIII	CARAGA カラガ	Agusan del Sur 南アグサン	Surigao del Sur 南スリガオ	Agusan del Norte 北アグサン Surigao del Norte 北スリガオ Dinagat Island、 ディナガット・アイランズ
Autonomous Region Of Muslim Mindanao (ARMM) イスラム教徒ミンダナオ自治地域		—	Basilan、 バシラン Maguindanao マギンダナオ Sulu、 スールー Tawi-tawi タウィタウィ Lanao del Sur 南ラナオ	—

出所：World Bank（2011）. *Philippine Health Sector Review Transforming the Philippine Health Sector*： *Challenges and Future Directions.* ：53.

ルヘルス償還金、追加の中央政府補助金、地方政府独自の貸与金、商品や現物支給による支援、外部からの援助等を把握した上で、複数年の投資計画を通じ、州内で分散化していた資源を動員し、協調・強化する基本的な手段となった。さらに、末端地方行政においては、市保健投資計画（City-wide Investment Plans for Health）が作成されるようになった。しかしながら、これらの地域保健投資計画によるイニシアティブにより、追加の医療財源を生み出され、適切に分配され、合理的で効率的なサービス・デリバリ・システムが構築されるか否かは、未だに定かではない。また、F1 戦略において予定されていた州の医療支出を評価するための、「地域保健統計（Local Health Account）」が 11 州でパイロットとして実施された（World Bank 2011a：109）。

　保健省は、州保健投資計画の作成と LGU スコアカードによる評価を通じ、最小限のサービス・デリバリ基準を標準化するために、地方政府の説明責任

を確立しようと、F1 を通じたインクリメンタルな改革を実施してきた。各機関に置いて必要な保健指標等のスコアカードの数値を回収する流れは確立されつつあるが、実際の数値の信憑性は未だに定かではないと、保健省職員は指摘する [139]。保健省は、次の段階として、LGU スコアカードを、インフラストラクチャーの向上と、行政による公衆衛生への介入強化のインセンティブとし、業績に基づいた財政介入実施に利用しつつある。医療施設の独立採算性が重要視されつつあり、これらの改革は、保健省内の小規模グループと、州病院においてパイロット的に実施されている。

また、保健省は、保健改革における地方政府の政策決定・実施支援を担っているが、実際には実施支援の部分が弱い。保健省地域局の能力もリージョン毎に格差があり、多くの州政府は F1 という新しい戦略概念にどう対応してよいか判らず苦慮したという。未熟な地方政府を支援する保健省の能力強化が追いついていなかったとの指摘もある [140]。

策定された計画は財務省、保健省及び援助国・援助機関代表等により組織された共同評価委員会の承認を経なければならず、予算承認のアクターの多さと初めての試みに対する行政手続きの煩雑さから州保健投資計画に基づき 16 州に支払われる基金の支給は大幅に遅れ、結果としてプログラムの実施を遅らせた（World Bank 2011a）。さらに、最初の 16 州に比べ、後の 15 州、44 州は援助機関による技術支援が十分行き渡らず、各州の保健行政官の行政能力の脆弱さから地域保健投資計画策定能力に差がでている [141]。また、州政府が策定する州保健投資計画は、州内の市を視野に入れておらず、同様に市と市の協力や連携強化にも目を向けていない事例が多く、州内の市保健行政の画一的な運営・サービス提供水準向上という視点に欠ける傾向があった（EC-TA 2010）。医療サービスが不足する地域の地方政府は保健部門が財政困難に陥ったままであった。保健省の予算策定は、地方政府の予算策定には活かされておらずに、地方政府の予算編成もまた、保健省の予算策定に活かされなかった。国全体の保健財政は、フィルヘルス、保健省、地方政府の独立した予算編成制度により、予算配分の分散化や重複が問題となってい

る（World Bank 2011a：107）。

　一方、ドゥケ保健大臣は F1 の改革実施に困難はなく、地方政府との連携により、効率的に成功裡に終わったという。定期的に州保健投資計画に取り組んだ州知事と会合を設け、医薬品・医療設備・病院運営・フィルヘルスに関する資金提供を受けるためには、州及び市保健投資計画（Community Investment Plan for Health）を策定し、承認を受けなければならないと説明してきた、という。これにより、F1 修了時までには全 80 州の保健投資計画が作成されることとなったという。ドゥケ保健大臣は、保健投資計画の作成により、保健大臣の最終承認により、病院・フィルヘルス・医療設備・公衆衛生等へと資金が支出される仕組みが整ったと、評価している[142]。

（9）　F1 のプログラム・プロジェクト・活動

　F1 改革には 4 つの戦略毎に最も重要な具体的な「プログラム・プロジェクト・活動（Program Project Activities：以下 PPAs）」が実施フレームワークとして定められている。選抜された 16 州重点拠点は F1 サイト（FOUR-in-One sites）と名付けられ、優先的に改革実施が進められていった。一方、保健省は、F1 サイトに選出されなかった州においても、援助パートナーからの支援なしで独自の手段により F1 サイトとは異なる自治的な試みによって PPAs の実施を推進するように促している。保健省は、母子保健・結核・HIV-AIDS に関わる公衆衛生プログラム・プロジェクトや、フィルヘルスの貧困層スポンサー・プログラムへの貧困家族の加入は、国家規模において実施するものと、認識している。但し、具体的な PPAs は、保健省・地方政府それぞれのレベルで実施されねばならない、としている。つまり、国家レベルの PPAs は、保健政策決定とプログラム開発、地方政府やその他のステーク・ホルダーの能力構築、優先的な公衆衛生プログラムのサービス利用、サービス・製品・施設の規制、健康の促進とアドボカシー、運営システムとプロセスの向上、第 3 次医療の開発、モニタリングや評価等である。そして、地方政府レベルの PPAs は、地方政府における保健政策・プログラムの

適用と実施、地方政府内部の運営・管理システムの向上等である（DOH 2008：18）。

3　4つの戦略実施のギャップ

本項においてはF1の4つの戦略（財政、規制、サービス・デリバリ、グッド・ガバナンス）に沿って、保健省の掲げたPPAsという実施フレームワークと、実際の政策実施とのギャップを、検証してゆく。分析に用いた資料は、世界銀行レポート（Workd Bank 2011a）、保健省報告書（DOH 2008、2009、2010）、筆者のインタビュー結果等に基づいている。

（1）　財政

F1には、国家レベルの改革実施PPAsとして、1）国民健康保険の拡大、及び、2）保健省と保健省管轄機関の財政改革が定められていた（表3-3）。

表3-3　財政のプログラム・プロジェクト・活動

財政のPPAs ─国家レベル
1．国民健康保険の拡大
a．社会健康保険のユニバーサル・カバレージの達成
b．貧困層スポンサー・プログラム加入保険料の確保（国家一般財源予算及びそれ以外の資金）
c．貧困層スポンサー・プログラム加入のための貧困家族ミィーンズ・テストの開発・実施
d．フィルヘルスによる公共・民間医療施設の認可
e．フィルヘルスの給付金パッケージの拡大
2．保健省と保健省管轄機関の財政改革
a．保健セクター支出枠組（Health Sector Expenditure Framework：HSEF）の開発
b．予算分配システムの確立、業績に基づいたモニタリングの利用
1）業績に基づいた医薬品の地方政府への配分
2）業績に基づいた保健省管轄病院への予算配分
c．保健部門セクター・ディベロップメント・アプローチに基づいた特別予算の動員

d. 中央政府保健支出と地域保健支出の協調
財政の PPAs ―地方政府レベル
１. 国民健康保険の拡大支援
　　a. 社会健康保険のユニバーサル・カバレージの達成支援
　　b. 貧困層スポンサー・プログラム加入保険料の確保（内国歳入割当予算及び
　　　それ以外の資金）
　　c. 貧困層スポンサー・プログラム加入のための貧困家族ミィーンズ・テスト
　　　適用
　　d. フィルヘルスによる公共・民間医療施設の認可基準の法的順守
　　e. フィルヘルスの人頭割当金及び償還金の合理的な利用
２. 地方政府の保健セクターへの投資拡大
　　a. 地方政府における保健セクターへの予算配分拡大
　　b. 歳入増加と特別予算財源の動員
　　c. 地方政府管轄病院の収入維持
３. 地域保健計算（Local Health Accounts： LHA）の確立

出所：DOH 2008. *Overview of the Philippine Health System and the Implementation Framework for Health Reforms.* ：22-23.

　F1 財政の実施フレームワークとして定められた重要 PPAs と実際の政策
には、実施のギャップが生じていた。世界銀行による『2011 年フィリピン・
ヘルス・セクター・レビュー（Philippine Health Sector Review）』は、財
政における F1 改革実施には、様々なギャップが生じており、成果はあまり
みられていないと、指摘している（表 3-4）。

表 3-4　財政のアセスメント

改革の結果を示す主たる項目	成果と残されたギャップ
特別予算財源の動員を含む持続可能な財政の確保	・低い医療支出が持続している ・各地方政府において地方分権化による医療支出の分散化と格差が続いている ・ほとんどの医療施設における所得保持（income retention）の欠如は、特別予算財源の動員の阻害要因となる
優先的なプログラムへの直接補助金支出	・優先的なプログラムへの国会議員による裁量（Congressional Insertion）予算支出は主たる達成要因だが、利用可能な財源の地方政府における吸収能力は難題である

国民健康保険プログラムの拡大	・貧困層への加入拡大が遅い。貧困層スポンサー・プログラムは、漏れがあり、対象者に十分に行き渡っていない。地方政府の財政は持続不可能である。 ・歴史的なフィルヘルスの問題が続いている（支払いの規制機能が働いていない、高い自己負担額、雇用者の未払金、低い給付金による利用率の低さ） ・医療提供者への償還システムと契約に関する改革の遅さ ・情報技術の更新の遅さ（旧式、マニュアル、個人の申立によるプロセス）から生じる医療提供者への支払いの遅れやその他の非効率性

出所：World Bank. 2011a. *Philippine Health Sector Review Transforming the Philippine Health Sector：Challenges and Future Directions*：106.

1)　国民健康保険加入拡大実施の失敗

　1995年国民健康保険法において2010年までの国民皆保険の実現が謳われていたように、F1においても国民健康保険への加入拡大は、財政実施フレームワークの重要な活動であり、保健省・フィルヘルス・地方政府が連携して取り組むべき目標であった。2005年時点のF1戦略に基づく2010年までの具体的な数値目標は、フィルヘルス加入者を85％まで引き上げることであった。

ア　限定的な国民健康保険の加入拡大

　2010年までに、国民健康保険加入者は、目標通りには増えたとは言い難い。国民健康保険の普及が遅い点は、フィリピンの医療支出が少ない要因の1つとなっている。フィルヘルスは、2010年2月時点の加入率を、人口のおおよそ86％と主張している。しかしながら、他の統計データの数字はこれとは異なる結果を発表している。フィルヘルスの支出は、2008年の総医療支出の8％しか占めておらず、86％という数字は、実際の加入者数ではなく、保険料を支払った加入者の数に、フィリピン人の平均的な世帯人数（2003年のFamily Income and Expenditure Surveyが使用されていれば5.9人であるが、フィルヘルスの保険数理上のモデルは4.4人を用いている）を、

乗じたものである。2009 年にフィルヘルスが発表した加入者推計によると、人口の 60％に当たるおおよそ 5,500 万人が受益者であった。この結果から、貧困層の内、1,400 万人が健康保険に加入しており、未だ 1,500 万人が未加入であると考えられる。また、貧困層ではない人々の内、4,100 万人が加入しており、200 万人が未加入であると、推察される。フィルヘルスは、貧困層及び貧困層でない人々のいずれに関しても健康保険加入拡大の難題に直面していると、いえる（Wold Bank 2011a：109）。

　一方、2008 年の国民人口保健統計は、フィルヘルス加入率を 38％と見積もっている（NSO 2008）。2008 年フィルヘルス年次報告による同年の加入率 76％という数字とかなり食い違っている。この結果は F1 の目標である 85％加入達成という数値をはるかに下回っている。これに対し、ドゥケ保健大臣は、国民人口保健統計は、個人単位で加入の有無を聞いたために、家族単位で世帯主が加入していても、本人が加入の事実を知らずに未加入と回答したため、このような結果になったと説明している[143]。

　そもそも、1995 年国民健康保険法は、2010 年までの国民皆保険の達成を目標とする旨を法律に規定していた。前保健大臣のタン博士に行ったフィリピンの保健改革評価に関するインタビューにおいては、ユニバーサル・カバレージとは、日本の国民皆保険におけるような全国民の強制加入による医療保険を目指すものであり、85％の加入率達成という F1 の目標設定自体が誤っているとの指摘があった[144]。

　イ　貧困層スポンサー・プログラムの不十分な普及
　フィルヘルスへの貧困層加入促進のために設けられた貧困層スポンサー・プログラムは、保健省とフィルヘルスの財政支援により、地方政府管轄区域における加入者拡大を促そうとしている。また、プライマリ・ヘルス・ケアの人頭割当として貧困層スポンサー・プログラムの加入者 1 名毎に地方政府に保険料の一部を返金することにより、地方政府の参加を促すインセンティブとしている。しかしながら、地方政府の動きは遅い。各地方政府が加入対

象者の範囲を独自に目標設定し、加入者を選抜することができるため、目標
設定と加入者特定の政治化が起きており、プログラム実施を困難にしてい
る。貧困層スポンサー・プログラムにおけるもう一点の難題は、フィルヘル
スによる地方政府管轄医療施設の認証が遅れていることである。国内の
2,226のルーラル・ヘルス・ユニットの内、48.9％のみしかフィルヘルスの
認証を受けていない。既に認証されているルーラル・ヘルス・ユニットにとっ
ても、毎年認証更新が必要とされるため、頻繁すぎる手続きに実施が追いつ
かない場合がある（World Bank 2011a：110）。

　ウ　期待を下回る個人支払プログラムへの加入
　多くの中所得国においては、貧困層ではない自営業者やインフォーマル・
セクターの労働者は、人口の30〜40％程であり、労働力の約50％といわれ
る。一般的にこの人口層は、リスクと保険の関係性や、公共サービスの低価
格による利用等に関して、理解が欠けているため、健康保険料を支払う意欲
に欠けていると、される。さらに、健康保険機関にとっても、加入によるコ
スト負担が高額になり得る。フィリピンの場合には、これらの人口層は概し
て健康であるため、フィルヘルスへの加入によりリスク・プーリングは強化
される。産業と労働市場の側面からみると、中小・零細企業が多いことから、
雇用主の多くはフォーマル・セクターの労働者の数多くをフィルヘルスに加
入させていない。この労働者層はより需要の高い年齢層を支えているため、
彼らの未加入は、フィルヘルスにとって難題である。健康保険料事業主負担
は、中小・零細企業にとって経済的負担となるため、これらの企業は支払い
を逃れることもある。インフォーマル・セクターと自営業者の労働者を加入
させる戦略と、フォーマル・セクター労働者の加入を増加させる戦略は、再
検討が必要である（Wold Bank 2011a：110）。F1の加入戦略の下では、個
人支払プログラムの加入が加速されることはなかった。

エ　保険料未払い

フィルヘルスの保険料は、加入者の月額収入が 30,000 ペソを超えると、保険料率は上昇せず、一定であるという上限が設けられている。このために、高所得層であっても支払い可能な金額よりも低額である年間固定額 9,000 ペソのみしか保険料を負担せずに済む仕組みとなっている。これにより、保険料の累進性と総額保険料費用とを劇的に引き下げている。さらに、保険料上限はインフレーションへの対応をしばしば見送っており、価格の上昇と共に累進性は毎年損なわれている。個人支払プログラムに加入するインフォーマル労働者や貧困層の保険料は年間定額の 1,200 ペソであり、インフレーションによる調整はほとんど実施されていない。このために、保険料負担の不公平性を助長している。さらに驚くべきことに、フィリピン海外労働者プログラムは、最低価格の保険料による定額制（年額 900 ペソ）であり、通常海外労働者が負担し得る額を下回っている。小売店舗や企業による未払いも大きな問題となっている。2007 年に保険数理人オフィス（the Office of the Actuary）は、保険料収集の効率性は、30％程度に過ぎないと発表している。これは、保険料を支払うべき者の内、約 70％が支払っていないことを示している（World Bank 2011a：110-111）。

オ　フィルヘルス給付金の非効率

フィルヘルス加入者及び扶養家族への給付内容が限られていることから、加入者は十分な保険に加入しているとはいえない。フィルヘルスによる医療サービス提供者への償還額の上限は低く、バランス・ビリング[145]の制限はない。例えば、病院の総支払費用の内、フィルヘルスが負担しない部分は全て患者による医療費自己負担費用となる。2004 年のフィルヘルスの支援価値（support value）は、62％のみであったという調査結果がでている。また、2009 年の調査では、入院患者への支援価値はわずか 34.4％であった。首都圏マニラでは、より高額で高度な医療を患者が受けているためにフィルヘルス患者全体への支援価値は、わずか 23.8％であった。現在普及しているバラ

ンス・ビリングは、フィルヘルスによる財政保護機能の提供を最初から排除している。結果として、自己負担額は、フィルヘルス加入者の方が、未加入者よりも多くなっている。極端に限定された通院患者への給付金は、より高額な給付金が支給される入院給付金の利用を促進することとなり、フィルヘルス給付金の費用効率性を減少させている（World Bank 2011a：111）。

　カ　フィルヘルス給付金によるサービス内容の限定
　フィルヘルスでは、TB−DOTS等の特定の外来患者の医療費を除いた外来患者の医療費及び医師の往診費用は償還できない。近年給付対象は増加しつつある（政府医療施設におけるTB−DOTS、認証施設における妊産婦ケアパッケージ、完全避妊、貧困層スポンサー・プログラムによるルーラル・ヘルス・ユニットでの治療を望む貧困層への人頭割の外来患者給付金パッケージ）。しかしながら、こうした給付金の追加は、却って給付金パッケージの仕組み自体を分散化する傾向にあり、パッケージの包括的で健全な向上はない。フィルヘルス給付金はほとんど病院の入院患者向けであるために、より費用効率の良い外来患者の治療・管理方法があったとしても、病院は患者を入院させようとする傾向がある（World Bank 2011a：111-112）。

　キ　脆弱なプロバイダー支払いと契約システム
　フィルヘルスは、医療サービス提供者とより適正な価格に向けて積極的に交渉することはない。安価な医薬品法（Cheaper Medicines Act）により課された「医薬品小売価格の上限（Maximum Retail Price for drugs）」に比べて、病院費用、医師給与、バランス・ビリング実施等を、管理する同様の政策イニシアティブは取られていない。さらに、国内のほとんどのフィルヘルスより規模の小さい民間の医療保険「健康維持機関（Health Maintaenance Organization）は、通常、医療サービス提供者と価格交渉をするが、フィルヘルスにはそのような組織的慣行はなく、受け身による価格受容者（passive taker）であるために、経済的利益（economic rents）を、民間病

院や民間医師により回収することとなる（World Bank 2011a：112）。

　このように、国民健康保険加入拡大という戦略実施には様々なギャップが生まれた。社会保険による財政保護機能の欠落、世代と所得を考慮にいれた再分配構造の見直し、基本的な通院治療の給付開始とサービスの確保といった問題が解消されないままに、加入者の拡大のみを急いだ戦略は功を奏さなかった。

　2)　保健省・地方政府における財政実施の失敗

　ア　医療費自己負担額の増加

　2005年F1開始当時、他の東南アジア諸国がGDPの平均4から5％を保健セクターに支出しているのに対し、フィリピンの医療費はGDP比3.6％のみであった。WHOは、GDPの5％を保健部門への支出とするよう推奨しているが、2010年時点における医療費GDP比は3.6％のままである。第2章において、既に示しているように、総医療費に占める政府支出・国民健康保険・民間保険・患者の自己負担額の割合は、ほとんど変わらなかった。事実、患者の自己負担額の割合は逆に増加傾向にある。

　イ　財政空間と医療支出

　医療費の公共支出割合の低さは、フィリピンの財政空間（fiscal space）の問題と関わっている。医療の財政空間とは、政府の長期間にわたる財政の持続可能性を揺るがすことなく、医療公共支出を増加することである。マクロ財政の観点からすると、フィリピンは、伝統的に医療費公共支出増加の見込みが少なく、国家予算における支出の優先順位が高くない。国民の50％以上がインフォーマル・セクターでの労働に従事している状況にあり、フィルヘルス運営財源を彼らの保険料から捻出することは困難である。低・中所得国においては、ユニバーサル・カバレージの実現には長期間を要するため、国民健康皆保険の財源を賄うためには、一般財源からの歳入にかなり依存し

なければならない（World Bank 2011a：107）。

　ウ　保健省・地方政府・フィルヘルス財源の傾向

　10 年近く保健省予算が減少した後、保健省予算の政府支出割合は増加し
てきた。結果として、医療の政府支出は、2002 年の 5％から 2008 年の 6.5％
へと増加した。特に、ワクチン・抗結核薬・救急産科医療提供のための政府
医療施設の改修等の公衆衛生介入のための支出は増加した。しかしながら、
国家支出の増加は極めて限られており、地方政府の医療支出は、実質減少し
ている。加えて、医療支出におけるフィルヘルスの割合は、1995 年の開始
以来、ほとんど増加していない（World Bank 2011a：108）。

　エ　地方政府財政と吸収能力の不均衡

　地方政府は、天然資源、経済開発、制度の運用能力に関し、それぞれ状況
が異なる。この差異は、歳入確保能力や財源の吸収能力に影響する。内国歳
入割当金の州・市・町における不公平性は、医療サービスの格差に可変しや
すい。内国歳入割当金の割合変更は、保健省の管轄を超えており、より高レ
ベルの政府による介入が必要となる。リージョン及び州政府医療支出の多様
性は、地方政府の内国歳入割当金への依存度が高いことから生じており、医
療の需要が考慮されていない。地方政府配分の不公平性は、都心部では、所
得税・事業税等の大規模の税収が特別財源としてあり、貧困層が多い農村部
の州は、財源確保が困難なことから生じる。内国歳入割当金の地方政府の配
分は、市に有利な分配構造であるために、合併を進めて町（municipalities）
から市へと移行しようとする動きが相次いでいる。地方政府配分からの医療
支出は、保健行政の権限移譲により生じた保健設備支出に十分ではなく、多
くの医療サービス提供施設は、財政難から修復できない状況のままである
（World Bank 2011a：108）。

オ　フィルヘルスのマネジメントの問題とガバナンス改革の必要性

　フィルヘルスの運営に関する情報は限られているが、フィルヘルスのガバナンスと運営には様々な弱点がある。近年の研究は、行政的複雑さと効率的な手続きの欠如による、加入者が経験している給付金受給の困難さを、指摘している。フィルヘルスの給付金受給手続きは、特に貧困世帯や農村地域の居住者にとっては複雑な手順である。受益者は書類に不備があると、医療施設で給付金を利用したサービスを受けることができない。恐らくこのためであると思われるが、フィルヘルス加入者の内、63％は給付金を請求していないと、いわれる。

　また、1995年国民健康保険法は、フィルヘルスの給付金について明確に規定している。これに関しフィルヘルスは、積立金（reserve）の上限額をきちんと定めた上で、上限を超える資金をどう活用するか明確に定めることが期待されている。活用の方法としては、例えば、給付金の増加や保険料の引き下げ等が考えられる。事実、フィルヘルスは、法律で定められている上限を超えた積立金を保有している（World Bank 2011a 112-113）。

　さらに、通常、医療機関の認可は、健康保険機関とは別の第3者機関によって実施されることによって中立性が保たれるが、フィリピンは、フィルヘルスが認可も実施している。フィルヘルスの認可部門と、医療サービス提供者への支払い部門とを、切り離すことが求められる（World Bank 2011a：130）。

　フィルヘルスのガバナンスと運営に関する組織的な評価はこれまでになされていない。ごく限られた給付金、財政保護機能の脆弱性、多数の未加入の貧困層等を考慮すると、フィルヘルスの1,000億ペソを超える莫大な積立金は、国民への信頼を損なうものである。これらの問題は技術的な解決方法の欠如ではなく、フィルヘルス組織内部の強固なガバナンス、経営管理、組織の運営実施に関する問題であり、改革が求められる部分である。フィルヘルス理事会は、この改革アジェンダを主導すべきである（World Bank 2011a：113）。

カ　政府管轄病院への予算配分改革実施の失敗

　前述のPPAsには、保健省の役割として、保健省からの配分予算の財政効率化の一環として、政府管轄病院への業績に基づいた予算配分の導入が盛り込まれていた。しかしながら、実際には、F1の下で計画された予算配分は全く実施されずに終わった。本項においては、フィリピン開発研究所による報告に基づき、この実施のギャップを検討する。

　医療サービスは、公共・民間部門により提供されており、バランガイ・ヘルス・ワーカーの配置されているバランガイ・ヘルス・ステーションが末端に位置する。バランガイ・ヘルス・ワーカーは、通常、市町村行政の中心地区（poblacion）に置かれている市保健オフィスやルーラル・ヘルス・ユニットを患者の紹介先として連絡を取る。市保健オフィスやルーラル・ヘルス・ユニットには、通常、医師・看護師・衛生検査官（sanitary inspector）・研修を受けた助産師、提携している伝統的産婆師（Traditional Birth Attendant）及びバランガイ・ヘルス・ワーカー等が配置されている。ルーラル・ヘルス・ユニットは、必要な場合には、患者を25床からなる第1次病院へと紹介する。大規模の州には、州立・市立病院等の第2次病院があり、第3次医療を提供する最終的な患者の紹介先である病院は、メディカル・センター、リージョン病院、専門病院からなる。1993年の保健行政の地方への権限移譲により、患者の医療機関紹介（リファレル）ネットワークは、図3-5の太字で示されている矢印の構想通りには機能しておらずに、実際には点線で示されている経路を辿っている（Lavado et al. 2010）。

　より重篤な患者を受け入れるべき第3次病院は、第2次以下の病院でも治療可能な患者を実際には受け入れているために、本来の収容能力を超えており、訪れる全ての患者を診療するために、より多くの財源を必要とし、患者の待ち時間は長くなる。患者の症状と実際に治療にあたる医療機関との不適合は、施設の医療費用を引き上げるのみでなく、患者の費用負担も上昇させており、医療の効率性を損なっている（Lavado et al. 2010：12）。

図3-5 保健サービス・デリバリの現状

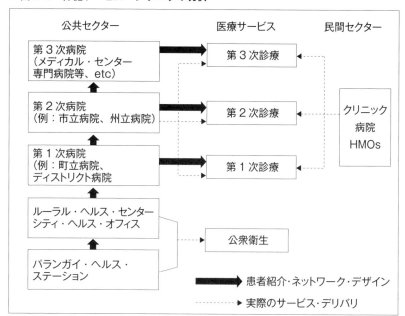

出所：Lavado Rouselle F. et al.（2010）."How Are Government Hospitals Performing? A Study of Resource Management in Government-Retained Hospitals." *The PIDS Discussion Paper Series* 2：7.

保健省管轄病院の種類

保健省管轄病院は全部で8種類ある。それらは、一般専門病院、精神疾患専門病院、メディカル・センター、リージョン病院、ディストリクト病院、敷設病院（Extension Hospital）、研究病院（Research Hospital）、療養病院（Sanitaria Hospital）である。病院の種類は、扱う疾患の種類と地理的な配置による。一般専門病院は産科・婦人科専門のホセ・ファベラ病院や感染症専門のサン・ラザロ病院等である。精神疾患専門病院は、精神疾患の患者を専門に扱い、療養病院はハンセン病患者の療養施設である。住血吸虫症管理研究病院や熱帯医学研究所は、主として特定疾患の研究病院の役割を担っている。メディカル・センターは主にマニラ首都圏や州都に位置し、様々な専門科のある一般病院である。敷設病院はメディカル・センターの別館として

設置された病院である。リージョン病院とディストリクト病院は、リージョン行政区域と下院選挙区に基づいた地理的配置によるものである。この種類による病院分類は通常、病院のサービス・デリバリの規模を反映しているものではない。

病院の分類

もう一つの病院分類方法として2005年保健大臣による行政命令第29号[146]に基づいた病院認証システムによる分類があげられる。この分類は病院の患者へのサービス・デリバリ能力に基づいている。レベル1の病院は、プライマリ・ケアを含む患者への即座の治療が必要な初期の臨床ケアを提供する。レベル2の病院は、地域で流行している病気の診療と管理を提供する専門科を置かない病院である。レベル3の病院は、専門科を配置し、外科手術治療や集中治療が可能な病院である。レベル4の病院は、少なくとも1つの認証された研修医プログラムのある教育・研修病院であり、レベル3病院で提供される診療及び準専門的な医療の提供が可能な病院である。保健省管轄病院の全てはレベル3又はレベル4に分類されている。

保健省予算編成

保健省予算は、2003年から2008年の一般歳出予算法（General Appropriations Act）[147]に基づいて名目上92.8億ペソから189.1億ペソへ103％上昇した。2006年の政府病院収入と2007年の一般歳出予算法の数値から換算した保健省管轄病院の総予算の内、国家歳入予算は80％を占め、20％は病院の収入である（図3-6）。

国家歳入予算からの資金は2種類から成り、70％は保健省予算から割り当てられ、10％は様々な特定目的資金（Special Purpose Funds）から配分される。保健省予算の内、67％は直接病院に割り当てられ、3％は、中央政府からの追加予算[148]である。10％の特定目的資金の内、9％は職員のための特定目的資金であり、福利厚生雑費（Miscellaneous Personnel Benefits Fund：

図 3-6　保健省管轄病院の資金内訳

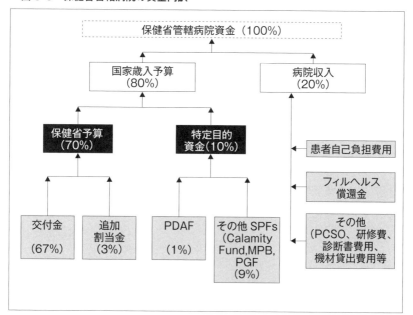

出所：Lavado Rouselle F. et al. (2010). "How Are Government Hospitals Performing? A Study of Resource Management in Government-Retained Hospitals." *The PIDS Discussion Paper Series.* 2：7.

MPBF)、年金退職基金 (Pensions and Gratuity Fund：PGF)、災害費用 (Calamity Fund) であり、1％は優先開発支援基金 (Priority Development Assistance Fund：PDAF) である。一方、病院経営による収入は必要総資金の20％を占める。

　ほとんどの政府管轄病院が予算を消化しており、その主たる使用目的は人件費に充てられていると考えられる。地方分権化による中央政府からの公務員の福利厚生費の交付金が削減されたために、各政府管轄病院は余剰金を切り崩し、これに充てている (Lavado et al. 2010)。

保健省管轄病院への予算配分問題点

　これまでの予算編成において政府管轄病院への支出は実質減少してはいる

ものの、病院の種別やリージョンによる配分は変わっていなかった。それぞれの病院にどのような基準で予算が配分されているかは明確ではない。かつては病床数に基づき予算が割り当てられていたが、病院数の増加によりこの基準は不明瞭になった。2000年から2008年の調査では、病院の病床数・地理的特徴（人口、リージョン内の貧困比率）、貧困層の患者数と、予算の割当との因果関係はみられなかった。また、予算配分にあたり、効率的な予算消化が考慮されているかも明確ではなかった。保健省はF1実施以前の保健改革において地方分権化以降の政府管轄病院の運営に関する明確な計画を全く描くことができないでいた（Lavado et al. 2010：4）。

優先開発支援資金

フィリピンのポーク・バレル資金[149]である優先開発支援基金は、国会議員の意向により選ばれた病院への拠出金であり、病院の維持管理費の一部となる。通常この資金は貧困層の診療費・入院費に割り当てられる。しかしながら、保健省によれば、入院費への支出は優先開発支援資金を提供した国会議員による事前の承認を得なければならないとのことである。資金を拠出する国会議員は必ずしも病院の位置する区域の出身でなくても構わない。マニラ首都圏の専門病院やビサヤ州中心部の病院、ダバオ市保健課管轄病院等、都市部の病院が全国の優先開発支援資金拠出の66％を占める（Lavado et al. 2010：23）。優先開発支援資金がどのように各リージョンに配分されているかは明らかではなかった。明らかに、優先開発支援基金は病院が利用可能な基金の8％を占めるが、比較的裕福で高度に都市化した首都圏マニラ、ビサヤ中央部、ダバオ市の保健課に集中している。カラガ地方、カガヤン・バレー地方、北ミンダナオ地方、イロコス地方、サンボアンガ半島、ソクサージェン地方等の貧困地域への優先開発支援基金拠出は低いか皆無に等しい。ポーク・バレル資金の拠出は国会議員の恣意に基づくもので、より多くの患者からの関心を得られる大規模病院に集中している。このような政治的な主観に基づくことなく、より系統立てられた秩序のある方法で配分されるので

あれば、追加予算を切望している病院の維持管理費の需要を補完することができるかもしれない（Lavado et al. 2010：28）。

F1 に基づいた新予算編成

2008 年より保健省は F1 の保健改革実施戦略に適合した新しい予算編成枠組を提案した。F1 における保健財政改革の実施戦略の 1 つは、業績に基づいた予算配分システム（performance-based financing system）である。従来、医療機関や公衆衛生プログラムへの予算配分は歴史的でインクリメンタルな手法であったが、業績主義への移行により一定の業績目標達成条件を満たすことによって予算配分・支出が受けられるシステムへの移行を目指している。F1 実施の行政命令に続き、2006 年 6 月に保健大臣による行政命令第 23 号（AO No. 2006-23）が発行され、F1 への投資支出と予算改革指針を示した[150]。この行政命令は、F1 枠組みの完全実施を支援するには従来の保健省予算では不十分であり、中央政府やリージョン政府の管轄病院とプロジェクトに直接支払われる予算の配分と、執行構造の改革が必要であるとする。現在の保健省予算を既に存在しているプログラムやプロジェクトに割り当てる際に、1）ガバナンスと運営支援、2）政策基準と開発・技術支援、3）保健プログラムの実施と協調、という 3 つの主たる機能に基づき、新たな予算配分を実施することを提案した。なかでも、歳入を生み出す運営事業から、F1 戦略実施基金を拠出することとした。保健省管轄病院は、潜在的に歳入が見込まれていることから再分配の財源として認識された。施設修繕に充当する資本金や基金を設置し、競争原理に基づき提案書の提出により配分を受ける施設を決定する仕組みが提案された。

業績に基づいた予算編成

予算の執行に関しては、組織のパフォーマンス指標枠組（Organizational Performance Indicator Framework）に沿って計画された業績指標に基づいて、保健省予算が支出されることとなった。病院の業績基準（Performance

Benchmark）に関しては、病院の維持管理費の一部を業績に基づいて配分する仕組みが提案された。業績基準はサービスの分類、医療の質、利用率、社会的支援と効率性、歳入消化の合理的計画に基づくこととなった。2006年7月には、保健省管轄病院の実績ベース予算（Performance-based Budgeting）の実施基準が別に発行された。実績ベース予算は、保健省から病院の維持管理費への支出を分割し、一部を事前に合意した業績評価基準に病院のパフォーマンスが適合した際にのみに割当てる手法をとった。この目的は、病院のパフォーマンスと予算割当とを関連づけ、政府管轄病院の保健省交付金への依存度を弱めて、国民健康保険からの償還金、患者からの支払、その他の特別予算支援費等からの内部資金調達を促すことであった。この実績ベース予算に関する行政命令は、保健省管轄病院の維持管理費のうち5％は自動的にF1の公衆衛生プログラムの財源とする公衆衛生資金拠出（Public Health Fund Pool）へと割当てることを規定している。維持管理費の残りの95％は、基本割当資金（Basic Allocation Fund）と業績主義運営資金（Performance Based Operations Fund）に分けられた。基本割当資金は維持管理費純資産の70％（あるいは総資産の66.5％）に匹敵しており、業績指標とは関連づけられていない。これは、病院が確実に諸経費を支払えるようにである。病院の維持管理費の残りの30％（あるいは総維持管理費の28.5％）は、業績指標と関連づけられた業績主義運営資金である。病院が業績目標に達することができなかった場合、その資金は病院施設強化資金（Health Facility Enhancement Fund）へと振り替えられる。この資金は、政府管轄病院からのインフラストラクチャー強化や補修の提案書提出に基づいた競争資金として、利用可能とした（図3-7）。

　2008年には提案された予算構造が実施され、事前に認証されている病床数に基づき病院予算が割り当てられることとなっていた。しかしながら、2006年から2010年に実施されることとなっていた行政命令に基づく業績に基づいた予算編成は、2008年時点に実施されることはなかった。

図 3-7　保健省管轄病院の業績に基づいた予算編成

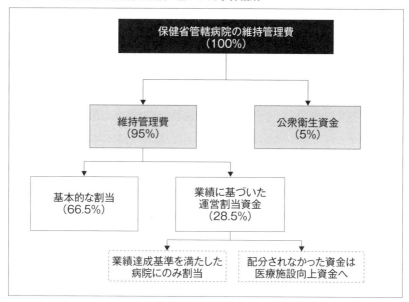

出所：Lavado Rouselle F. et al.（2010）."How Are Government Hospitals Performing? A Study of Resource Management in Government-Retained Hospitals." *The PIDS Discussion Paper Series*. 2：39.

実績ベース予算の問題点

　保健省管轄病院への予算配分は 2010 年時点においても明確な基準がないままである。実績ベース予算という予算アセスメントの枠組が定められたことは良い兆しではある。しかしながら、保健省管轄病院の実績ベース予算枠組には瑕疵がある。第 1 に、実績ベース予算のパラメーターは限界点において、病院が自ら収入を得る意欲を失わせるかもしれない。また、もし彼らが規定の維持管理費の割当を超える十分な収入を得ることができる場合には、業績に基づいたインセンティブを軽視するかもしれない。第 2 に、実績ベース予算枠組には懲罰的な性質があるために、業績目標に達しなかった病院に悪影響を及ぼす可能性があり、残りの病院に対しても特に良い業績を上げようとのインセンティブになることもない。

　保健セクターの財源不足から保健省は自らの収入により運営可能な病院に

割当てられていた予算を、公衆衛生や国民健康保険等の他のプログラムへと再配分してきた。実績ベース予算の貧困層の患者数の増加といったパラメーターは、病院収入のさらなる減少へとつながる。このために、もし病院に維持管理費より高額の収入があった場合には、維持管理費の28.5％に過ぎない実績ベース予算に固執し成果を上げようとする必要はなくなってしまうかもしれない。病院が収入よりも高額の維持管理費補助金を受け取っている場合には、維持管理費に執着すると思われるが、より高い収入を得ようと努力する気力が削がれるかもしれない。なぜならば、高い収入を得れば得るほど、維持管理費の額が下げられるからである。保健省予算配分と政府管轄病院の業績とを関連づける論理は魅力的ではあるが、実績ベース予算の構造とその基準を政策決定する際に、それを支えるインセンティブ構造は見逃されていたといえる（Lavado et al. 2010：40）。

　次頁の表3-5 に示されているように2008 年から2010 年における配分基準に関しては14 項目が提案されていた。しかしながら、4 項目のみが病院において実行可能であった（表3-5 の★印）。なかでも、「貧困層患者に支出される内部資金の割合」や、「一定の無料サービスの増加割合」といった基準に関しては、各病院からの情報は収集されないままである。保健省管轄病院のなかには、維持管理費のかなりの割合が貧困層の入院費支払いにより帳消しにされてしまうために、貧困層への支出を定額に留める措置を求める病院担当者もいるという。さらに、「維持管理費の50％以上を医薬品と備品に使用する」という基準は、病院に医薬品信託基金の設立が許可されることとなり、医薬品購入に維持管理費が使用されていないため、もはや妥当ではない。「総入院患者の内、貧困層のフィルヘルス加入患者数の上昇率」という基準は、病院の統制範囲を超えているという。なぜならば、病院は患者を選ぶことができず、フィルヘルスの健康保険証を所持していない患者を差別することができないからである.

　F1 実施においては、市保健課と区域内の保健省管轄病院の調整機関として「フィールド実施管理オフィス」が設置され、事務次官又は、副事務次官

表 3-5　政府管轄病院への維持管理費割当基準の内容

パラメーター	病院への維持管理費割当基準の内容
効率性	★保健省内医療施設サービス局によるライセンス認証に基づいた病床稼働率
	公共・民間施設協同のネットワーク・アレンジメントの確立
	★一日の入院費用とランセンス済みの分類との整合性
	★複雑なケースを扱う能力、医療のイメージ化や専門的研究を含む補助的サービス
質	院内感染率の減少
	国際的に受け入れられている基準による実質死亡率
	効率的な病院の継続的品質改善（CQI）活動
	最小限の医薬品の副作用（adverse drug reaction）及び医療過誤の割合
	★政府管轄病院における処方箋記録の上昇・未記録の処方の減少又は 0%化
	維持管理費の 50%を医薬品と備品に使用する
	患者の満足度と応答性：外来診療や救急医療、選択的外科手術の待ち時間
社会支援	総入院患者の内、貧困層のフィルヘルス加入患者数の上昇率
	総予算における貧困層患者に支出される内部資金の増加割合
	総歳入に占める一定の無料サービスの割合増加

出所：Lavado Rouselle F. et al. "How Are Government Hospitals Performing? A Study of Resource Management in Government-Retained Hospitals." *The PIDS Discussion Paper Series.* 2：41-42.

の監督下におかれた。ルソン・ビサヤ・ミンダナオという 3 つの地域クラスターが形成され、市保健課と病院からの報告が義務付けられた。専門病院と首都圏マニラにおける 4 つの法人病院は、フィールド実施管理オフィスに類似した専門的ニーズオフィス（Office for Special Concerns）[151] の監督下に置かれた。フィールド実施管理オフィスや専門的ニーズオフィスは、病院のモニタリングと評価を担っている。

予算支出

首都圏マニラ専門病院への予算は予算管理省（Department of Budget

and Management）の中央オフィスから支払われる。予算管理局（Budget Management Bureau）内の部がこれらの病院の日々の調整に携わり、それぞれの職員がおおよそ2つの病院を担当する。リージョン病院は予算管理省のリージョン・オフィスと連携している。他の機関と同様、病院予算は年間国家予算に沿って支払われる。包括的な支出基準は、エージェンシー予算マトリックス（Agency Budget Matrix）[152]に基づいている。このエージェンシー予算マトリックスによる予算の内、50％は決裁なしで使用ができる。残りの50％は、該当機関の業績評価であるエージェンシー・パフォーマンス・レビュー[153]を経て、特別割当支出命令（Special Allotment Release Order）[154]に基づいて、支払われる。図3-8は予算支出経路を示したもので、病院に予算管理省から予算が支払われた後に、病院は予算管理省に財政報告を提出し、その写しを保健省にも送ることとなっている。

図3-8 政府管轄病院の資金と財政報告の流れ

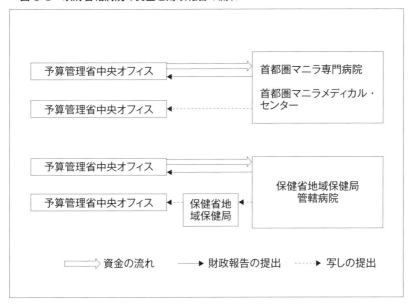

出所：Lavado Rouselle F. et al. "How Are Government Hospitals Performing? A Study of Resource Management in Government-Retained Hospitals." *The PIDS Discussion Paper Series.* 2：16.

保健省管轄病院の包括的な計画策定の必要性は過度に重視されてはならない。過去にも保健改革において様々な計画が策定されたが、保健省の計画とそれぞれの保健省管轄病院との計画との間には整合性がなく、断絶したものであった。なぜならば、実施を担当するフィールド実施管理オフィスや予算管理省のような機関には改革を実施する強力な権限がないからである。フィリピンにおいては、通常、保健大臣の下に4名の事務次官と約10名の保健大臣補佐が任命される。これら事務次官レベルの官僚が病院担当行政を専従で担うポストが保健省内に存在すれば、全ての保健省管轄病院の病院計画実施の監督が可能になるかもしれない。その場合、その行政官には病院が違反した場合に制裁を加えて、良い業績に対しては報酬を与えるという、適切な権威が与えられなければならない。このように、F1における病院財政改革は失敗に終わったのである[155]。

（2） 規制

F1 の規制に関する戦略の PPAs は、表 3-6 の通りに定められた。

表 3-6 規制のプログラム・プロジェクト・活動

規制の PPAs —国家レベル
1．規制システムとプロセスの改善・調和・合理化
a. 医療施設認可の「ワン・ストップ・ショップ」の確立
b. 規制システムとプロセスの自動化
c. 保健省地域局と地方政府への適切な規制機能の権限移譲
d. 規制機関の喫緊の向上
e. 保健省の規制実施メカニズムと規制監視機能の強化
2．医薬品・食品・薬局・施設・サービスの認証システムの開発
3．保健省規制オフィスのシステムとプロセスの ASEAN 基準との協調
4．安価で高品質な医薬品へのアクセス向上
a. 高品質なジェネリック医薬品の促進
b. 製薬流通ネットワークの拡大
c. 安価で高品質な医薬品の代替的な地域及び外国資源の把握
d. 地方政府の保健施設間における協働調達メカニズムの開発
5．医療規制機関の原価回収・歳入増大メカニズムの制度化

規制の PPAs ―地方政府レベル
1. 国家の保健に関わる法律・政策・基準の施行
2. 地方の保健規制政策の法制化とローカライゼーション
　　安価で高品質な医薬品へのアクセス向上

　出所：DOH 2008. *Overview of the Philippine Health System and the Implementation Framework for Health Reforms.* ：27-33.

　表3-7 は、規制のアセスメントをまとめたものである。規制に関する主たる成果は、2008 年には、共和国法第 9502 号（RA No. 9502）「安価で質の良い医薬品を提供するための法律（Universally Accessible Cheaper and Quality Medicines Act of 2008）」、2009 年には共和国法第 9711 号（RA No. 9711）「食品・薬品行政法（Food and Drug Administration（FDA）Act of 2009）」が制定されたことである。これにより、保健省の食品・医薬品の規制・監督権限を明確にするための法整備が進んだ（DOH 2010a）[156]。

表 3-7 規制のアセスメント

主たる結果の項目	成果と残されたギャップ
修復・ライセンス、認証、証書の協調と合理化	・ライセンス認証と関連する機能の保健省地域局への地方分権化は、主たる成果である。 ・フィルヘルスの認証システムに関する保健省とフィルヘルスの協調がみられたが、プロセスの重複は継続している。 ・病院施設を建設するための審査制度である必要証明制度（Certificate-of -Need）は、無分別に予備の大病院に与えられている。不適切なキャパシティの小さな医療施設が、ライセンス・レジームにおいて病院として認証を受けているのは、解決されていない問題である。 ・企業寄りの改革目標は、新しい民間と地方政府の医療投資を生じさせる。
品質認証の開発	・品質認証は、医療センターで確立されているが、この効果に関する評価が必要である。 ・フィルヘルス給付金のインクリメンタルな追加は、難航してコストがかかる「インクリメンタルな認証」につながる。
規制機関のキャパシティ向上	・新たに設立された食品・医薬品庁はキャパシティ・ビルディングの必要性があるが、実施ルールや規制の枠組の策定は何もなされていない。 ・病院セクターには長期的な戦略がなく、保健省管轄病院の戦略には開発が必要である。

低価格で高品質の医薬品の向上	・安価な医薬品法の法制化と5種類の活発な医薬品材料の最低小売価格設定に関する大統領令（821）と、2009年のその他16種類の自発的な価格削減、2010年の97種類の削減は、主たる成果といえるが、影響に関する評価が必要である。
	・村と町の医薬品小売店（Botika ng Barangay, Botika ng Bayan）の再生は成果であるが、リージョンによってはより多くの小売店が必要である。売上高は低く、再供給は困難であり、記帳管理がされておらず、医薬品のスーパービジョンはほとんどの小売店で行われていない。
	・ジェネリック医薬品の市場におけるシェアは伸びてはいるが、政府の行動による成果ということはできない。価格は高いままである。
	・公共セクターにおける基本的な医薬品の供給力は低く、ほとんどの地方政府における調達価格は高いままである。

出所：World Bank (2011a). *Philippine Health Sector Review Transforming the Philippine Health Sector*: *Challenges and Future Directions*. : 119.

　保健省地域局の監督・管理責任については、F1戦略には明確な規定がない。地方分権化直後、保健省は、保健省地域局に権限移譲に関わる問題解決の役割を課すのではなくて、アドホックな機関として地方政府支援モニタリング・サービス（Local Government Assistance and Monitoring Service）を別に設置した。今日までこの方向性は変わらない。一方、保健省は、保健省地域局に州以下の医療に関わる規制の役割を担うよう促しつつある（World Bank 2011a：59）。また、保健省予算の州への割当についても行政手続きを担当しているが、合理的な配分がなされていない（DOH 2010a：42）。

　医薬品に関しては、上記のいわゆる安価な医薬品の法律（Cheaper Medicine Act：RA 9502）と5つの医薬品原材料に関する小売価格の上限に関する大統領による行政命令（Executive Order on Maximum Retail prices of five active drug ingredients）が、特に貧困層に対する医薬品のアクセスを向上させた。村や町には医薬品の直販店のネットワーク（Botiga ng Barangay や Botika ng Bayan）が形成されて、医薬品へのアクセスを向上

第3章　F1改革の推進と実施のギャップ　197

させた。F1戦略の下で迅速な認可を進めるため、保健省による医療施設の
ライセンス承認は、保健省地域局に委任された。このようにして、フィルヘ
ルスによる認証と、保健省によるライセンス承認とは、協調してきた。品質
認証（quality seals）の概念であるSentrong Siglaは、メディカル・センター
に確立しつつある（World Bank 2011a：115）。

（3）　サービス・デリバリ

　サービス・デリバリに関するPPAsは、以下の通りに定められている。

表3-8　サービス・デリバリのプログラム・プロジェクト・活動

サービス・デリバリのPPAs ―国家レベル
1. 公衆衛生開発プログラム
   a. 「無病区域」イニシアティブの確立
   b. 疾病予防と管理プログラムの加速化
   c. リプロダクティブ・ヘルスの指標向上
      1. 幼児健康プログラムの促進
      2. 母子保健プログラムの促進
   d. 健康リスクに対する健康な生活習慣・管理の加速化
   e. 伝染性疾患等の管理・監視システム強化
   f. 災害管理システムの強化
   g. 健康促進とアドボカシーの強化
2. 保健施設開発プログラム
   a. 保健人材の供給と能力構築を含む医療施設・サービスの合理化
   b. 病院における健康促進サービスの統合
   c. 病院開発計画
サービス・デリバリのPPAs ―地方政府レベル
1. 公衆衛生開発プログラム
   a. 「無病区域」イニシアティブの確立
   b. 疾病予防と管理プログラムの加速化
   c. リプロダクティブ・ヘルスの指標向上
      3. 幼児健康プログラムの促進
      4. 母子保健プログラムの促進
   d. 健康リスクに対する健康な生活習慣・管理の加速化
   e. 伝染性疾患等の管理・監視システム強化
   f. 災害管理システムの強化
   g. 健康促進とアドボカシーの強化

２．保健施設開発プログラム
　　a.　保健人材の供給と能力構築を含む医療施設・サービスの合理化
　　b.　病院における健康促進サービスの統合
　　c.　病院開発計画

出所：DOH 2008. *Overview of the Philippine Health System and the Implementation Framework for Health Reforms.* : 35-41.

　表3-9 は、F1 実施におけるサービス・デリバリの主要なアセスメントを
まとめたものである。F1 戦略の下でのサービス・デリバリにおける保健省
の主たる業績として 2008 年に発令された母子・新生児・小児医療と栄養
（Maternal、Neonatal、Child Health、and Nutrition：MNCHN）に関する
保健大臣による行政命令第29号（AO No. 29）が挙げられる。医療施設に
おける出産を母親に促すと共に、救急母子医療施設の整備を地方政府に義務
づけている。また、行動変容にむけた新たな健康増進の枠組みを開発した
（World Bank 2011a：57）。2007 年から 2010 年には、約 60 億ペソの投資に
よって、第１次医療機関の第２次・第３次[157]への移行、バランガイ・ヘルス・
ステーションやルーラル・ヘルス・ユニットの第１次・第２次医療機関及び
基礎的緊急産科新生児ケア（Basic Emergency Obstetric and Newborn
Care：以下 BEmONC）や包括的緊急産科新生児ケア（Comprehensive
Emegency Obstetric and Newborn Care：以下 CEmONC）への移行が実施
された。さらに、保健省管轄病院における心臓・肺・腎臓病の専門病院が設
立された。F1 サイトにおける BEmONC や CEmONC のマッピング作業が
2007 年より始まり、全国に 111 の BEmONC 及び CEmONC 医療施設が整
備された。しかしながら、患者紹介制度の基幹病院の多くが未だに母子・新
生児救急医療への対応が十分ではない（World Bank 2011a：56）。

　リプロダクティブ・ヘルス、母子・新生児医療への需要に対する重要なパ
イロット介入として、母子・新生児医療に関するフィルヘルス給付金支払い
が実施された。又、サプライ・サイドでは、ルーラル・ヘルス・ユニットの
フィルヘルス認証にむけた改修を、母子保健の包括的な問題として取り組ん
でいった（World Bank 2011a：115）。

第 3 章 F1 改革の推進と実施のギャップ 199

表 3-9 サービス・デリバリのアセスメント

主たる成果の分野	成果と残されたギャップ
公衆衛生プログラムの強化	・鳥インフルエンザ、H1N1、マラリア、ハンセン病、フィラリア等の医療の脅威の減少。 ・結核の発見と治療の割合は上昇したが疾病の重荷は未だに高い。 ・HIV-AIDS の蔓延は減少しているが、危険性の高いグループで上昇している。健康推進事業は停滞している。 ・新生児・母子保健と栄養に関する行政命令に基づき取り組んではいるが、救急産科ケアの不適切な施設により母体死亡率は高いままである。
医療施設利用の確保	・人口増加を考慮していない保健システムの無能力。 ・病院数（公共・民間）の停滞、F1 により総病床数は微増したが、人口に対する病床数は減少している。 ・ルーラル・ヘルス・ユニット数の停滞、バランガイ・ヘルス・ステーションは増加しているが人口に対して十分ではない。
専門的なサービスの指定提供者	・2009 年の台風オンドイ・ペペンの際に、レプトスピラ症の治療を民間病院へ委託したことは、官民協働の成果を示している。 ・家族計画とリプロダクティブ・ヘルスの官民協働は、主として援助機関主導であった。保健省と地方政府主導の官民協働は、政府のいい加減な家族計画やリプロダクティブ・ヘルス政策のために遅れた。 ・結核治療の官民協働は、拡大が求められる。 HIV-AIDS の官民協働は、トップ・ダウン・アプローチを実施しており、地方政府からのボトム・アップ・アプローチというよりも、保健省からの垂直的なプログラムとして広まっている。 ・非営利施設への直接的な予算助成を実施する医療サービス契約は、法律的には認められているにもかかわらず、フィリピンでは伝統的に行われていない。
医療情報システムの開発	・フィールド保健サービス情報システムの統合は、地方分権により損なわれたままであり、保健省はサービス利用状況と対象者のデータを、入手できない。

出所：World Bank (2011a). *Philippine Health Sector Review: Transforming thePhilippine Health Sector: Challenges and Future Directions.* : 116.

地方における公営病院の老朽化

　マニラ首都圏の運営管理の優れた保健省管轄医療センターを除く公営病院の大部分は、過去 25 から 30 年の人口増加により病院の役割が変化したにも

関わらず、地方分権化以前から制度化された投資や修復を実施していない。F1の下で、州政府は州立病院の一部を修復する財政支援を受けた。ほとんどの州は、投資に利用可能な基金は限られており、修復は主として緊急産科サービスの最低基準に焦点を置いている。現状で利用可能な投資資源は、病院拡大や修復に向けた財政を賄うには極めて乏しい。州保健投資計画による合理的な投資の基準を訴える、保健省の努力にもかかわらずに、病院投資への外部からの介入は、保健省の努力を損ない、高品質の現代的な病院システムに合致しない、持続可能性の低い投資へと繋がっている。公共・民間部門間の投資連携により、これらの差異を埋めるために、病院の運営能力と計画性のギャップ分析を全国レベルで実施する必要がある（World Bank 2011a：117)。

情報システムの整備と政策決定への活用困難

コミュニティ保健情報トラッキング・システム、病院管理情報システム、フィールド保健サービス情報システム、新たな医療施設の認可情報システムである保健省ライセンス情報システム等が、整備されていった（World Bank 2011a：115)。地方政府、病院、ルーラル・ヘルス・ユニット等の各レベルにおける情報データ管理システムが整備されつつある一方で、保健省の政策決定に活用できるサービス・デリバリ・システムのモニタリングに関する情報が集約されていない。収集された情報は、共有・分析がなされておらず、効率的に利用されていない（World Bank 2011a：119)。地域レベル（sub-national level）の知識に基づいた意思決定はさらに脆弱である。あらゆる地方レベルにおいて様々なデータが収集されているが、保健省がアクセス可能なものはほとんどない。一方、一つの指標に対して異なる数種の出所があり、データは混乱しやすく、保健に関する情報は分散している（DOH 2010：7)。

病床数・病院の質の格差

　サービス・デリバリにおいて重要な点は、全国に画一的に利用可能な医療施設を配置することである。しかしながら、病床数のギャップは、農村地域や過疎地域に最も多くみられており、サービス・デリバリのギャップは、これらの地域に居住する貧困家族に影響を及ぼしている。このような地域においては、新しい病院が建設されることもなければ、病床数が増えることもない。さらに、全国の包括的な病院システムは、人口増加、非感染性疾患の増加、事故の多発、トラウマ等の精神疾患の増加、高齢化等により、運営可能な限度を超えている。官民協働（Public Private Partnership）が期待されてはいるが、通常、医療画像診断のみに限定されている。前述の政府管轄病院の問題で論じているように、資金が十分に提供されている民間病院や、高水準で国際的な認可を得ることができる政府管轄病院と、資金が十分に提供されていない公共・民間病院との間には、不公平性が高まっている（World Bank 2011a：107）。

保健省管轄病院における独立採算性の機能不全

　保健省管轄病院の一部は2004年から独立採算性により運営されており、国有・公営企業の認証を受けている場合もある。しかしながら、独立採算による運営開始以前に国有・公営企業認証病院の説明責任の枠組と、保健省管轄病院の独立採算運営機能との整合性が持たれことはなかった。地方政府における公営病院の多くはフィルヘルスからの歳入を保持できないままであり、独立採算運営はされていない。公営病院運営の枠組は包括的ではなかったといえる。人材や資本への投資と独立採算との関係にはギャップが生じていた。さらに、パフォーマンスのモニタリングのための情報システムと、脆弱な説明責任枠組との間にもギャップがみられた。また、病院が社会的な責任と役割を果たすための政策と、それに対する明確な財政投入との間にも、ギャップがみられた。保健省は病院スコアカードの開発を通じて、病院の説明責任を高める仕組みの開発を始めた。しかしながら、ほとんどの病院で利

用可能な病院情報システムが欠如しており、病院スコアカードは全く確立されていない（World Bank 2011a：107）。

保健省予算の政府管轄病院への予算配分への偏り

　F1 実施に携わった保健官僚によれば、F1 実施の際に、保健省予算における公衆衛生への配分は過去最大となったという。しかしながら、政府管轄病院への配分が多い点は変わらない。アロヨ大統領もアキノ大統領も、フィルヘルスや病院経営に関わっている人材を保健大臣に選出している。保健省は70 余りの病院を経営・管理しており、その中には最先端医療設備を整えたフィリピン心臓センターや国立腎臓センター等の 200 億ペソの予算を抱える施設も含まれており、民間病院よりも優れた病院もある。保健省は、これらの医療機関を運営・維持し、現在在籍している病院職員の給与を支払うために、予算を保健省管轄病院に割り当てなければならない現状がある。このために、保健大臣は、政府管轄病院の効率的な運営に保健改革の重点を置いたのである。もし、これらの病院が全て民間委託運営されることが可能であれば、保健省は公衆衛生政策に集中できるが、現状では現実的ではない[158]。

　通常、国家による一般財源からの支出により、全国レベルの公衆衛生の普及は実現してきている。日本においては、健康促進や予防医療に関するサービスは健康保険では賄われておらずに、直接政府から支出される。保健省は公衆衛生プログラムに既に着手してきており、保健省の特別財源が地方政府の公衆衛生交付金として既に配分されている。今後、公衆衛生プログラムは、生活習慣病対策についても強化・拡大されるべきである（World Bank 2011a：131）。

首都圏マニラを含む都市部に集中する民間病院

　民間病院病床数のかなりの部分は、小規模の医院が占めている。通常、これらの多くは、第 2 次医療機関としての設備を備えていない。しかしながら、フィルヘルスによる病院の認可・分類システムにより医療費の「インフ

レーション」現象が起きている。国際的に理解されている第2次・第3次医療施設の機能と役割を、民間病院がどの程度果たしているかの評価実施は困難である。フィルヘルス及び健康維持機関等の民間健康保険機関による償還金制度は、同じ診療に対し、第2次医療機関よりも第3次医療機関の方が高い償還金の払い戻しを受けることができる形態を取っている。フィルヘルスや民間の健康保険機関は、入院患者の医薬品代と検査費用のみしか償還しない。このために、第1次・第2次医療機関は、外来による診療と治療が可能な患者に対して、不必要な入院を促す傾向にある。フィルヘルスが病院毎に償還金の上限を定めており、医療サービス提供者にバランス・ビリングを認めているために、患者は高額医療費の支払いを免除されることはない。それはまた、病院が経費削減や効率性の追求等の努力を強いられる圧力にさらされていないことを意味する。患者による選択は病院が効率性を追求しようとする契機をもたらさない。なぜならば、患者は情報の非対称性により、病院毎の治療費を比較する手段が限られているからである。このような要因によりフィルヘルスの償還制度は民間病院の医療費価格の高騰を引き起こしている（World Bank 2011a：118）。

地方分権による病院連携ネットワークの崩壊と再構築の必要性

保健行政実施は、基本的に、より効率的かつ消費者の需要に応え医療に対する満足度を高め、地域の現状に即した保健サービスの提供を可能にする目的で、地方分権化された。国内の医療人材数は、人口全体のサービス・デリバリに見合う数であるとされている。特に、民間部門の医療サービス・デリバリ・ネットワークが強力であり、国内の50％以上の医療サービスを提供している。全ての保健省管轄病院は、フィルヘルスからの償還金支払いを受け収益を得ることができる形態で運営されている。しかしながら、サービス・デリバリ向上のために、医療資源を効率的に利用できるか否かは、個々の政府管轄病院の運営能力の差となって現れている（World Bank 2011a：115）。

地方分権により、公衆衛生機能及びプライマリ・ケア（町の責任）と、第1次・第2次医療機関（州の責任）との連携、そして、第3次医療機関（保健省管轄で第1次・第2次医療機関からの紹介患者を受け入れる）との連携が、欠ける状態になっているために、サービス・デリバリの分散化が起きた。第3次医療機関には、複数の管轄圏（inter-jurisdictional）間の相互支払システムが欠如している（World Bank 2011a：108）。

　プライマリ・ケアの医療施設は、治療の提供というよりも公的かつ予防的なサービス提供の場として認識されている。このために、患者は、より高度な治療を受けようとより高額の病院に集中し、プライマリ・ケアの医療施設を無視する傾向にある（World Bank 2011a：118）。このようなプライマリ・ケアやディストリクト病院を通り越し、より高度な病院への患者の流動性も起因し、医療機関の財政とデリバリ・システムは不安定な状態である。保健省管轄病院や州立病院は混雑し、市・町の保健センターやディストリクト病院は十分に活用されていない状況が明らかである。地方分権化以前に存在したディストリクト行政管轄区域に基づく医療構造ネットワーク・モデルは、全て消えてしまった（World Bank 2011a：108）。F1改革においても、地方政府間保健連携枠組[159]を通じた新たなネットワーク形成は進んでいない。

保健省、中央・地方政府間関係、官民連携のガバナンスの不備

　地方分権は、保健省で政策決定された保健プログラムの地方レベルにおける実施を、より複雑化した。保健政策プログラムを地域に根差した形でローカライズする地方政府の実施支援内容は多岐に渡っており、地方政府の実施能力には格差があった。地域保健ガバナンスの難題を受け入れた地方政府もあったが、どの保健サービスを地方政府が提供すべきかに関する誤解もあった。例えば、南イロコス州では、プライマリ・ヘルス・ケアと母子保健はほとんどのルーラル・ヘルス・ユニットで効果的に実施されていた。しかしながら、感染性及び非感染性の疾病管理に関しては、ほとんどのバランガイ・ヘルス・ワーカーが保健省の責任においてプログラムを実施するものと勘違

いをしていたという（DOH 2010：36）。

　また、官民連携については、保健システム内の限られたプログラムと項目についてのみしか実施されなかった。民間組織の優位性の活用、民間医療提供者のパフォーマンスと危機管理は、欠如していた。目標とするプログラムへの交付金の顕著な不足は、保健省に民間部門を政策実施に取り込もうとする意識が欠けていたことを示している。結果として、民間医療提供者のパフォーマンスに関する組織的な収集や分析はない。このために、それぞれのプログラムに関して民間部門を活用することの優位性と危険度に関する詳細な情報は欠如している。保健システムの指標向上を目指した民間部門の利用計画も策定されていない。このために、民間病院は、認証を受けた後は、公共部門から独立して運営されている（World Bank 2011a：36）。

　F1実施戦略のなかには、保健指標の向上にほとんど効果をもたらさないものもあった。保健システムの構造的問題に取り組むこと無しに、特定の戦略のみに重点を置いても最低限の効果しかもたらさない。医療施設の普及、医薬品の供給、医療提供者の配置は、プロトコルや指針の開発がF1に盛り込まれておらずに、特定の保健指標の達成と関連づけた評価もされなかった。また、独立して実施される戦略が多く、他のプログラムとの関連性に欠けているものが多かった。保健計画の策定・予算編成・保健データ収集・研修そしてモニタリングは、協力や統合が可能な場合に置いても、保健省により計画的に作成されていた（DOH 2009：6）。

　サービス・デリバリ基金の効率的な利用を確実にするための有効的なメカニズムは成功裡に実施されなかった。医薬品調達における障害や基金の放出がみられた。公衆衛生に関しては、パフォーマンスに基づいた予算編成はほとんど実施されなかった。保健省管轄病院からの成果を引き出すための基本的なメカニズムが欠けていたために、病院のパフォーマンスを予算配分に反映させる計画はほとんど実施されなかった（DOH 2009：7）。

　さらに、新しい機会と難題に対する適応が遅かった。孤立した過疎地域の住民、先住民、コール・センターの職員、帰国した海外労働者等特別なグ

ループへのサービス・パッケージはほとんどなかった。居住地・教育・貧富・ジェンダーの差異による保健資源の不公平な配分は、保健サービスへの公平なアクセスを阻害している要因である。社会経済的要因に関するさらなる研究が必要である（DOH 2009：36）。

　また、保健省は、食品やサプリメント市場に関しても明確な行動をとっていなかった。また、保健省による健康推進プログラムは、健康に関する情報提供と健康促進キャンペーンに基づいた国民の意識改革に焦点を置いているが、望まれる行動変容の内容は明確ではなく、効果的ではなかった。健康推進のメッセージは、保健省による政策・指針・健康推進メッセージと一致しない形で複数のステーク・ホルダーにより開発・普及されている。利益団体・医療提供者・市長・政治家へのアドボカシーの努力はほとんどなされていない（DOH 2009：7）。

　州・町は、平均して、国際相場の3倍から4倍の価格で、ジェネリック医薬品を購入している。なかには、13倍から40倍の価格で購入している場合もあり、そのような場合には、ブランド医薬品については、国際相場の60倍から70倍の価格で取引されている。地方政府の公営病院における医薬品の選択は、病院の規則に照らし合わせて考慮すると、製薬業界からの不適切な影響によるものであることは、明らかである（World Bank 2011a：119）。

（4）　グッド・ガバナンス

　グッド・ガバナンスのPPAsとして、表3-10の項目が定められている。

　保健システムのグッド・ガバナンスとして、保健人材管理、地方政府間の連携、行政の内部統制等が目標として謳われた。以下では、グッド・ガバナンスに関わる実施のギャップについて検討していく。

医療従事者の海外流出と医師・看護師の偏在

　保健人材の海外移住労働が世界で最も盛んな国の一つとされているフィリピンではあるが、国内では、医者や看護師の不足が生じている。第2章にて

表3-10　グッド・ガバナンスのプログラム・プロジェクト・活動

グッド・ガバナンスの PPAs ―国家レベル
1. 保健省・地方政府のセクター・マネジメント
    a. 中央・地方保健システムの管理強化
    b. 国家の保健人材プログラムの強化
    c. 保健実施におけるセクター開発アプローチ
    d. 保健改革におけるモニタリング・評価の制度化
    e. フィリピン保健情報システムの強化
2. 保健省内部統制
    a. 公的財政管理の強化
    b. 行政手続き・ロジスティクス管理の強化
    c. 資産管理
    d. 内部監査の強化
グッド・ガバナンスの PPAs ―地方レベル
1. 地方政府のセクター・マネジメント
    a. 地域保健システムの開発強化
    b. 地域保健人材管理システムの強化
    c. 保健実施におけるセクター開発アプローチ
    d. LGU スコアカード実施支援
    e. 地域保健情報システム開発と利用
2. 地方政府の内部統制
    a. 公的財政管理の強化
    b. 行政手続き・ロジスティクス管理の強化
    c. 資産管理
    d. 内部監査の強化

出所：DOH（2008）. *Overview of the Philippine Health System and the Implementation Framework for Health Reforms.* ：43-47.

紹介した、医療人材にインセンティブを提供するために1991年に制定された「公衆衛生従事者のためのマグナカルタ」は、地方政府の財政の柔軟性を奪ってしまった。さらに、保健省と地方政府のいずれにおいても職員間の不公平を生じさせて、地方政府における保健行政官と他の地方公務員の労働に対するインセンティブを歪めてしまった。公務員として働く医師が民間部門で診療することが許されている「二重の診療行為（dual practice）」や、バランス・ビリングの容認は、公共医療機関へのアクセス、効率性、全体的な保健システム、そして患者の高額な医療費自己負担へと、影響を及ぼしている（World Bank 2011a：118）。

平均して、人口に対する病床数は基準に達している。しかしながら、リージョンのデータによると、総病床数の35％にあたる首都圏マニラ・コルディラ行政地区・カラガ地方のみが基準に達している。首都圏マニラとコルディラ行政地区を除くリージョンにおける医師不足は顕著である。さらに、多くの地方政府管轄病院では、麻酔科医等の専門家の不足が深刻である（DOH 2009：7）。このように、フィリピンの医師と看護師数の総計がリージョン・レベルやグローバル基準では相当数いるにもかかわらず、プライマリ・ケアの医療施設で専門的な対応のできる医師が不足してきている。これらの不足に対応するためには、PMAの専門部会等との協調や連携が求められる。保健省は、病院改革のみならず、地方政府における医師の配置に関しても、戦略的なヴィジョンを持って、技術的な支援をする責任がある（World Bank 2011a：23）。

保健省による保健人材管理の必要性

保健省は、新自由主義による「小さな政府」実現に向けた保健行政の地方分権化以降、政策決定機関としてのみでなく、規制の役割が重要になっていった。医療施設の規制・管理に関する政策分野においては、医療施設認証システムの確立が整備されたが、保健人材と製薬業界に関する政策は、分散したままである。「保健人材のためのマスタープラン」が開発されたが、民間部門の医師の配置や、海外移住労働の需要を考慮に入れて内容を更新していく必要がある。

F1実施に携わった保健省官僚は、F1では保健人材のための会合が実施されたのみで具体的な実施戦略はなかったという。1991年に地方政府で勤務する医療職の給与確保のための「公衆衛生従事者のためのマグナカルタ」が制定されたにもかかわらず、未だに多くの地方政府で実施されていないと、指摘する。その理由として、マグナカルタの基準で給与を支払うと、市長よりも高額になってしまうというのが、市長の論理である。このマグナカルタの実施は多くの問題を抱えている一方で、地方政府の公共部門におけるサー

ビス・デリバリ向上のためには、重要なインセンティブとなる。サプライ・サイドの制約はあるが、政策は、医療人材の将来的な供給の拡大のみではなく、現在公共部門の医療に従事している職員が、マグナカルタによるインセンティブと説明責任という2つの機動力により、より良い業務を実施できるためのものでなければならない（World Bank 2011a：130)。

「ドクターズ・トゥ・バリオス（Doctors to Barrios)」[160] という医師不足の地域への医師派遣プログラムは、フィリピン大学出身の医師が、民間病院で勤務する前に、または、海外移住労働に従事する以前に、3年間一時的に市長に医師を提供するプログラムに過ぎない。保健省はこれまでも全国に医師を配置する計画を試みてきたが、助産師のみの配置といった最低限の医療職の配置でも現状は満足しているという[161]。医師は高い給与水準の都市部に留まり、過疎地域での勤務を望まない。保健省がドクターズ・トゥ・バリオスを実施する際には、医薬品と給与を供給するが、その後その医師が地域に長年留まって勤務するか否かまでは、関与していない。過疎地域が保健行政に従事する医師職を確保するためには、経済の活性化により地方政府の歳入を増加させる以外道はないのである。現状では、全国の地域保健センターに医師を配置するための予算を保健省が確保することはできず、ドクターズ・トゥ・バリオスに持続可能性は乏しいといわねばならない[162]。

　ドゥケ保健大臣は大臣就任以前フィルヘルスの理事長であったために、ユニバーサル・カバレージの達成を主たる目標としており、保健人材の適正配置はその次であると考えていた。保健人材の適正配置に関する政策決定は、保健省の管轄ではあるが、現実には、全ての地方政府が取り組まなければ実施は不可能である[163]。

保健省による製薬業界への規制と管理の必要性

　医薬品の不足は、フィルヘルスの貧困層スポンサー・プログラムの貧困層を含む患者が、なぜ医療費の高い民間病院に足を運び、自費で医薬品を購入するかを説明する理由の一つである。また、医師や多くの患者は、安いジェ

ネリック薬品の品質を信頼しておらず、ジェネリック医薬品への信頼性の欠如は、ブランド医薬品とジェネリック医薬品との市場が分断されている所以である。医者は医薬品の銘柄すなわちブランドに基づいて処方し、患者は支払いが可能な場合にはより高価なブランド医薬品の品質が高いと考えて、購入する傾向にある。

　さらに、医薬品の費用負担への懸念は、貧困世帯が医療を受ける障壁となっている。ある世帯家計調査の分析によれば、今後も医薬品は世帯支出の大半を占めるであろうとしている。フィルヘルスは、外来患者への薬品代給付パッケージを開発しつつあるが、実施には至っていない。製薬業界においては、医薬品の価格、ジェネリック医薬品に関する政策、価格競争の推進といった政策整備の問題が残されたままである（World Bank 2011a：130）。

　F1実施に携わった保健省官僚は、医薬品や医薬関連の物品調達方法は、地方政府毎に全く異なり、保健省が規則を定めても、個々の州の都合の良い形に変えて実施してしまうと指摘している。特に医薬品に関しては、隣接する2つの地方政府において、一方は、他の地方政府と比べて1,000％以上多い量の医薬品を調達していたという。これは、製薬会社が地方政府によって大幅に医薬品の販売価格を変えて取引をしているためで、公衆衛生医療に悪影響を及ぼしている。会計検査院（Commission on Audit）が告発しない限り、保健省はこうした状況に介入できないのが現状であると、いう[164]。

実施効果の得られない能力構築研修

　政策実施のための能力構築活動は数多いが、組織化されておらずに体系立てられていない。医療従事者は異なる種類の研修に参加するために、何度も業務を離れなければならない。政府の医療施設に従事する医療提供者は、ほとんどの時間を研修と行政事務に費やしている（DOH 2010a：36）。

地方政府間保健連携区域の持続可能性の欠如

　地方政府間の資源共有のために策定された地方政府間保健連携区域は、

2000年に大統領令（Executive Order）として制定されたものである。F1においても、地方政府間における医療資源・サービスの共有に向けて地方政府間保健連携区域の形成が進められ、2009年末には274の区域が72州に組織化されている。しかしながら、F1サイト16州の内、地方政府間保健連携区域が確立され、州内の医療機関紹介制度の共有に機能的に役立っていると応えたのはわずか4州であった（EC-TA 2010：Annex3-1）。この要因として、地方政府間保健連携区域が地方分権化以降の有機的な地方政府間の連携として期待されてはいるものの、法的拘束力はなく、各地方政府における実施は恣意的な連携に留まっていることが挙げられる。また、州知事のリーダーシップと保健サービス提供の重要性に対する認識度により、有効な実施は左右された[165]。しかしながら、実証的にその効果・インパクト・持続可能性を評価した報告は現段階ではない（Wold Bank 2011：109）。

グッド・ガバナンスの課題

　保健省が定める保健改革に関する実施計画は、大統領の任期6年間に合わせて目標が達成できるように定められている。2010年5月10日の次期大統領選挙実施後、新政権へと改革が引き継がれるように、保健省は同年、*Bridging to Future Reforms：Health Sector Reform Agenda.* Monograph 9. を発表し、F1の総括と政策課題をまとめた。この報告では、F1のグッド・ガバナンス評価については、以下の通り、まとめている。

　F1以前からの長年にわたる改革実施の努力にもかかわらずに、州・市におけるパフォーマンスと保健指標の格差は依然として難題として残されている。良い結果を出し、改革実施の先導者となる州がある一方で、保健指標の向上に苦慮している州が多々ある。官民連携は、過疎地域における農村コミュニティよりも都市部のほうが協働活動を始めやすいという利点があった。しかしながら、保健省による管理体制が整い、資源や広範囲のネットワークを有する強力な外部民間組織が協働者として加わることで、官民連携は促進されよう。保健セクターは、保健情報や統計に関する既存のデータ

ベースを補完する民間部門の情報収集を行わねばならない（DOH 2010a：
42）。

　また、ガバナンスの改善が求められる点は、次の通りである。第1に、地
方政府が自ら保健改革を策定できるように、地域保健システムに関する知識
と理解を深めるための能力構築が必要である。選挙による公選首長の交代は
改革の持続性を妨げ、妥協的な政策実施を強いられる。地方政府の計画や条
例に保健改革のアジェンダを取り込むことや、保健省が地方政府における改
革実施者の能力構築を継続することで、改革の断続性は避けることができよ
う。第2に、保健省の予算枠組と地方政府の予算・計画プロセスとの協調が
求められる。保健省の予算プロセスは地方政府の予算サイクルより遅れてお
り、これはF1における州保健投資計画の実施の遅れへと影響を及ぼした。
州保健投資計画と年間作業計画は、地方政府の予算編成プロセスと統合され
なければならない。第3に、現在の保健省から保健省地域局や保健省管轄病
院への、無計画でばらばらの予算配分を最小限に留め、業績に基づいたより
合理的な予算編成を進めなければならない。その方法として、保健省地域局
や保健省管轄病院への予算配分は業績ベースで年一度のみ保健省から一括し
て割り当てることとし、地域局は業績指標に基づいた予算消化の義務を果た
すことが考えられる。また、政府全体の年間予算に保健局の予算が組み込ま
れることが可能になれば、保健局とその職員は、割当予算が業績指標に沿っ
て消化されることを確実にし、説明責任を果たすことができよう。第4に、
F1改革戦略実施のモニタリングと評価計画は、実施計画との整合性がある
ものでなければならない。現在の調達システムを調査・検討し、実施の
ギャップを明らかにし、共和国法第9184号「政府の調達活動の近代化、標
準化、規制に関する法律」の見直しにとりかかるべきである。第5に、保健
改革をより公正で持続性のあるものとするために、保健指標を決定づける社
会経済的要因に取り組まねばならない（DOH 2010a）。

　保健省は、グッド・ガバナンスの取組として、具体的に汚職・ネポティズ
ムへの取り組みといった具体的な問題点には言及していない。しかしながら、

F1 の地域保健システムのグッド・ガバナンス評価の最後に、2008 年に発表された世界保健機関の「社会的健康決定要因に関する委員会（Commission on Social Determinants of Health)」の報告を引用し、今後の政策方向性を示唆している。WHO による報告は、健康を決定づける社会的・経済的・政治的要因に取り組む必要性を強調し、(1) 日常の生活の質を向上させること、(2) 権力・金・資源の不公平な分配と戦うこと、(3) 問題を把握・理解し、行動の影響の評価実施を、提案するものである（WHO 2008）。

4　ベンゲット州における F1 戦略の展開

　F1 サイト 16 拠点の次の第 2 次拠点として選定されたベンゲット州は、F1 による SWAps が実施される以前から、日本の政府開発援助により、母子保健の強化等の技術支援が実施されてきている。F1 との関わりに置いては、地域保健システムの向上を目指した技術支援が実施されている。

ベンゲット州における F1 の成果

　F1 の 2005 年時点における計画では、2009 年には F1 の枠組みが制度化される予定であった。この計画のベンゲット州における制度化の状況は以下の通りである。州保健投資プログラムに基づいて年間作業計画を策定し、公平性・有効性モニタリング評価（Monitoring and Evaluation for Equity and Effectiveness：ME3）を用いてモニタリングを行う、というステップは確実に実施されるようになった。

　フィルヘルスの加入促進活動が軌道に乗り、特に個人支払プログラムや地方政府における貧困層スポンサー・プログラムへの加入者が継続的に増加した。またフィルヘルスによる認証を受けた保健施設（町保健所）が増加し、州病院については全ての病院が認証を維持した。地方政府間単位での計画策定、資源共有、患者紹介制度の強化（保健施設強化、患者紹介の促進）、サービス提供の実施、首長等への保健政策へのアドボカシー活動が概ね全て

の地方政府間保健連携区域において実施されるようになった。また、州病院での薬剤共同調達システムが設立された[166]。

F1のLGUスコアカードによると、ベンゲット州の医師数はほぼ国の平均値である。公共・民間病院または、地方政府間における医療人材の不均衡な配分は生じていない。幸いなことに、ベンゲット州においては、全てのルーラル・ヘルス・ユニットに医師が最低1名ずつ配置されており、公営病院においても概ね医師は計画通り配置されている。また州内には私立病院は第1次医療機関が1つ、第2次医療機関が2つの計3病院しか存在せず、民間の第3次医療機関は存在しないために、州内における公私立病院間の医師の偏在はほとんどない。

保健省の職員には、保健行政の地方分権は州レベルに留まっているべきであったと主張する者もいる。そうすれば、州保健オフィスの行政権限により、行政命令が地方政府に浸透し、改革実施が円滑に行われると推測するからである。この意見に対し、JICAの技術支援専門家は、次のような意見を持っている。「保健システムの単位としては、少なくとも保健所、第1次・第2次医療機関を含まないと、提供できるサービスや、カバーする人口の規模としては小さ過ぎ、非効率ではないかと考える。その点では、保健所（町）と病院（州）を分割している現在の仕組みでは、分権化が行き過ぎであると思われる。」[167]

ベンゲット州におけるF1実施の難題

ベンゲット州におけるローカル・レベルのF1実施プロセスの難題として以下が挙げられる。

州保健局や町保健所の職員の医療知識というよりはむしろ行政能力が不足している。例えば、問題分析、計画・予算策定、計画実施、結果の分析等である。良い医療従事者であることと、良い保健行政官であることとでは、求められる能力が異なり、良い保健行政官となるための経験や訓練が不足している。さらに、行き過ぎた地方分権も一因である。州知事や町長が保健に積

極的でない場合には、保健省が規定するサービスを実施するために最低限必要な予算すら確保されずに、町保健サービスの質の低下に繋がっている例が見られる。貧困層スポンサー・プログラムを通じたフィルヘルスへの貧困層の加入に関しては、多くの場合、国・州・町が保険料を分割して負担する。例えば、国や州に保険料を出す用意があっても、特に町に負担する意向がない場合には、加入活動は実施されない。町長の意向や政策上の優先順位により、町により貧困者のフィルヘルス加入率は異なる。

　また、州立病院と町立保健所との連携が不足している。両者の管轄が分断されているために、州内の保健施設全体を把握した上での予算策定や人員配置がなされていない。患者紹介制度や、保健施設が何のサービスを提供すべきかという役割分担の調整が困難である。これには、地方政府間保健連携区域の再構築が必要である。

　さらに、医薬品の非効率な調達制度が是正されていない。例えば、病院や保健所で使用する薬品を購入するにあたっても、購入申請から実際に薬剤が届くまでには約6か月の期間を要する。これにより、必要な医薬品の在庫切れが生じ、サービスの質の低下に繋がる。また、それぞれの保健プログラムに対し、保健省はプログラム毎に頻繁に研修を行っているために、公的部門の保健従事者、特に町保健所長への研修が多すぎる。結果として町保健所長が保健所で患者を診察したり、プログラムを実施したりする時間が奪われてしまっている。

政策決定における地方政府の関与不足

　保健省による保健改革政策決定に地方政府の医師・看護師・その他の医療専門職の専門的知識と能力がもっと活かされるべきであろうかとの質問に関しては、以下の回答が得られた。地方政府（州・町・バランガイ）の代表が、国の保健政策決定に関与することの意義はあるが、どのように代表者を選出すれば地方政府の状況を反映させることができるかに関して、課題が残ると、いう。現状においても、保健省代表職員（DOH-REP）が州や町に派遣

されており、彼らが地方政府の状況を十分に地域保健局や保健省に伝えることができていれば、保健省の政策決定の場にわざわざ地方政府代表を入れなくても、実質的には地方政府の状況・意見を、保健省の政策決定に反映させる仕組みは存在している。また、地方政府職員の保健政策決定能力、保健行政能力が必ずしも十分であるとはいえずに、彼らの多くに保健省が担う国家レベルの保健政策決定に参加できるだけの能力があるかには疑問が残ると、いう。

保健改革の方向性

F1はHRSAの実施枠組に過ぎない。保健省において保健政策を変更することなく、同じ枠組を使用し続けている点に関しては、他省と比べると、保健省は大臣の交代等に伴って基本方針が変わらない傾向があると思われるが、技術支援を実施する専門家の立場からは、その方が活動の継続性が保たれて良いのではないかと考えている、とのことであった。

ベンゲット州には、州の保健事業を管轄する保健省コーディレラ地域局（Center for Health Development-Cordillera）が存在する。この保健省コーディレラ地域局はリージョン・レベルの保健省代表機関である。保健省コーディレラ地域局はF1を含む保健政策に関わる全ての行政命令（Administrative Orders：AO）、回覧（Circulars）、合意文書（Memorandum）、プログラムの政策・指針・マニュアルを含む勧告（Advisories）を州内全ての地方政府に広める役割を担う。このために、F1についても、保健省コーディレラ地域局から各地方政府に改革内容が伝えられている。リージョンのトップであるリージョン・ディレクター・オフィスで従事している保健省代表は、地方政府の保健政策決定機関である地域保健委員会（Local Health Board）のメンバーと直接連絡を取り合い、地域保健委員会の会合に参加し、地方政府における保健政策について議論や紹介を行ったという。ベンゲット州においては、このようなシステムがフォーマルに確立されているために、F1の実施過程に置いて政策プログラムを州保健オフィスから各地方政府に広めることは困難では

なかった。むしろ、市長の保健改革に対する理解と積極性により、リーダーシップを発揮して改革に関わる支援を行うかが左右され、実施過程に影響を及ぼすことが多い。また、F1 の実施過程には、州知事のリーダーシップと責任感により実施結果が大きく左右された。保健行政の地方への権限移譲により、州のトップである知事は、市長に対して命令する権力や直接的な権威は有さないが、ある程度の影響力は持ち合わせている。例えば、州知事は州内の全ての市の保健投資計画を網羅する州保健投資計画を承認する権限を持っている。州保健オフィスの代表は、F1 政策の地方政府への浸透度を 4 段階（Excellent, Good, Satisfactory, Unsatisfactory）において 3 番目の Satisfactory と評価している。その理由として、F1 政策実施の成功の鍵を握るのは政治的コミットメントや政策実施者の改革に対する受容性である[168]、との指摘がある[169]。

　ベンゲット州には 6 つの政府管轄病院と 3 つの民間病院があり、全て保健省とフィルヘルスの認証を受けている。医師は、他の病院で非常勤にて働く際の制約が少なく高いインセンティブを設けている民間病院での勤務を選択する傾向がある。このために、州内における医師の偏在は皆無とはいえないとの指摘もある[170]。医師の偏在は地方政府間にもみられ、より高次の特に病床数の多い公営病院には、病床数に対する医師数や専門医師必須配置等の医療人材の資格・認証基準が設けられているために、医師の数は必然的に多くなると、いう[171]。

　フィリピンの保健政策決定は、保健省の主たる役割の一つである。保健省地域局は、調査や実証研究により政策決定を支える形で参加する。主たる保健省地域局の職員は、保健省からの要請に基づいて、ワークショップ、ディスカッション、コンサルテーション等に参加する。F1 は基本的に HSRA を 4 つの柱と、プログラム・プロジェクト・活動にまとめて、再パッケージ化し、利用可能な財源を確保したに過ぎないと、いう[172]。ベンゲット州保健局長は、F1 実施を 4 段階（Excellent, Good, Satisfactory, Unsatisfactory）において 2 番目の Good と評価している。そして、4 つの柱の内、最も実施

が困難であった項目として財政を挙げている。これは財務部門に携わる職員がF1の財政プログラムに適切に財源を割り当てることができなかったからであるという。また、ベンゲット州における医師の偏在は農村地帯で顕著にみられ、F1においては、この医師偏在を是正する効果的な方策は政策プログラムに盛り込まれていなかったという。保健大臣が議長を務めて、全ての事務次官・副事務次官・フィルヘルスの理事長及び最高経営責任者、保健省の選任されたディレクターから成るF1のExecutive Committeeについては、州や地方政府の政策の方向性を効果的に提供するのに有益であったという。但し、地域保健システムを強化するためには、地方政府の問題点について取り組むと同時に地方政府のグッド・プラクティスを取り込み、政策決定に活かす視点が必要と考えている。

5　小括

本項においては、F1の政策決定過程及び実施過程と実施のギャップを整理した。F1戦略に定められているプログラム・プロジェクト・活動に基づいた実施は、各州において州保健投資計画の策定とLGUスコアカードの作成という流れが整いつつある。しかしながら、個々のプログラムの成果は、期待した効果が得られなかった。

ベンゲット州地域保健システム向上に関わったJICA「ベンゲット州地域保健システム強化プロジェクト」専門家チームの副チーフ・アドバイザー(当時)戸辺誠によれば、F1という枠組み自体は、保健システムの基本的要素を概ね網羅しているという点において包括的であり、実現できれば「全ての人への医療」を達成するに足る枠組みではあったという[173]。だが、戸辺は、枠組自体というよりは、枠組みの中でどのプログラムに重点を置いて推進していくかという側面が実質的に重要であると指摘する[174]。

戸辺は、フィリピンにおいて、全ての人への医療が達成できない理由は、保健セクター全体の構造上の問題が関わっていると指摘する。第1に、世界

銀行の報告においても指摘されているように、保健への投資が不足している。さらに、公的資金（政府予算及びフィルヘルス）からの保健への投資が他の低中間所得国と比較して少ない。第２に、病院・保健所等の保健インフラストラクチャーが不足していることも、一因である。ベンゲット州に関しては、施設数というよりもむしろ品質の確保された機材や医薬品が不足している。また、特に道路網等のインフラストラクチャーが不足している。ベンゲットのような山間地においては、車が通行可能な道路網が十分に整備されていないことから、サービス提供や利用が困難なグループが存在するのが事実である。第３に、財政保護機能が不十分なことも挙げられる。フィルヘルス加入者でさえ、入院治療に対して保険によりカバーされる給付金額には上限があり、医療サービスを受ける際の自己負担額について不安を抱き続けなければならない。外来診療においても、基本的に医薬品や検査費は自己負担であることも挙げられる[175]。

　F1の政策決定過程は、大統領・保健大臣・保健省官僚という限定されたアクターによる「政策コミュニティ」が固定化されており、保健大臣による行政命令による政策実施という政策スタイルが定着していた。政策実施過程に置いては、州保健投資計画の策定を各州が実施し、保健省及び援助機関からの予算が配分される流れは構築された。しかしながら、保健省が定めたF1実施戦略の個々のプログラム・プロジェクト・活動は、地方政府や政府管轄病院において実施されないものも多かった。また、保健省が定めた目標に対し、現実の実施は、期待された成果を出さないものも多かった。財政に関する保健投資計画の作成は、保健省と地方政府の予算作成における整合性が取られていなかった。サービス・デリバリは、国民健康保険の加入拡大を目指していたが、加入者の数値を一時的に上昇させる形骸的な実施に留まり、フィルヘルスのガバナンス改革や社会保険機能の構造改革等は実施されずに、全ての国民が医療サービスを受けられる環境が整うことはなかった。保健システムのグッド・ガバナンスは、保健人材の偏在解消や医薬品の流通に関する汚職や横領の排除に関する、全国的な成果を挙げることはできな

かった。規制に関しては、保健省の実施枠組みは未だに形成されていない。

　第2章と第3章の分析結果から、政策決定過程の課題は、アクターの固定化により、(1) 貧困層中心の政策決定に影響を及ぼすアクターの参加が欠落していたこと、(2) 政策コミュニティのアクターの既得権益が守られた上での改革内容であったことが、挙げられる。また、政策実施過程の課題は、(3) 中央・地方政府間に保健行政の連携体制が確立されていなかったこと、(4) 地方の保健行政と執行者である公選首長との間にパトロン・クライアント関係が生じていたことが、挙げられる。第4章では、第2章・第3章の分析結果から、これらの仮説を検証し、第1章で明確にした新制度論の分析枠組とガバナンス理論を用い、F1実施がうまくいかない真の理由を明らかにする。

〈注〉

107　1979年10月19日にマルコス大統領による Letter of Instruction No. 949 が発令された。これは、大統領が保健省全職員に向けて、農村地区を中心としたコミュニティ・レベルの医療システムプログラムを策定、開発、実施し、これらのシステムを、フィリピンのコミュニティが直面している医療問題を管理・撲滅するために効果的に利用することを、指示するものであった。

108　「漕ぎ手から舵取りへ（steering rather than rowing）」という表現は、David Osborne and Ted Gaebler の著書 *Reinventing Government* における、政府はサービスの直接の供給者すなわち漕ぎ手であるよりも、政策決定のための舵取り役になるべきであるとの主張である（Osborne and Gaebler 1993：34-37）。

109　2011年1月27日（木）に保健省で開催された Dr. Mar. Wynn C. Bello による保健セクター改革のオリエンテーションにおいても、保健省の役割について steer という表現を用いていた。

110　Civil Service Commission の Chairman であり、2005年から2010年にかけて保健大臣を務めた Dr. Francisco T. Duque Ⅲ とのインタビュー（2012年2月29日）。

111　ポーク・バレル（pork barrel＝豚肉貯蔵用の樽）とは、米国を起源とする政府事業助成金のことであり、南北戦争期に奴隷に塩漬け豚肉を配ったことを語源とする。議員が政治的配慮により選挙区への利益還元として予算を割り当て

る制度として知られるようになった。フィリピンでは、議員の裁量により事業を特定できる予算を指し、1990 年に全国開発資金（Countrywide Development Fund：CDF）と呼ばれていたポーク・バレル資金は、2000 年に優先開発支援資金（Priority Development Assistance Fund：PDAF）へと改称された。 PDAF は、それまでの大規模・高額な全国規模のインフラ整備プロジェクトには含まれない地方の小規模インフラ整備やコミュニティ・プロジェクトを優先的に支援することを目的として設けられた。 歳出は年次の一般歳出法で規定され、会計検査委員会による監査が義務づけられている（遠藤 2008）。

112 FRANCISCO T. DUQUE Ⅲ保健大臣の任期は、2005 年 6 月から 2010 年 1 月である。

113 ドゥケの加入戦略は、政治家の顔写真を印刷して政治的な付加価値を加えたカードを作成して、通常管轄区域に貧困層が加入するのを拒む LGU に、選挙に有利になるようなインセンティブとする新規な市場戦略を展開した。これによって、加入率は拡大したのである。

114 Joseph Ejercito Estrada 大統領（1937-）の任期は、1998 年 6 月 30 日から 2001 年 1 月 20 日である。

115 Dr. Alberto G. Romualdez, Jr. 保健大臣の任期は、1998 年 9 月 11 日から 2001 年 1 月である。

116 Manuel Dayrit 保健大臣の任期は、2001 年 2 月から 2005 年 5 月である。

117 Mario C. Villaverde の事務次官としての任期は、2007 年から 2010 年である。

118 フィルヘルスの Executive Vice-President and Chief Operating Officer であり、前保健省事務次官の Alexander A. Padilla とのインタビュー（2012 年 3 月 2 日）。

119 前掲脚注 118。

120 前掲脚注 118。

121 前掲脚注 118。

122 F1 は、自動車競技の最高峰 Formula One 競技に参加経験のあるドゥケ保健大臣により FOURmula One for Health と名付けられ、HSRA 改革を踏襲した改革実施の戦略的プログラムである。FOUR は 4 つの改革を意味し、One は汚職が最も少なくフィリピンの省内で最も透明性が高いとされている保健省を表している。4 つの柱を車の車輪に見立てて、国民を満足させられるように迅速に改革が進んでいくさまを表現している。

123 1993 年に世界銀行により発表された世界開発報告 *Investing in Health* に掲げられている開発途上国の保健政策に関する提言、2000 年に世界保健機関により

発表された世界保健報告 *Health Systems：Improving Performance* 等の、国際機関による開発途上国の保健改革の潮流を踏まえたうえで、国内法との整合性をもたせた政策決定であった。

124　セクター・ワイド・アプローチについては、159-162 頁において詳しく論じている。

125　Civil Service Commission の Chairman であり、2005 年から 2010 年にかけて保健大臣を務めた Dr. Francisco T. Duque III とのインタビュー（2012 年 2 月 29 日）。

126　前保健省事務次官 Dr. Mario C. Villaverde とのインタビュー（2012 年 3 月 2 日）。

127　前掲脚注 125。

128　前掲脚注 125。

129　国際協力における「援助協調」と援助協調の具体的な手法の一つであるセクター・ワイド・アプローチについては 159-162 頁にて説明している。

130　編集者の中心人物は、当時の保健省事務次官 Mario C. Villaverde であり、当時の保健大臣 FRANCISCO T. DUQUE III の下で作成されており、これらの大臣及び事務次官が F1 戦略も策定している。

131　政府による町の無料医薬品配布所。

132　政府による村の医薬品配布所。

133　保健省職員への保健セクター改革研修基礎プログラムのテキストによれば、保健システムへの介入は、費用効率がよく、投入した財源や人材を最大限に活かす value for money にかなったものであることが求められる。しかしながら、医療サービスの不公平性を是正するためには、民間の市場原理である費用効率の追求では、目標は達成できない。このため、政府の公共財を投入する介入の方法を見極めねばならないと、主張している（Department of Health and Development Academy of the Philippines 2010）。

134　上記のルールから明らかなように F1 実施に携わる場合、地方自治や保健省組織の構造には介入してはならず、実施の拠点として選抜される州も財政投資・回収能力が高い州が選ばれることとあらかじめ定められている。

135　1991 年の地方自治法により、地域保健委員会（Local Health Board）の設置が定められた。地域医療委員会は、各地方政府に設置され、公選首長が委員長を務める。地域保健行政官は、地域保健委員会の副委員長及び州議会（Sanggunaing Panglalawigan：Provinicial Council）の保健委員会委員長または市議会（Panglungsod/Bayan：Municipal Council）の保健委員会委員長を務める。地域保健委員会には、さらに、NGO もしくは民間セクターの代表や保健省の代表も

委員として加わる。地域医療委員会は、州政府に対して年間保健予算を提案し、州や他の地域保健機関の保健問題に関する諮問機関を担う（Bautista 1993, Capuno 2008：9）。地域医療委員会は、地方保健行政官や民間セクターの代表からなるために、地方政府の保健予算に影響を及ぼし、保健に関する問題に関して、地方政府へと助言する機関であり、保健計画への市民参加の場として期待されていた、しかし地方分権化後多くの地方政府における地域医療委員会は、組織化されていないか機能していなかった。保健サービスの策定の抑制と均衡の機能を果たさず、市民の求める計画に財源を投入することができなかった（Capuno 2008： 30）。

136　地方分権化による保健サービスの地域格差を是正する目的で、2000年1月にエストラーダ大統領によって発令された行政命令第205号（EO No. 205）により、国家保健計画委員会（National Health Planning Committee）が設置され、全国に地方政府間保健連携区域（Inter Local Health Zone）が設置された（DOH 2002）。地方政府間保健連携区域委員会（Inter Local Health Zone Board）は、区域内の地方政府首長、州政府、州及び市議会、包括的州保健オフィス、市政府、バランガイ村長の会代表（Association of Barangay Captains）、保健省代表及び、フィルヘルス、病院長（Chief of Hospital）、市保健行政官、NGO や PO の代表からなる。地方政府間保健連携区域委員会は、既存の地方政府間の保健協力政策の予算策定や政策決定を補完する権限を有する。同委員会は新しい政策を提案し、州保健委員会と州議会によって承認されるとことにより、新たな政策が実施できる（DOH 2002：160）。

137　JICA を含むドナーは共同アセスメント委員会（Joint Assessment Committee）と共同評価計画イニシアティブ（Joint Appraisal and Planning Initiative）のメンバーとなっていた。

138　保健省 Bureau of Local Health Development, Officer-in-Charge, F1 政策実施時 EC 技術支援責任者である Dr. Juan Antonio Perez Ⅲ とのインタビュー（2012年3月3日）。

139　保健省国際協力課 Dr. Mar. Wynn C. Bello とのインタビュー（2011年1月27日）。

140　JICA 保健プログラム・コーディネーターからの Email によるインタビュー回答（2010年10月7日）。

141　保健省 Bureau of Local Health Development, Officer-in-Charge, F1 政策実施時 EC 技術支援責任者 Dr. Juan Antonio Perez Ⅲ とのインタビュー（2012年3月3日）。

142　Civil Service Commission の Chairman であり、2005年から2010年にかけて

保健大臣を務めた Dr. Francisco T. Duque Ⅲ とのインタビュー（2012年2月29日）。

143　前掲脚注142。

144　Jaime Galvez Tan 前保健大臣とのインタビュー（2012年3月1日）。

145　フィリピンにおいては、医師の報酬に関する規制が定められていない。このために、医師は患者に対して「バランス・ビリング」を要求することが認められている。「バランス・ビリング」とは、医療提供者が実際に支払を求める請求額と、健康保険から医療提供者への支払われる償還金との差額とを、患者に請求する方法である。バランス・ビリングは、フィルヘルスの財政保護機能を確保する障害となっている（WHO 2011：63）。一方で患者のバランス・ビリングの負担を軽減する対策を、フィルヘルスは、始めている。2011年9月1日のフィルヘルスによる勧告は、貧困層スポンサー・プログラムの被保険者とその扶養家族が、フィルヘルスによる認証を受けた政府管轄病院において治療を受ける場合には、一定の定められた治療と額の範囲内においては、患者に差額を請求しないことと、している（PhilHealth 2011）。バランス・ビリングはアメリカでは基本的に違法公費とされている。

146　2005年保健大臣による行政命令第29号の題名は *Amendment to Administrative Order No. 147s. 2004: Amending Administrative Order No. 70-As. 2002 re：Revised Rules and Regulations Governing to the Registration and Operation of Hospitals and Other Health Facilites in the Philipines.* である。

147　フィリピン予算管理省の Web サイト（2012年12月2日現在）によれば、毎年立法府は一般歳入予算法に基づいて政府予算を執行する。大統領は、議会での協議にむけて下院・上院の二院に大統領予算を提出する。議会での協議を経た予算案は、大統領が一部拒否権（line-veto）を行使することができ、その後大統領によって翌年度の一般歳入予算法として承認される。

148　保健省からの追加予算（Sub-Allotment）は、以下の内容である。保健省貧困（DOH Indigence）基金、ASEAN基金、デング病基金、国家AIDS-STD予防管理プログラム（National AIDS Sexually Transmitted Disease Control Program）基金、国家疫学センター（National Epidemiology Center）基金、フィリピン国家AIDS委員会（Philippine National AIDS Council）基金、医療緊急管理スタッフ（Health Emergency Management Staff）迅速支払基金（Quick Release Fund）等である。

149　ポーク・バレル（pork barrel＝豚肉貯蔵用の樽）とは、米国を起源とする政府事業助成金のことであり、南北戦争期に奴隷に塩漬け豚肉を配ったことを語

源とする。 議員が政治的配慮により選挙区への利益還元として予算を割り当てる制度として知られるようになった。フィリピンでは、議員の裁量により事業を特定できる予算を指し、1990 年に全国開発資金（Countrywide Development Fund：CDF）と呼ばれていたポーク・バレル資金は、2000 年に優先開発支援資金（Priority Development Assistance Fund： 以下 PDAF）へと改称された。PDAF は、それまでの大規模・高額な全国規模のインフラ整備プロジェクトには含まれない地方の小規模インフラ整備やコミュニティ・プロジェクトを優先的に支援することを目的として設けられた。歳出は年次の一般歳出法で規定され、会計検査委員会による監査が義務づけられている（遠藤 2008）。

150　2006 年保健大臣による行政命令第 23 号の題名は、*Implementing Guidelines on Financing FOURmula One for Health (F1) Investments and Budget Reforms* である。

151　1991 年の地方自治法の実施に伴う保健省再編により保健省の優先的な保健問題を担う部門であり、2 名の事務次官と 2 名の副事務次官が保健の問題に対処している公衆衛生オフィス（The Office of Public Office）は、新たに専門的ニーズオフィスを設置した（Palma 2001：5）。

152　1995 年 1 月 30 日に国家予算に関する回覧第 44 号を通じて、フィリピン政府は、交付金支出システムの簡素化（the Simplified Fund Release System）を実施した。これにより一般歳出予算法（General Appropriations Act）に基づいて予算管理省が発行する予算割当命令（Allotment Release Orders）を通じて国家予算からの配分を受けている全ての中央政府機関、地方政府、国有・公営企業の予算配分手続きの簡素化が実施された。 交付金支出システムの簡素化とは、フィリピン政府の包括的な開発政策に沿った優先順位に基づき、各省や関連機関の予算を事前に決められた構成要素に分類し、予算割当基準を標準化する仕組みである。エージェンシー予算マトリックスは、省庁や機関の予算を 1）省庁、2）地方政府、3）基金、4）プログラム・活動・プロジェクト、5）予算分類、6）割当予算の財源、7）割当予算の分類、8）決済の必要性に基づいて、分類したものである（Commission on Audit 1996）。

153　予算管理省のホームページによれば、機関業績レビュー（Agency Performance Review）は、それぞれの機関による市民へのサービスや製品の提供による収入と支出が、予め定められた期間の目標と予算に対し、どの程度達成されたかを定める業績評価である。

154　特別割当支出命令（Special Allotment Release Order）とは、特定の法律や

規制の順守もしくは国会議員による決済や認可等に基づいて交付される支出を対象とするもので、これを発行された機関は、定められた期間は、この予算額を超えてはならない義務を負う（Commission on Audit 回覧2 1996）。優先開発支援資金に関しても、予算支出省は、国会議員からの病院への予算配分の要請を受け取った後、予算の割当確認の通知と共に、この特別割当支出命令を、病院に対して発行する（Lavado 2010：7）。

155 但し、筆者の 2011 年 2 月 4 日（金）の East Avenue Medical Centre への訪問における、内科医を勤める医師 Dr. Edgardo S. A. Javillonar との病院内のインタビューにおいては、政府管轄病院の整備に重点をおいた F1 改革によって病院の収入を施設の設備投資に充てる資金管理の自由度が高まったと、指摘している。また、当病院の医師は、勤務時間外に East Avenue Medical Centre 内において自らの私的クリニックの開業が許可されている。訪問時は 17：00 であったため、私的診療中であった。また、保健省所属の医師へは、F1 改革の研修プログラムが用意されており、希望した医師は、保健セクター改革のイントロダクション・プログラムと題した研修を受けることができると、いう。そのテキストの内容とは、フィリピン保健改革の概要、NPM 理論、社会保険の機能といった内容である。

156 RA9711 は、RA3720 の改正法であり、「食品、化粧品の安全性及び純性度、及び国民が利用する医薬品及び医療機器の安全性、有効性、品質の確保を目的として制定された。DOH に、食品規格品・品質評価方法の設定、清潔で安全な食品供給のための対策等の規制政策の施行の権限を与えている。

157 BEmONC や CEmONC は、妊産婦・新生児の死亡削減のために適用されたプログラムである。

158 フィルヘルスの Executive Vice-President and Chief Operating Officer であり、前保健省事務次官の Alexander A. Padilla とのインタビュー（2012 年 3 月 2 日）。

159 2000 年 1 月にエストラーダ大統領によって発令された行政命令第 205 号（EO No. 205）によって、国家保健計画委員会（National Health Planning Committee）が設置されて、全国に地方政府間保健連携区域（Inter Local Health Zone）が設置された（DOH 2002）。地方政府間の協力による保健連携区域の確立によって、連携・統治の構造、権力の所在、資金の出所、保健資源調達機能等の枠組が定められた。地方政府間保健連携区域は都市部・農村地域の一定人口区分を複数の地方政府で管轄することとなった。地方政府間保健連携区域内の機能や必要な保健資源は、州知事及び市長が承認した上で、国家保健計画委員会が認可する仕組みである（DOH 2002）。

160 「ドクターズ・トゥ・バリオス（Doctors to Barrios）」とは、保健省予算を割り当てることで、過疎地域で勤務する医師に保健省行政官と同等の給与を確保し、一定の期間勤務を促すためのプログラムである。バリオスとは、コミュニティを意味する。通常、任期が過ぎると若手医師は首都圏マニラや大都市の病院に移ってしまうために、持続性の確保が継続的な問題である。また、地方政府は医師の安全と勤務環境の確保を求められているが、必ずしも遵守されているわけではない。

161 筆者の2011年8月の訪問調査では、ラグナ州サンタ・ローザ市は、各バランガイ・ヘルス・ステーションに助産師とバランガイ・ヘルス・ワーカーを配置するのみで、患者の紹介制度を市独自に確立し、医師不足を補っていた。このようなグッド・プラクティスは評価できるが、この形態を全国レベルで標準化するためには、政策の伝播（policy diffusion）が必要であって、それにはやはり、保健省主導の地方自治を超えた中央主導の政策実施監督責任が求められる。

162 フィルヘルスのExecutive Vice-President and Chief Operating Officerであり、前保健省事務次官のAlexander A. Padillaとのインタビュー（2012年3月2日）。

163 前掲脚注162。

164 前掲脚注162。

165 保健省コーディレラ地域局所属ベンゲット州保健チームリーダーからのemailによるインタビュー回答（2011年3月31日）。

166 ベンゲット州では、2011年以降プロジェクト成果の持続可能な発展を目指した活動計画を策定する。大まかな内容としては，保健省認証・健康保険公社認証を受けた保健所の増加、地方政府間保健連携区域における活動の継続、国民健康保険の加入者の維持拡大、薬剤共同調達の促進、調達期間短縮のための保健従事者と調達担当者の協議の継続、他州との経験の共有などが想定されている。

167 JICA「ベンゲット州地域保健システム強化プロジェクト」専門家チームの副チーフ・アドバイザー（当時）戸辺誠からのemailによるインタビュー回答（2011年3月15日）。

168 保健省コーディレラ地域局所属ベンゲット州保健チームリーダーからのemailによるインタビュー回答（2011年3月31日）。

169 さらに、地方政府間医療連携枠組のネットワークはF1を実施する上で効果的であったかという質問に対しても、4段階（Excellent, Good, Satisfactory, Unsatisfactory）において3番目のSatisfactoryと評価している。理由として同様に、政治的コミットメントや政策実施者の改革に対する受容性をあげている。

170 前掲脚注 168。

171 前掲脚注 168。

172 前掲脚注 168。

173 JICA「ベンゲット州地域保健システム強化プロジェクト」専門家チームの副
   チーフ・アドバイザー（当時）戸辺誠からの email によるインタビュー回答（2011
   年 3 月 15 日）。

174 前掲脚注 173。

175 前掲脚注 173。

第4章　政策実施のギャップ分析：
新制度論アプローチの適用

　第2章と第3章の分析から、F1改革における実施のギャップの原因として、次の4つの仮説を導くことができる。すなわち、

① 　中央・地方政府間に保健行政の連携体制が確立されていなかったこと、

② 　地方の保健行政と執行者である公選首長との間にパトロン・クライアント関係が生じていたこと

が、考えらえる。さらに、その原因として、政策決定過程において、政策コミュニティのアクターが固定化され、

③ 　貧困層中心の政策決定に影響を及ぼすアクターが欠落していたこと、

④ 　政策コミュニティの既得権益が守られた上での改革内容であったこと

が考えられる。

　本章では、新制度論の分析枠組を用いてこれらの仮説を検証し、F1実施がうまくいかない真の理由を明らかにする。新制度論の研究は、「制度」を何と定義づけるかにより、説明変数及び被説明変数、そして分析結果が大幅に代わってしまうという難点を抱えている。本書においては、新制度論の適用にあたり「制度」を、「政治・行政制度におけるフォーマル・ルールすなわち憲法・制定法・大統領や保健大臣による行政命令、及び、官僚内に内在化されたインフォーマル・ルールすなわち政府組織や保健省のパフォーマンスに影響を及ぼすルール・規範・伝統・価値」と定義づける。

1 政策実施過程における仮説の検証と考察

（1） 中央・地方政府間の保健行政の連携体制の未確立

　第1の仮説「中央・地方政府間に保健行政の連携体制が確立されていな
かった」ことについては、中央・地方政府の保健行政に関わる行政官の内的
行政構造（intra-administrative structure）が確立しておらず、F1改革のス
ムーズな実施が困難であることがわかった。地方分権化以降、保健省の役割
は、「漕ぎ手から舵取りへ（steering rather than rowing）」つまり政策実施
責任者から政策決定者へと移行した。このため、中央・地方政府間における
行政の結びつきは分断してしまったのみでなく、地方政府間の州知事や市長
間の連携をも希薄にした（Grundy et al. 2003）。このように分断された政府
間関係を是正し包括的な保健改革を実施するのがF1の意図するところで
あった。F1における政策プログラムの実施には、保健省・リージョン・州・
市・町・バランガイという行政区分において、政策内容を保健省から州以下
に周知し、その評価・モニタリングを実施する機関として、保健省地域局が
期待されていた。しかし、F1における保健省地域局の管理責任は明確には
規定されておらず、保健省は同局に規制の役割を担うよう促しつつあるが、
同局は法的拘束力のある州・市・町の保健行政実施に対する監督責任はない。
このため、実施における重要な役割を担えなかった（World Bank 2011a：
59）。F1実施に関わった事務次官によれば、保健省地域局は、地方分権化以
降も保健省の管轄ではあるが、リージョン・レベルの保健省の州に対する監
督・管理能力は脆弱であるという。保健省のなかには、地方分権化の際に保
健省地域局を廃止すべきであったとの意見もあった。なぜならば、リージョ
ン・オフィス政策は、マルコス政権の際に軍部と警察の管理・強化のために
中央政府が州を監督するためのものであったからである。政治的分権により
地方への権限移譲を実現するには、保健省地域局の存在は、むしろ弊害とな
るとも考えられた。保健省は、リージョン・レベルの役割を州に委譲するこ

とで、州政府の自治により保健機能の持続可能性は保たれると考えたのである。また、地方自治法はリージョン・オフィスの設置を求めていないために、配置は各省の責任に任されている。リージョンによる区分はフィリピン国民の意識を区域毎に分断するという弊害もあり得た。結果として保健省は、保健改革実施にはリージョン・オフィスの維持が必要として、地方分権化以降、保健省地域局を残すこととしたのである。保健省地域局は、リージョン内管轄区域の保健大臣とも称される役割を担っており、例えば、保健省からの交付金は、保健省地域局を通じて州に配布される。しかしながら、権限移譲により保健省は州保健職員への管理・監督権限を失ったために、中央・地方政府間の保健行政職員のネットワークが失われたまま、F1改革は実施されたのである。中央・地方内的行政構造が構築されていなかったために、保健省職員は、政策決定過程を経た政策プログラムの実施を地方政府に指示する権限がなかったという[176]。各地方政府の保健指標評価システムとして整備されたLGUスコアカードは、保健省による末端行政のデータ収集の監督が行き届かないために、統計数値の信憑性は定かではない。このように、行き過ぎた地方分権により中央・地方保健行政間における内的行政構造の分断が生じたために、中央・地方行政は連携関係を構築しにくくなり、情報の伝達も困難になっている。州保健オフィスへのインタビューでは、保健省地域局と地方政府の政策決定機関である地域保健委員会との連携が確立されており、F1政策実施内容の情報共有が整いつつある州もあった[177]が、全国レベルの保健行政構造の再構築は確立していない。現状では、保健省で政策決定された政策を地方保健行政官が実施する権限が弱くなっているといえる。中央・地方関係の保健行政の結びつきをどのように構築するかは，長期的な課題である。

（2） 公選首長と地方保健行政とのパトロン・クライアント関係

　第2の仮説「地方の保健行政と執行者である公選首長との間にパトロン・クライアント関係が生じていたこと」については、F1実施は、州知事や市

長の保健行政への取組姿勢により左右されることがわかった。本来ならば、決定された戦略プログラムが非政治的な行政の行為によって滞りなく実施されるのであれば、実施のギャップは生じにくい。しかしながら、現実には、実施過程は、様々なアクターによる政治そのものであり、計画通りの改革を困難にしている。地方分権法は、地方政府の必須任命職（州保健管理官、市保健管理官、町保健管理官）は、それぞれ州・市・町の公選首長の任命と議会の承認により選抜されることと定めている。保健省職員の地方への移管により地方保健行政官の倫理観が低下しているとの調査結果もでている（Grundy et. al. 2003）。保健省職員は、地方首長と地方保健行政官との間に恣意的・政治的な相互依存関係が起きていることを指摘している[178]。地方保健管理官は自らの政治的任命権者である州知事や市長の意向に沿って保健行政を進めなければならずに、医師としての倫理観との妥協を強いられることとなっていった。このような恣意的・政治的な相互依存関係は癒着を生み、パトロン・クライアント関係が強化されていることが判った。州知事や市長の保健改革に対する理解と積極性により、リーダーシップを発揮してF1改革に関わる支援を行うかが左右され、実施過程にも影響を及ぼすことが多い[179]。州保健行政官は、F1政策実施の成功の鍵を握るのは政治的コミットメントや政策実施者の改革に対する受容性であると、指摘している[180]。政策実施過程では、チームとして地方保健行政官のみならず様々な地方のアクターも関わっている。しかしながら、州知事や市長に保健省が政策決定をした保健改革に理解を示す意思がない場合は、実施は困難になる。

2 政策決定過程における仮説の検証と考察

（1） F1政策決定におけるトップ・ダウン方式の政策過程

　第3の仮説「貧困層中心の政策決定に影響を及ぼすアクターが欠落していたこと」については、F1政策プログラム作成時の保健省におけるトップ・ダウン方式の政策決定過程が明らかになった。大統領制による執政制度の下

では、保健大臣は大統領の政治的任命職として選出される。大統領は通常、政策決定者として能力の高い医師を保健大臣として任命するという。過去の保健大臣経験者は、いずれも医師であり、事務次官等の保健省官僚経験やWHO等の国際機関における政策決定経験のある人物も多い[181]。このために、政策決定過程において強い影響力を持ち、保健官僚は「従属的立場」に置かれる。地方分権化は、法的改正を伴った「ビッグ・バン改革」であったが、その後の保健行政改革は、保健大臣による行政命令として発令されている。行政命令は、法律に基づかなくても行政の裁量で行える範囲が比較的広く、議会の介入なしに官僚が活動する領域を見出すことが可能な領域である（川中1996：113-114）。F1政策決定時は、地方分権化以前から続いている保健大臣と保健省幹部を中心とした限られた政策コミュニティによるトップ・ダウン形式の政策方向性の決定と政策実施過程という政策スタイルが習慣化されていたという[182]。政策決定の中心となったのは事務次官や保健省内の行政官であるが、いずれも医師の資格を持った技術官僚である。事務次官はそれぞれ独自の改革に対する政策立案の意欲や考えを持っていても、保健大臣によるトップ・ダウン形式の政策決定システムが存在するために、これに従う方向にある。また、保健大臣は、国内唯一の保健省附属健康保険運営機関フィルヘルスの理事会メンバーも担うことが、1995年国民健康保険法により定められている。このため、保健政策の方向性は必然的にフィルヘルスとの協調関係が保たれることとなる。一方、地方分権化による地方自治の原則と中央・地方政府間の内的保健行政構造の分断により、保健省による行政命令は、地方での適用拘束力がない。地方政府は、保健省の責任により政策決定されたF1保健改革の実施義務を負わずに、戦略プログラムに従わなくても罰則規定はない。このような形骸化した保健改革は、行政による公衆衛生や医療サービスを一度も受けずに生涯を閉じる貧困層に医療を行き渡らせる仕組みには容易には結びつかない。F1政策決定当時の保健大臣は、地方政府の首長は必ずしもコミュニティの発展に目を向けるとは限らず、全国画一の地方行政による市民への基本的な公衆衛生サービスの提供は困難で

あると、認識していた。それでも、政策目標を高く定めることにより、その実現に向けて邁進していくことができるとの期待から、F1戦略構想を打ち立てた[183]。一般的に保健システムが発展している先進国では、医師専門職団体の組織力が利益団体として政策決定へ強い影響力を示す。しかしながら、フィリピン医師会やフィリピン看護師会は、F1政策決定のアクターとして招かれることはなかった[184,185]。また、地方政府の政策決定に関わるアクターは、公聴会や研修に招かれることはあっても、政策決定段階には関与していない。貧困層の利益最大化を追求する非営利組織のアクター等の参加によるボトム・アップ形式の政策決定は、形式・儀式的なものに過ぎなかった。市保健行政官のなかには、F1は保健省管轄病院の改革であるとして、地方保健行政との関連はないと認識している場合もあった[186]。これらの現地インタビューの結果、大統領を中心とするトップ・ダウン方式の執政制度となっているために、政策決定というゲームに貧困層の医療を中心とするアクターが入り込めないインフォーマル・ルールが制度として安定していることが判った。ゲームに参加するアクターが固定化し、制度（institutions）」化している政策決定過程は、政策目標を達成するために実施可能なプログラムの作成を困難にしている。医師・看護師等の保健従事者は、組織化した専門職コミュニティとして、保健改革の政策コミュニティのアクターに加わることができない。保健省特有の行政命令に基づいた政策決定及び政策実施の特徴は、行政改革を困難にしている。

（2） 政策決定に関わるアクターの既得権益が守られた改革内容

第4の仮説「政策コミュニティの既得権益が守られた上での改革内容であったこと」については、保健省組織内のアクターによる既得権益を守ろうとする内在化された規範により改革の政策決定がなされていることが明らかになった。保健行政改革は、法改正による抜本的な構造改革でなければ全国に統一の保健行政を敷くことは困難である。しかしながら、保健行政の一部再集権化がフィデル・ラモス大統領の拒否権によって廃案となった

（Atienza 2003）。このために、保健省官僚は、州や市へと権限委譲された保健行政を所与のものとして受け入れ、法改正による行政組織の再構築への動きを止めてしまった。F1政策決定時の保健大臣は、全国80州の内、20の財政能力が脆弱で貧困層が多い州の保健行政を再集権化し、保健省の責任により基本的な公衆衛生を提供する政策実施を提案したが、議会は地方自治の維持を支持したという。F1保健改革には改革実施のルールが定められており、SWApsに基づいた州政府への保健投資は、選抜された16州重点拠点から始まった。16州の選抜は、財政運営能力があるか、中央・地方政府間、地方政府間、官民ネットワークによる保健資源共有の準備に入る意思があるか、そして改革の実行可能性は高いか、という基準により選抜された。保健大臣は全国で展開し得る一律の保健パッケージの展開を目指していたが、その前段階として、16州を選出することにより、効率的に成果が出ることを期待した[187]。政策決定に関わった官僚は、このような選抜的でインクリメンタルな改革では、「全ての人への医療」は実現できずに、全国一律の改革パッケージの実現は困難であると認識しつつもF1政策実施を担った[188]。保健改革は保健部門の地方への権限移譲と同規模の抜本的な改革がなければ、全国一律の保健サービス提供に向けた構造改革は困難である。しかしながら、政策に携わった保健官僚は、法改正を伴う改革は、議会での議論と承認を経なければならず、利害関係の交錯するステークホルダーの調整は困難であるため、行政命令に基づいた改革実施への妥協が致し方なかったという[189]。実施過程に関わった保健省事務次官は、保健省予算の公衆衛生配分はF1実施5年間で増加したものの、依然として政府管轄病院への支出割合が多く、保健省所属職員の給与確保と既得権益を守ることを優先させた政策決定であったと指摘している[190]。また、フィデル・ラモス政権時代の保健大臣は、1995年国民健康保険法は2010年までに健康保険加入率100%達成を目標としているにも関わらずに、F1は加入率85%を目標として定めているために、そもそも国民皆保険を目指していなかったと指摘する。さらに、彼は、フィルヘルスは積立金を過剰に保持しているにも関わらず、サービス

拡大のために支出する政策に踏み切っていないとする[191]。法改正により、保健省予算を地方保健行政官の安定した給与確保に再分配する仕組みや、フィルヘルスの積立金をサービス充実にむけて支出する等の、抜本的な保健改革が実施されると、地方分権化により既得権益が保持された保健省職員も影響を受けることとなる。保健省アクターは、自らの既得権益が損なわれることがないように、行政命令による法的拘束力のない政策実施を容認し続けていると考えられる。

3　新制度論アプローチの適用

（1）　保健省官僚に内在化された「適切さの論理」

　上記で検証された事象に対して、新制度論の分析枠組みを当てはめてみると、保健省の政策決定に関わるアクターは、保健改革の政策決定にあたる保健官僚組織内の、政策目的に照らし合わせた合理性よりも、その場でふさわしいか否かに基づいて政策決定・実施を行う「適切さの論理（logic of appropriateness）」という非合理な「規範」を「内在化」し行動していることが分かる。March と Olsen は、組織と組織を構成する個人は、組織の構成員として個人が学習する価値・象徴・方法そしてルーティーン等からなる「適切さの論理」によって形成されるとする。そして、より規範的な見解から組織を考察すると、制度の論理的機能は、組織の構成員間において共通の価値を創造して維持することであると、いう。制度内における内在的な社会化の過程は、政策決定を方向づけるのみではなく、価値とそれに続く構成員の行動をも方向づけるのである。March と Olsen は、制度化された状況のもとでは、アクターが、行動の帰結としての損得の合理的計算よりも、何がその場においてふさわしい行動であるかを基準にして自らの行動を決定する、と主張した。彼らは、ルールや規範によって形成される「制度」が個人の行動を制約し、行政改革の方向性や内容に影響を与えると論じたのである（March and Olsen 1989）。彼らの主張は、それまでの方法論的個人主義に

基づいた政策帰結の説明へのアンティテーゼとして出発しており、「規範」という「制度」からの制約を受けた行政改革は、歴史の非効率性に縛られ改革が進まないとも指摘している。F1 政策決定事例の検討により、保健改革に携わる保健省官僚は、行政命令による「全ての人への医療」の実現は困難であると認識していたが、その場でふさわしいとされる「適切さの論理」に基づいた保健省内の政策決定ルールに忠実に業務をこなしている。地方分権化以降、保健省所属の官僚は、地方分権化によって地方へと移管された地方保健行政官とは異なり、自らの既得権益は損なわれることなく、行政命令という実施の拘束力の低い保健改革を続けている。改革の基本方針が保健大臣により定められた後に、「全ての人への医療」を達成するための行政改革であることを正当化するために、政策目標に沿った実施戦略プログラムを作成していったのである。それは、「適切さの論理」に基づいた行為を「結果の論理（logic of consequentiality）」に基づいて正当化していく過程であった（March and Olsen 1989：162）。このために、F1 の実施戦略は形骸化しており、地方分権化した地方保健行政の実情に即した政策プログラム内容が形成されていない。

（2）　フィリピン保健官僚の「従属性」

　フィリピン保健官僚はなぜ、憲法で保障されている医療を受ける権利を保障する改革を策定しないのか。これについては、歴史的制度論による「経路依存」の分析枠組みを当てはめることができるであろう。保健省のアクターが政策をコントロールしてきたのは、保健省官僚の従属性が深く政策決定に関わってきたことによる。既得権益を保持するために、政治に従属的な官僚の立場は、アメリカ統治期に、アメリカの公務員のもつ価値規範、つまり政策決定に関しては政治家に任せるという政治的中立性が一貫してフィリピン官僚制の価値モデルとなったことに由来している。「適切さの論理」に基づいた官僚の行動規範は、歴史的に形成されたものであり、合理的な意思決定プロセスのなかに「ロック・イン」されており、それが、抜本的な保健行政

改革を困難にしている。アメリカ独立準備コモンウェルス期は、アメリカ従属のフィリピン・エリート官僚を育てていった。マルコス政権においては、中央集権的な権威主義体制により地方政府の首長（パトロン）間の権力闘争が弱められ、専制政治により限られたクローニーが優遇された。中央政府官僚は、この「家産的」政体構造への従属が強いられることとなった[192]。民主化の過程においては、国際援助機関による援助のコンディショナリティとして、新自由主義に基づいた地方分権化やNPMの手法による行政改革を、むしろ抵抗なく受け入れていった。NPMは既存の権力構造を変更するものではなかったために、選択的に導入したのである（小池2001）。これにより、保健省は、既得権益を守ることができたが、地方分権化以降の公衆衛生・医療・福祉の全国的な整備は進んでいない。このように、政策決定に携わるフィリピン保健官僚の従属性は、壮大な歴史のドラマのもとで築かれてきており、官僚の自律性が育ってこなかった。本来であれば、医師である保健官僚の規範は、貧困層を含む全ての患者にとって最善の医療を提供する仕組みを整えるという、医師の倫理とプロフェッショナリズムに徹していることが理想である。しかしながら、保健省の医師官僚には、医師としての規範よりも保健省組織内の官僚としての規範が優先されている。一般的に、権力をもつ官僚は、今ある権力の仕組みに依存し、既得権益を享受するために、その権力構造を維持できなくなるような改革を望まない傾向にある。このような組織内のインフォーマル・ルールが規範として存在するために、行政改革は進展していかないのである。地方分権化された現行制度を抜本的に改革し、全国レベルで基本的な公衆衛生と医療を整備する実効性の高い改革を実施しようとするアクターの権力が強くなければ、改革は進まない。フェルディナンド・マルコス政権時代には、官僚権威主義体制によりトップ・ダウン型の保健行政が構築されつつあったが、権威主義体制からの脱却という民主化の波に続く、保健行政の地方への権限移譲により、保健省の政策決定と政策実施機能とは分断されてしまった。実施責任を州知事や市長に委ねてしまったことで、保健省官僚は、地方保健行政のストリート・レベルの官僚の

行動を管理・監督する責任がなくなったために、現場の状況が把握し辛くなっている。このために、保健省官僚による社会の需要に対する応答性も弱まっているといえる。保健省官僚は、政策実施のギャップが生じて改革が進まない要因を、短絡的に州知事や市長のリーダーシップ、保健行政への取組姿勢へと転嫁し、自らの政策決定の不備によりギャップが生じている点に目を向けなくなってしまった。政治主導の民主化への圧倒的な強い流れは、抜本的な保健行政改革に目を向けない官僚の惰性的な規範を構築してしまったといえる。

4 フィリピン健康保険制度への歴史的制度論の適用

（1） Hacker による健康保険制度分析枠組の適用

第1章において整理したように、Hacker は、1998 年にアメリカ・イギリス・カナダを対象とした、健康保険制度の発展に関する公的な政治制度の影響について比較研究を行った。そこでは国民国家における健康保険制度の成立を説明する 1) 経済的要因、2) 文化的要因、3) 利益団体による要因という 3 つの要因は動態的なものであり、それらが論じられる歴史的背景における公的な政治制度の制約に左右されると指摘し、歴史の経路依存性を重視しながら、3 ヵ国の健康保険制度の違いを説明している（Hacker 1998）。具体的には、1) 国内の官僚制、2) 連邦制か否か、3) 基本的な政治構造等の公的制度を分析対象とし、政策過程の帰結の違いを説明した。一方、北山は、これら Hacker の分析枠組に加えて、連邦制か否かではなく、地方政府に注目した分析を行った。

また、Hacker は、2004 年に既存の健康保険政策の改革への抵抗が高い場合と低い場合では、制度改革の方向性が異なることを、アメリカの医療費削減政策を事例に分析している。アメリカの福祉政策費削減の政策決定を、政治における現状維持志向が高いか否か、及び、その制度自体の転換に対する抵抗が高いか否か、によって、「制度」の「放置」「転用」「併設」「廃棄・置

換」の四象限に分類して、分析を行っている（Hacker 2004）。

（2） フィリピン健康保険制度の発展と経路依存

　本項においては、Hacker の主張する分析枠組みをもとに、フィリピンの健康保険政策決定に関わる、1）行政能力、2）連邦制か否か、3）全体的政府構造（議院内閣制、大統領制、政党システム）を検討してゆく。さらに、Hacker の主張する歴史的な制度形成に関しては、4）初期の公的健康保険の対象者が誰であったか、5）保険が広まったタイミングがいつか、6）特に医者が影響力を持つような健康保険の発達とはどちらが先か、を議論する。また、歴史の経路依存性をみるために、ある時点で採用された政策が、社会経済に影響を与え、変化した状態が、次の時点の政治に影響を与えているかを、分析する。さらに、フィリピンは連邦制をとっていないため、北山による、日本の健康保険制度の発展に自律した地方政府が重要な役割を示した、という地方行政の能力の重要性について、地方分権化以降のフィリピンの地方保健行政に照らし合わせて検討を加える。

1）　行政能力（Administrative Capacity）

　まず、第1の論点である行政能力であるが、既に、第4の仮説検証においてフィリピン保健官僚の「従属性」について論じてきたように、フィリピン官僚は歴史的に「制度」へ従属してきたとされる。Theda Skocpol は、Social Revolutions in the Modern World に収録されている、Jeff Goodwin との共著、*Explaining Revolutions in the Contemporary Third World* において、社会革命の起こりやすい政治体制と国家−社会関係のタイプに焦点を置いた歴史研究を行っている。スペイン・アメリカ支配の時代にみられるフィリピンのような間接統治の植民地では、外国の植民地勢力が退去した後でも、既存の統治体制と利害関係を共有する、影響力のある国内エリートや上層関係が存在するため、革命運動のゲリラが勝利しにくいという（Skocpol 1994：259-278）。Goodwin は、フィリピンゲリラは戦時中に大衆

運動の形成に成功したが、その後徐々に支持を失い国家権力を獲得するには至らなかったと分析する。フィリピンのような間接支配の植民地（indirectly ruled colonies）では、現存する行政・軍事体制を完全に転覆することなく、自生エリートたちが徐々に権力を手中にすることができる。フィリピンでは、第二次大戦後、日本の敗退の後に、アメリカの植民地政府は地元エリートとの協働の下に統治を行い、その後そのエリート達に国家主権が譲渡されることになった。独立へのプロセスの間と独立後、フィリピン政府は、マージナルな共産党ゲリラを殲滅し抑えるのみ、軍事力と限定的な改革を用いることができたという（Skocpol 1994：307）。

　早瀬もまた、スペイン・アメリカ戦争の後まで振り返り、旧宗主国によるフィリピン人エリート懐柔策について歴史的な研究を行っている。スペイン・アメリカ戦争の後、アメリカ植民地政府は、近代国家の形成に必要な官僚機構、行政システム、軍・警察などの組織を整備し、貿易、経済統制などにより近代国家の財源を確保したという。革命軍に苦しめられたアメリカは、フィリピン人エリート層を懐柔し、アメリカの植民地支配に協力させる必要があった。このために、政治的には、スペイン植民地期にせいぜい町レベルの政治参与しか認められなかったフィリピン人に州政、国政への参加の道を開いた。まず、既得権益の確保として、1901 年 1 月 31 日に町政府法を制定し、さらにその一週間後に州政府法を制定し、エリート層を満足させた。次に、フィリピン統治の基本となるフィリピン組織法（クーパー法）が翌 1902 年 7 月にアメリカ議会で成立した。そこでは、経済政策決定権のアメリカ大統領からフィリピン委員会への移譲、制限選挙によるフィリピン議会の設立、アメリカ議会へのフィリピン代表の派遣などが謳われた。革命軍のゲリラ活動に悩まされた植民地政府は、治安が確保されていない地域が多々あるにもかかわらず、エリート層の協力を得るために 1907 年に公選を実施し、フィリピン議会を発足させた（早瀬 2009：41）。第 2 章の保健行政の歴史で指摘したように、1916 年フィリピン自治法成立後も、保健サービスを司る公共命令省は、アメリカの管理下に留まっており、1939 年のコモ

ンウェルス法第430号制定によりフィリピン人の保健大臣が就任するまで
は、完全なアメリカのリーダーシップの下におかれていた。

O. D. Corpus は、アメリカによるフィリピンの占領を「近代化」「エリー
ト政治」「ナショナリズムの喪失」として表現している。近代化は、アメリ
カによるフィリピン人への「民主主義の導入」との見方もあるが、実際に
は、エリート政治の移植に過ぎなかったと、指摘している。フィリピン人エ
リート達は、個人的な政治的野望によりアメリカへの忠誠を誓い、形骸的な
ナショナリズムの信奉と独立運動に参加し、アメリカ主導の政府形成で重要
なポストを得ようとしたと、指摘している（Corpus 2006：631-632）。そし
て、アメリカ占領期のエリート政治は、社会の公正を無視し、1946年以降
の民主的（civilian）な官僚制の発展を停滞させた。それに付随して急速に
進んだ汚職は1980年代後半以降、政府内にも浸透していき、特に農村地域
の貧困層への道路の整備、教育、医療等の基本的サービスの提供を阻害した
という（Corpus 2006：673）。

このように、フィリピン官僚は「制度」への従属（subordination）の歴
史を辿ってきており、このような官僚の従属性と弱さは、経路依存を示して
いるといえる。このため、フィリピンの官僚は相対的に垂直的トップ・ダウ
ン形式の政策決定・実施が習慣化してきたために、水平的ネットワーク形式
の政策決定・実施には慣れていない。官僚の自律性が育っておらず、国家レ
ベルの公共性の構築がなされていないために、公務員は既得権益の保持を優
先する方向に向かう。

2) 行き過ぎた地方分権と崩壊した中央・地方内的行政構造

Hacker は、先進国の国民健康保険の発展と連邦制との関係に注目したが、
一方、北山は、日本については、自律した地方政府行政と、中央・地方関係
の連携が国民皆健康保険の発展の鍵であったと指摘している。これらの研究
を参考に、ここでは、地方分権化と中央・地方政府関係に注目し、健康保険
制度の発展を考察する。なぜならば、フィリピンの場合には、日本の事例と

は、全く逆の現象が起きており、行き過ぎた地方分権と崩壊した中央・地方内的保健行政構造が、健康保険の整備を困難にしているからである。

第2章の健康保険制度の成立と発展で概観したように、公務員・民間被雇用者の社会保障制度として、公務員社会保険機構と社会保険機構が、連邦制をとっていた独立準備コモンウェルス期に制定されている[193]。健康保険制度としての確立には至っていないが、公務員社会保険機構加入者対象の無料で治療を受けられる公務員社会保険機構病院が設立され、社会保険機構にも疾病中の休業補償金が支払われる等、医療面での優遇制度が整備されつつあった。しかしながら、これらの制度は、あくまでもアメリカ政府主導によるマニラ首都圏を中心とした制度であり、連邦制によって全国に健康保険制度が浸透したということは全くなかった。1969年フィリピン医療ケア法の制定と1972年の実施の際には、リージョン制をとっていたが、リージョンの区分は連邦政府とは異なり政治的な自治政府ではなかったために、中央・地方政府間関係を強化するための、仲介機関であった。現在の保健行政は、連邦制を採用しておらずに、一元的な政府の体系を維持しており、州・市という。地方自治政府が各レベルで存在するものの、それとは別のラインで中央政府各省庁の地方事務所が存在し、いわゆる分離型の中央・地方関係の制度的枠組みを持っている。地方分権化以降、保健省は、リージョン・レベルに保健省地域局を設置しており、保健省管轄の下部政府組織として残っている[194]。実施のギャップにおいて指摘したように、地方分権化移行の保健省地域局の役割が明確に全国レベルで統一されている訳ではないために、州や市の保健行政を集約して保健省とのパイプ役となるハブとしての役割を担えてはいない。

1995年に国民健康保険法が制定された時期は、1993年の保健行政の地方への権限移譲が既になされた後であった。北山（2011）は日本の健康保険制度を分析し、地方政府が実施の能力を持っていることで、政策を全国に拡げることができるし、地方自体が政策を実施し、それを他の地方政府や中央へと広めることもできると主張している。フィリピンの場合には、行き過ぎた

地方分権が足枷になり、マニラ首都圏の医療はますます整い、それ以外の農村・過疎地域の地方政府の財政能力が脆弱な地域の医療体制が悪化するという状況が起きていった。1997年に法制化された貧困層スポンサー・プログラムと呼ばれる貧困層への無料健康保険加入プログラムは、加入にあたってスポンサーが必要となる。このプログラムは、地方政府の首長や議員の恣意性によってスポンサーとなる貧困層の選択が行われるという、政治的利用の道具ともなっている。地方政治のパトロン・クライアント関係は、公選首長と保健行政官との間の一元的なものに限られない。公選首長や市民との間にも多元的なパトロン・クライアント関係が生じている。このため、貧困層からの選挙得票目的で健康保険への無料加入促進が実施されたり、貧困層ではない、親戚縁者等が、市長や議員の便宜によって貧困層スポンサー・プログラムに加入したりといった事態が生じている。フィリピンの地方保健行政は自律した運営能力をもっておらずに、健康保険加入強化の中核とはならなかった。地方分権化によって中央の政策決定とは切り離されてしまった地方保健行政は、地方政府の政治性のもとで、透明性の高い自律したストリート・レベルの官僚制を実現する能力構築の機会を奪われてしまったといえる。健康保険の加入メカニズムに関しても、サービス・デリバリの整備に関しても、全国の地方政府が公選首長を中心に実効性のある地域保健システムを構築することはできていない。政策決定に関しては、中央政府保健省からロック・アウトされてしまっている。

保健行政の地方への権限移譲に関しては、サービス・デリバリの分散化が強調される一方で、地方政府の裁量権が広まったとして、評価する見方もある。第1に、中央政府からの内国歳入割当金の額が権限移譲によって増加したため、地方分権化によって生じた問題に自ら対処することができることとなったという。第2に、地方分権化によって共通の課題を抱えることとなった複数の地方政府が、問題に対処するために政治・行政区分を超えて協力・連携関係を強めるようになったと、評価されている。こうして、地方分権化は、地方政府に、中央政府への依存度を弱めて自治的な行政の運営に携わる

思考力を獲得させるというパラダイム変換をもたらしたという（Brillantes 2011：71）。フィリピン大学の Alex Brillantes は、保健省により始められた地方政府間関係における保健サービス・デリバリ強化の取組は、地方分権化による評価すべき積極的な側面であると指摘している。保健サービスの地方政府間格差を受け、保健省は、全国に地方政府間保健連携区域[195]を敷くことを決定した。これにより、保健省や地方自治省（Department of the Interior and Local Government）の支援に基づき、地方政府が協力して効率的で統合的な医療を提供できるようになったという（Brillantes 2011：71）。第 3 章で検討した F1 戦略としての地方政府間保健連携区域の推進は、州知事や市長の政治的意志に基づいた地方政府間の自発的な意思による緩やかなネットワークに留まっていた。今後全国的に地方政府間保健連携区域が展開されていき、健康保険制度の国民皆保険を実現できるか否かは、2011年以降のユニバーサル・ヘルス・ケア改革に委ねられている。また、地方政府独自の試みにより、F1 戦略を活かしている地方政府もあった[196]。

　民主主義をベースとした国民国家においては、国民は選挙を通じて自らの医療を受ける権利の主張と医療の充実を訴えることができる。しかしながら、地方分権により保健の実施責任者は、地方政府へと権限移譲されたために、選挙により保健の充実を訴えるべき相手は、州知事や市長になった。フィリピンにおいては、政党の力が強固ではなく、国民はポピュリズムによる投票に傾いてしまうことが多いために、保健政策の充実にむけて、貧困層を中心とする政党が育ち、州政や市政を担うという期待は薄い。フィリピン国家統計調査委員会（National Statistical Coordination Board）の Romulo A. Virola（2007、2010）によると、2007 年の選挙は、グッド・ガバナンス指標のアウトカムの悪い州の知事が多数再選されており、医療政策を含む社会サービスのパフォーマンスが良い州知事が国民の投票により選挙で再選されるとは限らないことが示されている。また、地方分権化により国民は、政策決定者である保健省に対して選挙を通じて直接訴えることができないというジレンマに陥ってしまっている。

3) 大統領制

大統領制による執政制度を敷いているフィリピンでは、大統領は執政権を全面的に掌握し、行政権を支配しており、首相は存在しない。保健省をはじめ各省庁の長官は大統領の任命により選出され、立法府との身分の重複は許されない。厳格な権力分立がされており、議会は二院によって構成されている[197]。フィリピンの大統領制と政策決定の関係に関しては、これまでのフィリピン政治研究においては、大統領が強いという立場と、議会が強いという立場の、2つの対立する見方が相対してきた。川中豪は、いずれの議論もフィリピンの大統領制の特徴を正確に記述しているものの、一面的であるようにも思われるとして、政策帰結は大統領と議会のバーゲニングの結果であるとの考えを示した。どちらか一方が影響力を強く行使した結果ではなく、大統領の権限の強い政策領域（予算策定とさらには政策実施過程）と議会の権限の強い政策領域（一般的な立法過程）の2つの領域における「妥協の交換」によって生み出されると考える。こうした強者が交代する異なる領域間の「妥協の交換」は、憲法上の制度的枠組みと政党規律の弱さという政党制度の特徴が作り出しているとする。川中は、政策帰結が「妥協の交換」であることを証明するためには、具体的な政策帰結をもとにした検証が必要となると、主張する（川中：61-81）。

1995年の国民健康保険が制定された際には、ラモス大統領と議会との間に「妥協の交換」があったかは、筆者の調査資料からは明らかになっていない。同法は、下院・上院の承認を得て、法制化が実現しているために、民主化の過程で国民全体に健康保険を行き渡らせようとした大統領と保健省の意向は叶っている。但し、同政権の下で、一部保健行政の再集権化の法案は、ラモス大統領の拒否権によって廃案となっている。法案成立過程は議会による議論を経るが最終的には大統領の拒否権が存在し、大統領の拒否権を覆すには、上下両院の2／3の承認が必要となる。この拒否権遂行に議会との取引が生じていたのかまでは明らかになっていないが、必ずしも大統領の権限が強固であったため拒否権が通ったとは証明しきれない。結果として国民

健康保険の実施は行き過ぎた地方分権のもとで進められることとなった。

　各年度の予算においてポークバレル資金として計上される費目は、上院議員、下院議員とも上限の割当額が一律に決められる。各議員は割り当てられた上限額のなかで、自らが実施したい事業を特定する。事業が特定されると、それを担当官庁が実施することになる。事業の実施に当たっては、予算行政管理者が国庫の資金量を勘案し、支出許可、すなわち、実質的な実施許可を出すことになる。この決定は予算行政管理長官の管轄であるが、長官は大統領の指揮のもとにあるために、特に大きな政治的イシューがある場合は、大統領がこの実施許可を左右することになるとする（川中：61-81）。予算策定に関しては、ポークバレル資金を通じた「妥協の交換」が起き得るため、大統領の拒否権が実際には広いといえる。

　F1実施の5年間の保健省予算の増加は、保健大臣から大統領への要請によって実現したものであった。ただし、F1を含む保健改革は保健大臣による行政命令によって発令されており、議会での可決を要しないため「妥協の交換」をそもそも回避した、大統領と保健省官僚による限られた政策コミュニティにおける政策決定であった。貧困層全体に医療を行き渡らせるための人件費や医療費の確保のために、国家予算の再分配の仕組みを変えるのは、大統領の強い政治的コミットメントにかかっている。しかしながら、前述のように、貧困層を代表する強力な政党からの議員選出が実現していかない限り、現在の仕組みの変更は困難である。歴史的に振り返ってみると、マルコス政権においては、権威主義体制であったために、健康保険実施による社会の安定を目指す施策には、大統領の意思が反映しやすかったといえよう。また、ラモス政権においては、国民皆保険実現によって民主化と貧困層への医療拡充を目指す制度が、これまでの健康保険制度を拡充する形で制定された。一方、地方分権化による保健行政の政治的分権という構造は覆されることはなく、大統領の拒否権によって維持されたため、その後の構造転換はされていない。また、アロヨ政権においては、貧困層のフィルヘルス加入を選挙キャンペーンの一環とする政治的利用が起きていた。そして、このキャンペー

ンは、フィルヘルスが実施したもので、法案の通過は要しなかった[198]。

4) 健康保険改革の歴史的制度形成過程

　歴史的制度論における経路依存とは、歴史のある時点における政策決定が、その後の政策の方向性に影響を及ぼし、制度の持続性を生み出すことを示す。Hacker は、特に、公的健康保険制度は、一度実施された医療政策、保険政策が市場のあり方を決め、既得権益を作り出してしまえば、それら新しい政策への制約となっていくために、政策の順序とタイミングにより公的な健康保険の発展と失敗が左右されると、主張した（Hacker 1996：69）。ここでは、F1 を含む地方分権化以降のフィリピンの保健改革の方向性を規定している国民健康保険制度の枠組は、歴史的な経路依存を示しているのかについて、検討してゆく。

　1935 年 11 月にアメリカからの独立準備政府であるフィリピン・コモンウェルスが発足した直後の 1936 年に公務員対象の所得保障が制度化された。公務員社会保険機構の被雇用者補償（Employers' Compensation）は、労働時間内における病気・怪我の全てが労働災害としてカバーされる。フィリピン最初の社会保障は公共セクター及び民間の被雇用者対象の年金給付であった。そこから、分岐して公務員・民間被雇用者の健康保険制度が設立された。1995 年の国民健康保険制度への拡大は、任意加入のインフォーマル・セクターやミーンズ・テストによる選抜のある貧困層加入制限という形態であって、公務員や正規雇用者を優遇する形態となっている。但し、近年、公務員のフィルヘルスへの加入者は減りつつある。フィルヘルスに加入している公務員に給付金が支払われるのは、勤務時間外の病気・怪我に対してのみであり、通院給付金がないため、公共セクターや民間正規雇用者の既得権益が守られていると言える程、社会保険機能が充実しているとはいえない。

　1995 年の国民健康保険制度設立以降、貧困層の加入者増加は 2004 年のアロヨ政権期であった。当時のフィルヘルスのトップは F1 の保健大臣であり、加入カードに政治家の写真を印刷し、地方政府を牛耳る政治家に加入のイン

センティブを設けた。フィリピンにおいて特に重視すべき点は、1995年の国民健康保険制度成立が保健行政の地方分権化が実施された直後であり、貧困層の加入の是非を、地方政府が判断する裁量が定められたことである。国民健康保険による地方財政の圧迫を望まないために、地方政府は貧困層の加入に対して積極的ではない行動をとることが、選択的に可能になった。これにより、地方政府首長の医療に対する倫理観や貧困層への対応により、加入者の増強とサービス実施が左右される構造が固定化されてしまった。

　最初の健康保険設立は、医療の公営化（政府による無償医療の普及）に反対するフィリピン医師会（PMA）が社会保険方式設立を議会や大統領へ働きかけたことで設立していった。第2章で既に指摘しているように、PMAは、医師専門職団体として健康保険制度改革の政策決定のアクターとして政治的に影響力を及ぼす強い団体ではない。

　健康保険制度の発展は、公務員・民間被雇用者強制加入の健康保険制度が最初に確立したために、この層の保険は先に整備されていった。近年、任意加入のインフォーマル・セクター、地方政府によるミーンズ・テストを経た貧困層スポンサー・プログラムは加入率上昇のみに力点がおかれ、サービスの拡充や保険機能の再分配がなされておらずに持続可能性がない。1986年の憲法成立過程の文書によると、医療の権利が制定されるに至った議論には、民間病院の倒産に対する支援の強化も含めて医療施設の充実を図ることが指摘されている。このため、医療の権利が制定された背景には、万人のための医療の実現というよりも、健康促進や予防医療を通じ医療費の拡大を抑えること、私立病院の運営への支援を行うと同時に、費用効率の良い医療を国民にとって適正な価格で適用することの意味合いがあった。

　F1の改革目標は、1995年の国民健康保険設立時の法制度の目標であった2010年まで（15年以内）の国民皆保険の実現に沿ったものであり、健康保険制度の成立は、その後の保健行政改革の方向性を規定している。このために、保健制度改革はインクリメンタルな内容になっており、「全ての人への医療」という政策目標を迅速に達成しうる政策デザインではなかったといえ

る。フィリピンの国民皆保険制度は、ビスマルク（社会保険料財源方式）とビバリッジ（租税財源方式）の混合（政府財源及び保険料拠出）である。貧困層スポンサー・プログラムに関しては、ビバリッジ方式を採用しているが、適切なサービスが確保されていないために、そもそも社会保険が機能しているとはいえない。社会保険方式の構造を、富裕層から貧困層への再分配という構図へと政策転換する試みへの議論がなされていないために、保健政策の構造改革は進展していかない。

　健康保険制度は、公務員・被雇用者対象の医療休業給付をはじめとする年金制度から派生し、1995年に国民健康保険として全国民対象へと拡げられていった。そして、その後も「制度の併設」により、全加入を目指す方向にある。しかしながら、その要因は、政治における現状維持志向が高いか否か、その制度自体の転換に対する抵抗が高いか否かで規定され、制度改革が困難な訳ではない。もし仮に、保健行政の地方分権と同等の抜本的な保健構造改革が、大統領を中心に、国際援助機関からの外生的圧力も加わって法案化された場合には、これまでの「経路依存」を断ち切った改革がなされる可能性もあるからである。但し、現状においては、地方分権による負の側面を是正するための抜本的な改革にむけた政策転換への政治的議論はそもそもなされていない。

（3）　新制度論の適用

　地方分権化の下での国民健康保険制度実施による国民皆保険実現への試みは、地方政府における保険加入の政治化が予測できた。それにもかかわらずに、その後の保健改革は、国民健康保険の加入者拡大を目標としている。保健大臣や保健省官僚による改革プログラムは、功利的な計算や公共性に資する合理性を計算した行動ではなくて、MarchとOlsenの提唱する「適切さの論理」に基づいたその場でふさわしい行動に過ぎなかった。

　だが、Hackerが研究対象とした先進諸国とは異なり、フィリピンのような開発途上国においては、専門性が高く合理的で自律的な官僚制が構築され

ていない。大統領制に基づいた執政制度を基本的な政治構造としているために、大統領の政策目標に沿った政治主導の政策決定がなされやすい。このために、大統領を中心に、保健行政の地方分権と同等の抜本的な保健構造改革が、国際援助機関からの外生的圧力も加わり法案化された場合には、これまでの「経路依存」を断ち切った改革がなされる可能性もある。従って、フィリピンの保健改革の分析には、Hacker の分析枠組をそのまま適用することは難しいといわねばならない。なぜならば、開発途上国の場合には、国内の政治構造（大統領制か内閣議院制か、連邦制か地方分権制か、中央・地方の官僚制の形態はどのようなものか）の制度枠組のみにより健康保険制度とその改革が規定される訳ではないからである。WHO や世界銀行、EU といった国際援助機関の推奨する保健制度改革の潮流が国内の制度転換に大きな影響を与えることもある。また、国内においては、脆弱な地方政府の代替組織として健康保険のプロバイダーや加入手続き機関として NGO の役割が公的に定義づけられており、憲法にも規定されているために、これらのアクターの影響力が強くなる政治的環境が整えば、政策転換の可能性もあり得る。

　また、Hacker の主張する制度転換のマトリクスは、先進国における福祉削減政策への政策転換の困難さを４つの象限に分類して分析したものであるが、フィリピンの1991年地方分権法成立と1995年国民健康法成立のように、政治主導で政策転換（revision）が容易に行われやすい環境に当てはめることは難しいといわねばならない。

5　分析枠組の有効性

　March と Olsen の「適切さの論理」の概念は、どのようにして最初にそれらの規範的価値が創造されたのかに関して納得のいく説明をするものではない。また人々の意識に潜む規範といった明確な定義付けと変数としての「可視化」が困難な、曖昧な変数として、実証研究による限界も指摘されてきている。しかしながら、多様でインフォーマルなルールの上に社会の安定

が築かれている開発途上国においては、政策の方向性を規定する制度の制約要因として、目に留めるべき、重要な説明変数である。

　一方、健康保険制度は経路依存を示しており、歴史の非効率性に依存するというHackerの主張に関しては、フィリピンの場合には注意が必要である。Hackerの注目する歴史的制度論の「制度」とは、公的な政治構造や行政構造を指すが、フィリピンの場合には、公的な制度が経路依存を示して医療政策の方向性を決めているというよりもむしろ、現在の保健行政改革に携わる国内の保健官僚内の規範がロック・インされている点に目を向ける必要があるからである。合理的合法的な官僚組織が構築されておらず、歴史的に形成された保健官僚の規範は容易に変えられるものではない。また、フィリピンでは、非政府アクターが健康保険のサービス提供者や加入手続き機関として行政の代替機能として位置づけられている。健康保険の運営主体自体は、中央政府の附属機関であるフィルヘルスが単一組織として存在する。保健政策の方向性もそれらの機関からの影響によって左右される。改革の方向性は、国際機関・NGO・政府という多元的なアクター間の関係や国家と社会との関係すなわちガバナンスにも注目する必要がある。

6　フィリピン保健のガバナンス

　F1保健改革実施過程においては、中央・地方間の内的行政構造が分断されており、伝統的なパトロン・クライアント関係の根差す地方政府の政治環境の影響により改革の進展が進まない。福祉国家の実現を目指す強い政府が存在しないまま、市場主義改革が取り入れられたために、保健行政を円滑に実施する行政機能が構築されずに、政府は夜警国家へと変容せざるを得なかった。ローズの指摘するイギリス政府の「空洞化」とそれを乗り越えるための、政府と社会の信頼に基づいた協働によるネットワーク・ガバナンスの構築は、かつて「福祉国家」の実現を目指した強固な政府が存在した事実があったために、行政を核としたネットワークの構築の可能性が示唆されたと

いえる。フィリピンにおいては、政策決定は中央政府中心の限定された政策コミュニティにより実施され、政策実施は地方政府の責任として委ねられた行政構造となっている。そこに国際援助機関が求める水平的ネットワーク型の協働関係による改革実施の手法は浸透してゆかなかった。1986年憲法では、社会サービスの提供における政府の代替機関としてNGOや民衆組織も政策決定に参加することが謳われている。しかし現実には、政府と社会の協働という理想的なガバナンスは実施されていなかった。被援助国として国際援助を実施する際のネットワーク、医療の質を高めるための医療専門職のネットワーク、健康保険を効率的に運営するためのフィルヘルス・地方政府・病院のネットワーク、医療サービスを必要な患者に即座に提供することができるために、バランガイ・ヘルス・センターから第1次・第2次・第3次医療機関の患者紹介制度を円滑に結ぶためのネットワーク、地方政府間の医療資源共有のためのネットワーク等、網の目のように構築が必要とされるネットワークは、それらを包括的にマネージメントする行政機能が働いていなければ成立し得ない。フィリピンのガバナンスの課題は地方政治の影響を受けない強固な中央・地方の保健行政官僚の相互依存関係を構築できていないことである。

　保健行政に関わる中央・地方の医師である保健行政官のネットワーク、公営の公衆衛生施設で勤務するバランガイ・ヘルス・ワーカーから助産師、看護師、医師に至るまでの保健従事者による保健行政における保健従事者のネットワークの構築がまず求められる。このように、政府間の保健行政従事者のネットワークが確立されることにより、政策決定のスタイルがトップ・ダウン方式からボトム・アップ方式へと変容してゆくことが可能であろう。

7　政策実施研究の総括

　政策実施研究の先駆者であるPressman and Wildavskyは、*Implementation*において政策実施のギャップが生じる要因として、政策実施過程における政

治性のみではなく、政策決定過程において目標を達成するのに誤った理論的手法が導入されたことをも、指摘している。開発途上国では多様でインフォーマルなルールの上に社会の安定が築かれるため、ガバナンス改革は、「社会の特質や歴史的経験を踏まえて段階的な」導入ステップに基づいたものでなければ、効果のある実施は困難である（World Bank 2001、小池2001：31）。フィリピンは植民地支配からの独立においてアメリカ政府に懐柔するエリート官僚が育てられた歴史的経緯がある。保健省組織においても、アメリカ支配の下でエリート医師官僚が育っていった。このような保健官僚の規範形成や健康保険制度の歴史的経緯を踏まえずに、1980年代以降西欧で発展したNPMに基づいた迅速で効率的な保健システムを導入した改革手法は、誤った処方箋となってしまった。F1改革に関わった政治家も官僚もNPMの都合の良い部分だけを選択的に導入したため、本当の意味で効率的な保健システムの構築には資さなかった。

　Pressman and Wildavskyは、1）欠陥のある実施過程、2）高すぎる政策目標、3）目標達成には誤った理論的方法を、実施のギャップが発生する要因として挙げている。F1における政策実施に関しては、国際機関・保健省・州という多数のアクターが関わっており、決定ポイントが多すぎたために、ネットワーク型の実施が円滑に行われなかった。アロヨ大統領は、2010年の任期満了時までに、フィルヘルス加入者拡大を実現することに主眼を置いており、この目標を達成するために、フィルヘルスのトップであった人物を保健大臣に任命した。このために、保健大臣は自らが参戦したことのあるF1レースに見立てて迅速な改革に向けた戦略を打ち立てた。フィルヘルスの代表から保健大臣へと任命された自らの地位への責務を果たそうとする意思が影響し、その責任を果たすために高い政策目標が定められたといえる。結果として、高すぎる政策目標を実現するために政策実施にあたった官僚達が作成したF1戦略のプログラム・プロジェクト・活動は、実行可能性に欠けるものもあった。さらに、保健大臣による行政命令という地方政府による実施義務のない効果の期待できない政策デザインを受け入れるしかなかっ

た。

　F1 は、フィリピン官僚制の特徴や健康保険制度の歴史的成立過程を踏まえた制度分析がなされずに、目標達成が可能な抜本的な構造改革への議論がなされないままに、実施されていった。既存の健康保険制度の仕組みと地方分権化された保健行政構造に、選択的に NPM 理論による処方を取り入れただけでは、「全ての人への医療」は実現できなかった。フィリピン保健官僚制におけるインフォーマルな規範は、新自由主義の理念や NPM 理論に基づく行政改革との間に対立関係を生んでいる。この西欧から伝播した近代的な行政改革の手法は、フィリピンという深い歴史の文脈を受け継いだ政治・行政構造のもとでの「全ての人への医療」という目標達成には不整合であったといえよう。

　〈注〉

176　保健省国際協力局 Dr. Mar. Wynn C. Bello とのインタビュー（2011 年 1 月 27 日）。

177　JICA「ベンゲット州地域保健システム強化プロジェクト」専門家チームの副チーフ・アドバイザー (当時) 戸辺誠からの email によるインタビュー回答（2011 年 3 月 15 日）。

178　保健省国際協力局 Dr. Mar. Wynn C. Bello とのインタビュー（2011 年 1 月 27 日）。

179　コーディレラ地域保健局所属ベンゲット州保健チームリーダーからの email によるインタビュー回答（2011 年 3 月 31 日）。

180　前掲脚注 179。

181　保健省国際協力局 Dr. Mar. Wynn C. Bello とのインタビュー（2011 年 1 月 27 日）。

182　フィルヘルスの Executive Vice-President and Chief Operating Officer であり、前保健省事務次官の Alexander A. Padilla とのインタビュー（2012 年 3 月 2 日）。

183　Civil Service Commission の Chairman であり、2005 年から 2010 年にかけて保健大臣を務めた Dr. Francisco T. Duque Ⅲ とのインタビュー（2012 年 2 月 29

日）。

184 フィリピン医師会会長 Oscar D. Tinio とのインタビュー（2011 年 2 月 2 日）。

185 フィリピン看護師会会長 Dr. Teresita R. Irigo-Barcelo（PhD, RN）とのインタビュー（2011 年 2 月 1 日）。

186 ラグナ州サンタ・ローザ市保健行政官（City Health Officer）、Dr. Rosanna Saledad Cunanan とのインタビュー（2011 年 8 月 22 日）。

187 前掲脚注 183。

188 前保健省事務次官 Dr. Mario C. Villaverde とのインタビュー（2012 年 3 月 2 日）。

189 前掲脚注 188。

190 フィルヘルスの Executive Vice-President and Chief Operating Officer であり、前保健省事務次官の Alexander A. Padilla とのインタビュー（2012 年 3 月 2 日）。

191 Jaime Galvez Tan 前保健大臣とのインタビュー（2012 年 3 月 1 日）。

192 フィリピン官僚制の従属に関しては、川中豪が、「フィリピンの官僚制」において詳しく執筆している（川中 1996）。また、フィリピン大学の Ledivina V. Cariño も官僚の「従属性（subordination）」について論じている（Cariño 1992）。

193 フィリピンでは、独立準備のコモンウェルス期に連邦制をとっていた。

194 F1 実施時のアロヨ政権のフィリピン大統領憲法諮問委員会において、79 州を 12 州に再編する連邦制への移行案が憲法改正と共に検討されたが、その後進展していない。

195 2000 年 1 月にエストラーダ大統領によって発令された行政命令第 205 号（EO No. 205）によって、国家保健計画委員会（National Health Planning Committee）が設置されて、全国に地方政府間保健連携区域（Inter Local Health Zone）が設置された（DOH 2002）。地方政府間の協力による保健連携区域の確立によって、連携・統治の構造、権力の所在、資金の出所、保健資源調達機能等の枠組が定められた。地方政府間保健連携区域は都市部・農村地域の一定人口区分を複数の地方政府で管轄することとなった。地方政府間保健連携区域内の機能や必要な保健資源は、州知事及び市長が承認した上で、国家保健計画委員会が認可する仕組みである（DOH 2002）。

196 1993 年、内務自治省（Department of the Interior and Local Government）と地方政府アカデミー（Local Government Academy）、アジア経営学院（Asian

Institute of Management）が中心となり、フォード基金やカナダ国際開発庁の協賛を得て立ち上げられた「ガリン・ポオク（Galing Pook）賞」は、革新的な開発プロジェクトやガバナンスの改善、行政サービスの向上に勤めた地方政府に送られている（佐久間 2010：60）。Galing Pook Web サイト（2012 年 12 月 3 日現在）によれば、2000 年までは、アジア経営学院が運営していたが、現在は民間組織によって運営されている。表彰者は、大統領から賞を授与される。2009年 5 月 28・29 日には、2011 年からの改革ユニバーサル・ケア・プランの実施にむけてこれまでにガリン・ポオクを受賞した州知事・市長・副市長・州議会議員・保健行政官等が集結し、これまでの保健に関わる「ガリン・ポオク賞」を共有した。それらは、北ネグロス市のビンドイ町の健康保険の普及、イロイロ市コンセプシオン町の市民の健康と環境への取組、ラ・ユニオン州立メディカル・センターの独立採算病院の持続的な開発、北ネグロス市のサービス・デリバリにおける地方政府間保健連携、そして、ギマラス州保健投資の実施である。今後これらの全国への伝播（diffusion）が期待されている。

197　上院は全国区から選出される 24 名、下院は地方小選挙区と政党名簿（制限された比例代表制）から選出される 200 名あまりを議員として要する。

198　政策決定過程においては、様々な拒否ポイントが存在しうる。大統領制か否か、二院議会制をとっているか否かは、政治的安定にも影響するもので、政府の形態が政策の変更に影響を与えることは否めない。大統領が拒否権を行使できる段階に至るまでに様々な拒否ポイントが多いことは、民主的な健康保険制度の構築には望ましい。たとえば、フィリピンにおける NGO は 1986 年の憲法制定以降、政策策定にも参加することとなっている。しかしながら、個々の NGO は凝集力がなく、マクロ・レベルの政策に影響力がないとの、指摘がされている（川中 2005：20）。例えば、1995 年国民健康保険法において制定されたコミュニティ保健運営組織（Community Based Health Corporate Organization）の位置づけは、健康保険のサービス・プロバイダーであると同時に金融仲介機関（financial intermediary）であると規定されている。2008 年には、ADB と GTZ によって、国民健康保険の運営契約をコミュニティ保健運営組織とフィルヘルスが結ぶ契約の支援がなされ、フィルヘルスへの加入強化の試みがなされている。このため、国民健康保険という「制度」の「変更」のなかに、NGO は取り込まれてしまっている。Esping-Andersen が主張するように、労働組合・農民組合が強いと、社会保障の格差は減少するとされる。しかしながら、フィリピンのように労働組合や農民組合の権力が相対的に弱く、失業に対しても社会保険制度の仕組みが構

築されていない土壌では、これらが、貧困層へ有利な保険法案策定を強調するために、拒否ポイントとして動くことは考えにくい。また、政党システムが弱いことによって、恒常的に社会のセクター、たとえば労働者や農民の利益の集約が行われ、政策過程に定位置を与えられるという状況を生み出さない（川中 2005：46)[198]。フィリピン医師会の影響力も政策イシュー毎に異なるため、更なる実証研究抜きには、国民健康保険法案成立における大統領の強さや「妥協の交換」の有無は論じることはできない。

結　章

研究の総括

　本書では、フィリピンのF1改革の実施過程の分析を通じ、「全ての人への医療」が達成できない原因を解明した。「全ての人への医療」という壮大な目標を掲げた改革が、実施段階で様々なギャップを生みだした要因を、政策決定及び実施過程の双方に焦点をあて分析することで、「失われた環」を繋いで、政策の失敗が生じた要因の全体像を捉えるというのが、本書の狙いである。

　第1章では、これまでのフィリピン保健セクターに関する先行研究をレビューした。フィリピン国内では、社会科学の視点からフィリピン保健部門について論じた研究が数多く蓄積されてきている。これらの研究は、1）保健政策に長期的に影響を及ぼす人口政策や、国家の健康指標統計に関する研究2）コミュニティにおけるプライマリ・ヘルス・ケア、3）保健システムの構造、4）地方分権化以降の地方政治・行政による保健の取組、5）健康保険制度と財政に関する研究、6）そして地方分権化以降の保健制度改革の研究の6つに分類することができる。しかしながら、それらのほとんどは、保健行政改革が進展しない理由を、政治・行政学的な視点に立ち、政策の実施過程を歴史的文脈まで踏み込んで検討してはいない。第1章では、これらの先行研究を踏まえて、政策実施研究の分析枠組に新制度論のアプローチを適用し、「制度」の規範的側面に注目して実施のギャップを検討することの意義について論じた。

　第2章では、旧宗主国アメリカの統制下で、官僚は従属的な立場に置かれながら、保健省組織を成立させていった経緯を明らかにした。さらに、国家の保健政策形成に政治的に強い影響力を及ぼすとされている医師会の役割と

保健政策への影響力について考察した。PMA は、AMA の下部組織として
発足し、アメリカの影響化で組織を統一していったが、近年は開業医の専門
職団体としての傾向を強めており、保健省を中心とする国家の政策決定に影
響力をあまり持たないことが判明した。さらに、保健指標の現状と国民健康
保険制度の概要を俯瞰することにより、地方分権化により保健行政による包
括的な公衆衛生と医療サービスの提供システムの分散化が問題となったま
ま、社会保険の仕組みによる全国民への医療提供体制を整備しようとしてい
る点を明らかにした。そして、フィリピンの保健政策を方向づけている福祉
イデオロギーについては、政府は新自由主義の思想に基づく「小さな政府」
を目指しており、それが政府の機能を弱体化させていることを明らかにし
た。

　第3章では、保健省が取り組んできたこれまでの保健改革の歴史を俯瞰し
た上で、F1 改革戦略の具体的な目標と、国・地方政府レベルで取りかかる
べき実施戦略プログラム活動の内容を検討した。そのうえで、改革の実施過
程で生じた実施のギャップについてまとめた。さらに、F1 の政策決定過程
を分析し、保健改革に関わったアクターの行動を明らかにし、実施のギャッ
プを生み出している政策過程の問題を検討した。そして、第2章と第3章の
調査結果から、実施のギャップが生じる原因として、(1) 中央・地方間に保
健行政の連携体制が確立されていなかったこと、(2) 地方の保健行政と執行
者である公選首長との間にパトロン・クライアント関係が生じていたという
仮説を立てるとともに、政策決定過程におけるアクターが固定化されていた
ことにより、(3) 貧困層中心の政策決定に影響を及ぼすアクターが欠落して
いたこと、(4) アクターの既得権益が守られた上での改革内容であったとい
う仮説を導き出した。

　第4章では、これらの仮説を第1章に示した分析枠組みに当てはめ検証し
た。この結果、フィリピンにおいて歴史的に形成された保健官僚の規範形成
や健康保険制度の特質を踏まえずに、1980 年代以降西欧で発展した NPM
に基づいて迅速で効率的な保健システムを導入しようとした F1 の改革手法

は、「全ての人への医療」という政策目標に対しては誤った処方箋であった
ことが検証された。

フィリピン保健の展望

F1 を策定した保健大臣は、政権交代による任期満了前に次なる保健改革
を策定した。これが「ユニバーサル・ヘルス・プラン」と呼ばれる行政命令
による改革である。*Health Financing* と題する HSRA No. 10 は、2010 年の
WHO による世界保健報告 *Health Financing* との整合性を図りつつ、医療財
政の効率化とユニバーサル・カバレージを目指しており、F1 での失敗を踏
まえつつ、中央・地方及び地方間の連携強化をうたっている。

フィリピン官報 Web サイト（2012 年 12 月 2 日）によれば、ベニグノ・
アキノ三世大統領は、2012 年 7 月 23 日の第 3 回所信表明演説において以下
の発言をしている。

「大統領が参加したブリーフィングにおいて、10 人に 4 人のフィリピン人が
一生に一度も医療の専門家による治療を受けたことがなく、別の統計のデー
タでは、10 人に 6 人のフィリピン人が医療の専門家による治療を受けずに亡
くなるという。多くのフィリピン人が政府による医療サービスへのアクセス
がないという事実は難題であり、これに対し、アキノ政権は様々な取組を実
施してきている。2010 年には、10,000 人の看護師及び助産師が Registered
Nurses for Health Enhancement and Local Services Program により医療専
門家の不足する地域に派遣され、2012 年 7 月にはその数は 30,801 人を超え
ている。さらに、11,000 のコミュニティ保健チームが医師・看護師・コミュ
ニティの連携を強めるために従事している。また、Pantawid Pamilya Pilipino
Program[199] により 1,021 の地域に保健専門家を派遣しており、National Anti-
Poverty Commission が抽出した 609 の最貧困の市や町にも保健専門家を派遣
している。これにより、看護師や助産師の雇用機会を拡大し、価値のある業
務経験を積む機会を提供すると同時に、多くのフィリピン人に質の高い医療
を提供している。しかしながら、我々の求めているのは、真の、ユニバーサ

ルで、全体的な医療である。この実現のために病院内に限らず各家庭において
も、疾病予防の意識を高めて、予防接種を習慣化し、定期的に健康診断を
受診することが必須である。」

　フィリピン保健改革の課題に関しては、公的な制度や構造を実施のギャッ
プで指摘した。保健制度で抜け落ちていることとしては、民主主義のルール
に基づき、国民が国家に対して憲法で保障されている医療を受ける権利を主
張・要求できる仕組みであろう。先進国では、個人がエンタイトルメントと
して医療を受ける権利が確立されている。しかしながら、フィリピンでは、
個人の権利を規定するものが弱い。本書では、改革に関わる官僚の規範によ
り保健改革が本来の「全ての人への医療」という目的から外れていった経緯
を説明した。しかしながら、地方政府の保健行政官に改革内容の情報が伝
わっていない場合があるのと同様に、国民の間にもこのような改革が実施さ
れていることは案外知られていない。例えば、フィリピンで最も優れた病院
とされる聖ルカ病院で医療財政コンサルタントとして働く女性に、F1 改革
について尋ねたところ、改革の存在自体を全く知らないとのことであった。
市場化された民間病院においては、F1 とは異なる病院内の市場効率性と質
の向上を求めているからであろう。
　公衆衛生や医療へのアクセスが十分でない要因の1つとして、貧富の差と
同時に、女性の教育レベルの格差による医療格差を指摘した研究が既にフィ
リピンでは蓄積されている。基本的な公衆衛生状態維持に必須の安全な食や
水の確保や予防接種の重要性に加えて、症状のある疾病に対して適切な治療
を受けることで、健康な体を取り戻せるという事実や、そうした医療を受け
る権利が憲法において保障されていることを貧困層が認識し、権利を主張で
きるための教育が必要である。教育による個人の意識改革を進めることで、
医療に対する権利も進展していくことであう。

研究の限界と今後の研究課題

　本書においては、政策実施研究に新制度論のアプローチを適用することにより、フィリピン保健改革実施を困難にしている官僚の規範を明らかにした。しかしながら、March と Olsen の提唱する「適切さの論理」は、目には見えない規範を被説明変数として位置づけている点において、実証研究としての信憑性に限界がある。

　また、Hacker の分析枠組は、医療政策に関わる国内の政治制度のみを分析対象としており、開発途上国の政策に強く影響を与え得る国際援助機関や非政府機関からの外生的要因を捨象している点で、やはり限界があるといわねばならない。

　本書では、F1 改革の実施過程について、中央政府保健省の官僚の行動を中心に考察を行った。しかしながら、地方分権が進んだ現在、フィリピンの政策実施は州政府を中心としたローカル・ガバナンスとして繰り広げられている。州保健行政の保健指標のアウトカムを左右する要因は、本書で論じた政治・行政的側面のみではない。島国に位置し、首都圏マニラからの交通アクセスが困難な離島が多数あり、時に台風や地震等の自然災害に見舞われ疾病や感染症の原因となる地理的条件や、地方財政を好転させる産業が不足する経済的条件も、また、保健改革実施をより一層困難なものにしている。これらについては、個々の地方政府の状況を考察する必要があるが、本書では分析対象とすることができなかった。

　また、本書においては、主に西欧の社会科学者が発展させてきた「新制度論」をアジアの開発途上国に適用することを試みた。今後の研究課題としては、次の点が挙げられる。第 1 に、規範といったインフォーマルな制度の官僚内の制約が行政改革に及ぼす影響は、他の政府部門でも同様に起きているのか、である。そして、第 2 に、保健行政改革を阻む要因として、同様に植民地支配と被開発援助国としての経験を持つ他のアジア諸国にも適用可能な枠組みであるのか、という新たな問題提起である。膨大な資料とアクターへのインタビューという実証研究の手間を惜しまずに、事例を積み上げてゆく

ことによってのみ、新制度論の実証研究は成し得る。今後、このような研究事例の蓄積により制度論の精緻化が進められることを期待する。

〈注〉

199　Pantawid Pamilyang Pilipino Program は、2008 年よりフィリピン政府が開始した 4Ps と呼ばれる条件付き現金給付プログラムである。

参考文献

邦語文献（アルファベット順）

荒川博人・若林仁（2005）.「財政支援と援助効果向上—東アジアの経験から」
『開発金融研究所』26：23-36。

アティエンザ、マリア・エラ・L.／佐藤千鶴子訳（2010）.「フィリピンに
おける保健医療格差と医療従事者」佐藤誠編『越境するケア労働』日本
経済評論社、pp. 63-80。

遠藤聡（2008）.「ポーク・バレル（優先開発支援資金）制度」『外国の立法』5。

福島浩治（2006）.「フィリピン保険医療制度の行財政構造改革に関する批判
的研究」博士論文。横浜国立大学。

外務省（2007）.『政府開発援助白書』。

早瀬晋三（2009）.『未完のフィリピン革命と植民地化』山川出版社。

早瀬晋三・深見純生（2004）.「近代植民地の展開と日本の占領」池端雪浦編
『東南アジア史II島嶼部』山川出版社、pp.268-365。

猪口孝、大澤真幸、岡沢憲芙、山本吉宣、スティーブン・R・リード（2004）.
『政治学事典』弘文堂。

河原和夫（2008）.「フィリピン共和国の保健医療事情と医療保険システム」
『医療と社会』：189-204。

河森正人（2009）.『タイの医療福祉制度改革』お茶の水書房。

川中豪（1996）.「フィリピンの官僚制」岩崎育夫・荻原宣之編『ASEAN諸
国の官僚制』アジア経済研究所、pp. 79-120。

――（1996）.「「中央集権的行政」と「地方割拠的政治」のダイナミズム」
『アジ研ワールド・トレンド』15：14-15。

――（2001）.「フィリピン地方政治研究における国家中心的アプローチの展
開」『アジア経済』42（2）：45-58。

――（2003）.「フィリピンの民主化と制度改革」作本直行・今泉慎也編『ア
ジアの民主化の過程と法』アジア経済研究所、pp. 21-40。

―――（2005）.「ポスト・エドサ期のフィリピン−民主主義の定着と自由主義的経済改革」川中豪編『ポスト・エドサ期のフィリピン』アジア経済研究所、pp. 11-62。

木原隆司（2003）.「援助協調（International Aid Coordination）の理論と実際」『開発金融研究所法』17：23-65。

北山俊哉（2011）.『福祉国家の制度発展と地方政府』有斐閣。

小池治（1989）.「政策ネットワーク分析試論―政策共同体とイッシュー・ネットワーク」『日本の公共政策―その基準と実際』行政管理研究センター：147-161。

―――（1990）.『アメリカの政策過程と政府間関係』第一法規。

―――（1995）.「政策ネットワークと政府間関係」『中央大学社会科学研究報告』16：27-46。

―――（2001）.「開発途上国のガバナンスと行政改革」『季刊行政管理研究』96：24-39。

―――（2004）.「開発と政治・行政・公共政策」森川俊孝・池田龍彦・小池治編著『開発協力の法と政治』国際協力出版会、pp.104-129。

厚生労働省（2012a）「各国にみる社会保障施策の概要と最近の動向（アメリカ）」『海外情勢報告』

―――（2012b）.「フィリピンの社会保障施策の概要と最近の動向」『海外情勢報告』

河野勝（2010）.『制度』東京大学出版会。国際協力機構国際協力総合研修所。2004。

真渕勝（1998）.「アメリカ政治学における「制度論」の復活」『思想』761：126-154。

―――（1994）.『大蔵省統制の政治経済学』中央公論社。

松尾弘（2011）.「開発と法」『国際開発研究』20(2)：1-9。

真山達志（1994）.「政策実施過程とネットワーク管理」『法学新報』100（5・6）：181-201。

宮川公男（2007）．『政策科学入門』東洋経済新報社。

村松岐夫（1998）．『地方自治』東京大学出版会。

岡崎哲二（2006）．「制度進化における淘汰と模倣」河野勝編『制度からガバナンスへ』東京大学出版会、pp.63-92。

野沢勝美（2003）．「構造調整下フィリピンのソーシャル・セーフティネット」一橋大学経済研究所経済制度研究センター編『アジアのソーシャル・セーフティネット』勁草書房、pp. 103-154。

ロブレス、アルフレド C. Jr.／菅谷広宣訳（2000）．「胎児期の福祉国家は死産へと向かうのか」『福祉国家の再検討』新評論、pp. 199-204。

笠京子（2002）．「歴史的新制度論と行政改革」『季刊行政管理研究』98：29-41。

佐久間美穂（2010）．「フィリピンの地方政府」永井史男・船津鶴代編『東南アジアにおける自治体ガバナンスの比較研究調査研究報告書』アジア経済研究所、pp. 49-69。

関口広隆（2002）．「包括的農地改革におけるフィリピン NGO・PO のダイナミックス」『国際教育研究紀要』5：89-133。

菅谷広宣（2003）．「インドネシア・フィリピン・タイの社会保障」広井良典・駒村康平編『アジアの社会保障』東京大学出版会、pp.227-303。

末廣昭（1998）．「開発主義とは何か」東京大学社会科学研究所編『開発主義』東京大学出版会、pp.1-12。

―― （2006）．「東アジア福祉システムの展望 - 論点の整理 -」『アジア研究』52(2)：113-124。

鈴木静夫・早瀬晋三編（1992）．『フィリピンの事典』同朋舎出版。

鈴木基史（1996）．「合理的選択新制度論による日本政治研究の批判的考察」『レヴァイアサン』19：86-104。

高橋基樹（2010）．『開発と国家－アフリカ政治経済論序説』勁草書房。

棚橋匡（1998）．「行政改革の分析枠組－新制度論の１つの可能性－」『本郷法政紀要』7：321-346。

竹沢純子（2008）.「書評 -『東アジアの福祉資本主義』」『海外社会保障研究』
　　164：89-93。

建林正彦・曽我健吾・待鳥聡史（2008）.『比較政治制度論』有斐閣アルマ。

ウェーバー、マックス（1988）. 世良晃志郎訳『支配の社会学 1 「経済と社
　　会」第 2 部 第 9 章 1 節 - 4 節』創文社。

英語文献（アルファベット順）

Alfiler, Maria Concepcion P. (1986). "The Role of Nongovernmental Organizations
　　in the Health Sector of the Philippines." *Philippine Journal of Public
　　Administration*. 30(3)：286-306.

Arthur, W.B. (1984). "Competing Technologies and Economic Prediction."
　　IIASA Options. 2：10-13.

Atienza, Maria Ela Linsangan (2003). "The Politics of Health Devolution in
　　the Philippines with Emphasis on Experiences of Municipalities in a
　　Devolved Set-up." Ph.D. diss., Kobe University.

—— (2006). "Local Governments and Devolution in the Philippines." In
　　Morada and Teresa S. Encarnacion Tadem eds. *Philippine Politics and
　　Governance: An Introduction*. Diliman: University of the Philippines.

—— (2008). "Health Devolution, Civil Society Participation and Volunteerism:
　　Political Opportunities and Constrains in the Philippines." *The Third
　　Sector and Sustainable Social Change: New Frontiers for Research*.：1-28.

Azfar, Omar and Tugrul Gurgur (2008). "Does Corruption Affect Health
　　Outcomes in the Philippines?" *Economics of Governance*. 9(3)：197-244.

Ballesteros, Andre' Gerard G. (2000). "Enabling Participation: Towards
　　Distinct Legal Recognition of People's Organizations." *Philippine Law
　　Journal*. 74：720-745.

Bautista, A. B. (1993). *Rules and Regulations Implementing the Local Government
　　Code of 1991 with Related Laws and Concept of Decentralization*.

Mandaluyong City: National Bookstore.

Bautista, Victoria A. (1995). "Primary Health Care in Pasay City: Summary of Findings, Conclusions and Policy Agenda." *Philippine Journal of Public Administration.* 39(3) : 257-281.

—— (2003). "Reconstructing the Functions of Government: The Case of Primary Health Care in the Philippines." In Victoria A. Bautista *et al.* eds. *Public Administration in the Philippines: A Reader Second Edition.* University of the Philippines, pp. 202-217.

Beveridge, William (1946). *Social Insurance and Allied Services (The Beveridge Report).* Stationery Office Books.

Capuno, Joseph J. (2001). *Challenges to Sustain Primary Health Care in the Philippines,* WHO.

—— (2006). "Social Health Insurance for the Poor Programs of the Philippines and Vietnam." *Philippine Journal of Development.* 33(1/2) : 212-240.

Capuno, Joseph J. (2009). "A Case Study of the Decentralization of Health and Education Services in the Philippines." *Human Development Network Discussion Paper Series.* 3 : 1-43.

Cariño, Ledivina V. and Josie H. De Leon (1985). "The Interface between Research and Practice in the Philippine Health System." *Philippine Journal of Public Administration.* 29(1) : 83-101.

Cariño, Ledivina V. (1992). *Bureaucracy for Democracy.*

Ching, Panfila (1992). "Factors Affecting the Demand for Health Services in the Philippines." *The PIDS Working Paper Series.* 6 : 1-81.

Commission on Audit (1996). *Commission on Audit Circular.* 2.

Conlan, Tim (2010). "Administration and Governance in a Compound Republic: Martha Derthick's Contributions to the Study of American Federalism." *Public Administration Review.* 70(5) : 811-816.

Corpuz, O.D. (2006). *The Roots of the Filipino Nation*. Volume Ⅱ, The University of the Philippines Press.

Cruz, Eduardp R. Dela and Perla D. Santos Ocampo (2003). *The Centennial History of the Philippine Medical Association*. Manila: UST Publishing House.

Department of Health (1999). *Health Sector Reform Agenda: Philippines 1999 to 2004.*

—— (2001). "Reengineering for Reforms." *Health Sector Reform Agenda Monograph. No.3.*

—— (2002). "District Health System in a Devolved Setting." *A Handbook on Inter-Local Health Zones.*

—— (2005). *National Objective for Health: Philippines 2005-2010.*

—— (2008). *Overview of the Philippine Health System and the Implementation Framework for Health Reforms.*

—— (2010a). "Bridging to Future Reforms." *Health Sector Reform Agenda Monograph No.9.*

—— (2010b). "Toward Financial Risk Protection: Health Care Financing Strategy of the Philippines 2010-2020." *Health Sector Reform Agenda Monograph No.10.*

Department of Health and Development Academy of the Philippines (2010). *Introductory Course on Health Sector Reform*. A Training Program of the Department of Health in Partnership with the Development Academy of the Philippines.

Derthick, Martha (1970). *New Towns In-Town: Why a Federal Program Failed*. Washington, DC: Urban Institute.

DiMaggio, Paul J. and Walter W. Powell (1991). "The Iron Cage Revisited: Institutional Isomorphism and Collective Rationality in Organization Fields." In Powell J. DiMaggio and Walter W. Powell eds. *The New*

Institutionalism in Organizational Analysis, Chicago: The University of Chicago Press, pp. 63-82.

Dolan, Ronald E. ed. (1991). *Philippines: A Country Study*. Washington: GPO for the Library of Congress.

Esping-Andersen, Gøsta (1990). *The Three Worlds of Welfare Capitalism*. Princeton: Princeton University Press.

—— (1999). *Social Foundations of Postindustrial Economies*. Oxford: Oxford University Press.

European Commission - Technical Assistance (EC - TA) to the Health Sector Policy Support Programme in the Philippines (2010). *Report to the Delegation of the European Commission to the Philippines - Final Report Covering the Period 1ˢᵗ February 2007 to 31ˢᵗ December 2010*. An European Commission - Government of the Philippines joint Programme Implemented by the Department of Health and F1 Provinces. Contract No. 2006/32479 (Unpublished Document).

Giddens, Anthony (1998). *The Third Way: The Renewal of Social Democracy*, Polity Press.

Grundy, J, Healy V, Gorgolon L and Sandig E (2003). "Overview of Devolution of Health Services in the Philippines." *Rural and Remote Health*. 3 : 220.

Hacker, Jacob (1998). "The Historical Logic of National Health Insurance: Structure and Sequence in the Development of British, Canadian, and U.S. Medical Policy." *Studies in American Political Development*. 12(1) : 57-130.

—— (2004). "Privatizing Risk without Privatizing the Welfare State: The Hidden Politics of Social Policy Retrenchment in the United States." *The American Political Science Review*. 98(2) : 243-260.

—— (2005). "Policy Drift: The Hidden Politics of US Welfare State Retrenchment." In Wolfgang Streeck and Kathleen A. Thelen eds. *Beyond*

Continuity: Institutional Change in Advanced Political Economies. Oxford: Oxford University Press, pp. 40-82.

Hall, Peter and Taylor Rosemary C. R. (1996). "Political Science and the Three New Institutionalisms." *Political Studies*. 44 : 936-57.

Hargrove, Ervin C. (1975). *The Missing Link: The Study of the Implementation of Social Policy*. Washington: Urban Institute.

Harvey, David (2010). *A Brief History of Neoliberalism*. Oxford: Oxford University Press.

Hay, Colin (2008). "Constructivist Institutionalism." In Rhodes, R. A. W. and Sarah A. Binder and Bert A. Rockman eds. *The Oxford Handbook of Political Institutions*. New York: Oxford University Press, pp. 56-74.

Herrin, Alejandro N. (2002). "Population Policy in the Philippines: 1969-2002." *The PIDS Discussion Paper Series*. 8 : 1-51.

Hindle, Don, Lito Acuin, and Madz Valera (2001). "Health Insurance in the Philippines: Bold Policies and Socio-economic Realities." *Australian Health Review*. 24(2) : 96-111.

Holiday, Ian and Paul Wilding (2003). *Welfare Capitalism in East Asia: Social Policy in the Tiger Economies*. New York: Palgrave Macmillan.

Hutchcroft, Paul D. (1991). "Oligarchs and Cronies in the Philippines State: The Politics of Patrimonial Plunder." *World Politics*. 43(3) : 414-450.

—— (2000). "Colonial Master, National Politicos, and Provincial Lords: Central Authority and Local Autonomy in the American Philippines: 1900-1913." *The Journal of Asian Studies*. 59(2) : 277-306.

Immergut, Ellen M. (1992a). *Health Politics, Interests and Institutions in Western Europe*. Cambridge: Cambridge University Press.

—— (1992b). "The Rules of the Game: The Logic of Health Policy-making in France, Switzerland, and Sweden." In Sven Steinmo, Kathleen Thelen, and Frank Lognstreth eds. *Structuring Politics, Historical*

Institutionalism in Comparative Analysis. Cambridge: Cambridge University Press, pp. 57-89.

Jowett, Mattew, Eduardo P. Banzon, and John Basa (2007). "The Impact of Social Health Insurance in the Philippines: 1972-2007." *iHEA 2007 6ᵗʰ World Congress: Explorations in Health Economics Paper.*

Lavado, Rouselle F., Abigail Barbara Sanglay-Dunleavy, Jeanette Jimenez, Yasuhiko Matsuda (2010). "How Are Government Hospitals Performing? A Study of Resource Management in Government-Retained Hospitals." *The PIDS Discussion Paper Series.* 2：1-49.

Lavado, Rouselle F. (2010). "How Are DOH Hospitals Funded?" *Policy Notes.* 15. PIDS：1-6.

—— (2011a). "Magna Carta of Public Health Workers: Does It Really Fulfill its Intent?" *Policy Notes.* 4：1-4.

—— (2011b). "New Ideas to Help the Aquino Administration Achieve its Health Agenda." *Policy Notes.* 3：1-6.

Lecciones, Julius A. (2004). "Postmodernism in 21st Century Medicine: Implications for Philippine Healthcare and Public Administration." *Philippine Journal of Public Administration.* 48(3)：281-320.

Lieberman, Samuel S., Joseph J. Capuno, and Hoang Van Minh (2005). "Decentralizing Health: Lessons from Indonesia, the Philippines, and Vietnam." *East Asia Decentralizes.* The World Bank: 155-178.

Llanto, Gilberto M. (2007). "Protecting the Vulnerable through Social Health Insurance: PhilHealth's KASAPI as a Strategy." *Policy Notes* 3：1-10.

Manasan, Rosario G. (1996). "Effects of Congressional Budget Realignments on the Social Sector." *Policy Notes* July：1-9.

—— (2007a). "Risks and Opportunities in Securing Increased Resources for MDGs at the National Level." *Policy Notes.* 08：1-12.

—— (2007b). "IRA Design Issues and Challenges." *Policy Notes.* 9：1-8.

Manason, Rosario G. and Eden C. Billanueva (2005). "Looking Closely on Who Benefits from Public Subsidies in Health Care: A Gender Perspective." *Policy Notes.* 7 : 1-6.

Mahoney, James and Kathleen Thelen (2010). "A Theory of Gradual Institutional Change." In James Mahoney and Kathleen Thelen eds. *Explaining Institutional Change: Ambiguity, Agency and Power.* Cambridge: Cambridge University Press, pp. 1-37.

March, James G. and Johan P. Olsen. (1984). "The New Institutionalism: Organizational Factors in Political Life." *American Political Science Review.* 78 : 734-749.

—— (2006). "The Logic of Appropriateness." In Michael Moran and Martin Rein and Robert E. Goodin eds. *The Oxford Handbook of Public Policy.* New York: Oxford University Press, pp.689-708.

Mello, Michelle Marie, Marcus Powlowski, Juan M.P. Nañagas, and Thomas Bossert (2006). "The Role of Law in Public Health: The Case of Family Planning in the Philippines." *Social Science and Medicine.* 63 : 384-396.

Michael A. Costello and Marilou Palabrica-Costello (1996). "Health Care Financing for the Rural Poor: A Comparison of Three Policy Options." *Philippine Studies* 44(2) : 223-249.

National Statistical Office (NSO) (2007). *Census of Population and Housing.*

—— (2008). *National Demographic and Health Survey.*

—— (2010). *Census of Population and Housing.*

North, Douglass C. (2007). *Institutions, Institutional Change and Economic Performance, The Political Economy of Institutions and Decisions.* Cambridge: Cambridge University Press.

Obermann, Konrad, Matthew R. Jowett, Juanito D. Taleon, and Melinda C. Mercado (2008). "Lessons for Health Care Reform from the Less Developed World: the Case of the Philippines." *The European Journal of*

Health Economics 9：343-349.

Osborne, David and Ted Gaebler（1993）. *Reinventing Government.* A Plume Book.

O'Toole L. Jr., K.I. Hanf and P.L. Hupe（1997）. "Managing Implementation Processes in Networks." In Walter J. M. Kickert, Erick-Hans Klijn and Joop F. M. Koppenjan, eds. *Managing Complex Networks: Strategies for the Public Sector.* London: Sage Publications, pp. 137-151.

Palma, Alexander Michael G.（2001）. "Assessment of the Absorptive Capacity for Government and Donor Funding: The Case of the DOH." *The PIDS Discussion Paper Series.* 4：1-94.

Peters, B. Guy（2001）. *Institutional Theory in Political Science: The 'New Institutionalism'.* New York: Continuum.

—— （2011）. "Institutional Theory." In Mark Bevier ed. *The SAGE Handbook of Governance.* London: SAGE Publications, pp. 78-90.

PhilHealth（2010）. *Annual Report 2010.*

PhilHealth（2011）. "No Balance Billing（NBB）Policy is for Sponsored Program Members Admitted in Government Hospitals." *PhilHealth Advisory.* 09-01-2011.

Philippine Institute for Development Studies（PIDS）（1998）. Inter-LGU Cooperation: The Key to the Issues of a Devolved Health Care System. *Decentralizing Health, Development Research News.*

Pierson, Paul（2004）. *Politics in Time: History, Institutions, and Social Analysis,* Princeton: Princeton University Press. Pineda, Virginia S（1998）. "Health Management: Strategies from Selected Cities." The Discussion Paper Series. 36：1-21.

Porter, Dorothy（2005）. *Health, Civilization and the State: A History of Public Health from Ancient to Modern Times.* New York: Routledge.

Pressman, Jeffrey L. and Aaron Wildavsky（1984）. *Implementation: Third*

Edition Expanded. The Oakland Project, California: University of California Press.

Quimbo, Stella A. (2006). "Pricing, Technology Choice, and Information in Health Care Markets." *Philippine Journal of Development.* 61.33 (1&2) : 161-177.

Racelis, Rachel H., Fe V. N. Dy-Liacco, Raquel V. Sabengano, Mylene M. Beltran, and Thiel B. Managog (2006). "The National Health Accounts of the Philippines: Continuing Development and New Findings." *Philippine Journal of Development.* 34 (1 & 2) : 179-210.

Ramesh, M. and Mukul G. Asher (2000). *Welfare Capitalism in Southeast Asia: Social Security, Health and Education Policies.* New York: Palgrave.

Rebullida, Ma. Lourdes Genato (2006). "The Executive: Marital Law, Constitutional Authoritarianism, and the Marcos Administration." In Noel M. Morada and Teresa S. Encarnacian Tadem eds. *Philippine Politics and Governance: An Introduction.* University of the Philippines, pp. 153-178.

—— (2006). "The Philippine Commitment to Primary Health Care: Policy Directions." *Public Policy.* 10(1) : 122-150.

Republic of the Philippines (1986). *Record of the Constitutional Commission: Proceedings and Debates.* The Constitutional Commission of 1986.

Rhodes, R. A. W. (1997). *Understanding Goverance: Policy Networks, Governance, Reflexivity and Accountability.* Maidenhead: Open University Press.

—— (2006). "Policy Network Analysis." In Michael Moran, Martin Rein and Robert E. Goodin, eds. *The Oxford Handbook of Public Policy.* Oxford: Oxford University Press, pp. 425-447.

—— (2007). "Understanding Governance: Ten Years On." *Organization Studies.* 28(8): 1243-1264.

Rhodes, R. A. W. and Sarah A. Binder and Bert A. Rockman eds. (2008). *The Oxford Handbook of Political Institutions*. New York: Oxford University Press.

Richardson, J. and A. G. Jordan (1983). "Overcrowded Policymaking: some British and European Reflections." *Policy Sciences* 15 : 247-268.

Robson, William (1976). *Welfare State and Welfare Society*. London: Allen and Unwin. Rose, Richard (1986). "Common Goals but Different Roles: The State's Contribution to the Welfare Mix." In Richard Rose and Rei Shiratori eds. *The Welfare State East and West*. New York: Oxford University Press, pp. 13-39.

Sabatier, A. Paul and Weible, M. Christoper (2007). "The Advocacy Coalition Framework: Innovations and Clarification." In Sabatier, A. Paul ed. *Theories of the Policy Process*. Westview Press, pp. 189-220.

Salvador, Alma Maria O. (2010). "Decentralization, Democracy, and Local Governance in the Philippines: Cencepts, Issues, and Practices." In *Philippine Politics : Democratic Ideals and Realties*. Ateneo de Manila University, pp. 191-212.

Sellers, Jefferey and Anders Lindström (2007). "Decentralization, Local Government, and the Welfare State." *Governance*. 20(4) : 609-32.

Selznick, Philip (1980). *TVA and the Grass Roots: A Study in the Sociology of Formal Organization*. University of California Press.

Sen, Amartya (1977). *Human Rights and Asian Values*. Sixteen Morgenthan Memorial Lecture on Ethics and Foreign Policy, Garnegie Council on Ethics and International Affairs. (大石りら訳「人権とアジア的価値」『貧困の克服』pp. 61-99, 2006 年)

Shibuya, Kenji *et al.* (2011). "Future of Japan's System of Good Health at Low Cost with Equity: Beyond Universal Coverage." *The Lancet*. 378 (9798) : 1265-1273 (渋谷健司他訳。「優れた健康水準を低コストで公平

に実現する日本型保健制度の将来：国民皆保険を超えて」2011 年）

Silberman, Bernard S. (1993). *Cages of Reason: The Rise of the Rational State in France Japan, the United States, and Great Britain.* Chicago: The University of Chicago Press.

Skocpol, Theda (1994). *Social Revolutions in the Modern World.* Cambridge: Cambridge University Press.

Solon, Orville, Lea Sumulong, Carios Antonio Tan, Jr., Joseph Capuno, Philipinas Quising and Stella Alabastro (1995). "The Challenge of Health Care Financing Reforms." *Development Research News.* 13 (6) : 1-20.

Solon, Orville, Carlo Panelo and Edwin Gumafelix (2003). *A Review of the Health Sector Reform Agenda: Implementation Progress.* U.S. Agency for International Development.

Steinmo, Sven, Kathleen Thelen and Frank Longstreth (1992). *Structuring Politics, Historical Institutionalism in Comparative Analysis.* Cambridge: Cambridge University Press.

Tan, Michael L. (1993). "The Development of Health NGOs in the Philippines: A Socio-Historical Review." *Philippine Sociological Review.* 41(1-4) : 111-122.

Tiglao, T. Valenzuela (1998). *A Century of Public Health in the Philippines.* University of the Philippines.

UNDP (2009). "Institutions, Politics and Human Development in the Philippines." *Philippine Human Development Report 2008-2009.* UNDP : 1-187.

——— (2011). "Sustainability and Equity: A Better Future for All." *Human Development Report 2011.*

Van Meter, Donald S. and Carl E. Van Horn (1976). "The Policy Implementation Process: A Conceptual Framework." *Administration and Society* 6 : 445-488.

Verla, Amelia P. (2003). "The Culture Perspective in Organization Theory:

Relevance to Philippine Public Administration." In Victoria A. Bautista *et al.* eds. *Public Administration in the Philippines: A Reader Second Edition*. University of the Philippines, pp. 438-472.

WHO (2000). "Health Systems: Improving Performance." *The World Health Report.*

—— (2008). *Final Report of the Commission on Social Determinants of Health.*

—— (2010). "Health Systems Financing: The Path to Universal Coverage." *The World Health Report.*

—— (2011a). "The Philippines Health System Review." *Health Systems in Transition*, Vol. 1. No. 2 : 1-140.

—— (2011b). *Philippines Country Profile 2011.*

World Bank (1993). *Investing in Health.*

—— (2011a). *Philippine Health Sector Review Transforming the Philippine Health Sector: Challenges and Future Directions.*

—— (2011b). *East Asia and Pacific Economic Update.* Vol1.

Wurfel, David (1988). *Filipino Politics: Development and Decay.* Cornell University Press.

ウェブサイト・インターネット資料

Department of Budget and Management Website.

    http://budgetngbayan. com/2012-general-appropriations-act-1197/

    (Last Accessed on November 24th, 2012).

——. *Glossary of Terms.*

    (Last Accessed on December 1st, 2012).

Galing Pook Website. "Galing Pook Champions on Health Demand Universal Health Care." *Health Champions.* http://kwentongmayor.com/home/ artoc;es/health-champions.html.

(Last Accessed on November 21st, 2012).

Government Service Insurance System Website.

http://www.gsis. Gov. ph/

(Last Accessed on January 13th, 2019).

PhilHealth Website. "History." *Philippine Health Insurance Corporation: About Us.* http://www.philhealth.gov.ph/about_us/history.htm.

(Last Accessed on January 13th, 2019).

Philippine Statistics Authority Website.

https://psa.gov.ph/

(Last Accessed on January 13th, 2019).

Sarimento, Adelina B. (2000). "NPM and Globalization: The Philippine Experience." *Paper presented at 2000 Asia-Pacific Panel on Public Administration* : 1-12.

http://www.iam.or.jp/asia-pacific_panel/pdfdownloads/bologna00-paper3.pdf.

(Last Accessed on January 13th, 2019).

Senate of the Philippines Website. *An Act Regulating the Education and Licensure of Physicians and the Practice of Medicine in the Philippines, Repealing for the Purpose Republic Act No.2832, as Amended, and for Other Purposes.*

http://senate.gov.ph/lis/bill_res.aspx?congress=15&q=SBN-3137

(Last Accessed on January 13th, 2019).

USAID (1965). "The Role of Private Volunteer Program in Community Development." *At the First Inter-American Conference on Latin American Volunteer Programs held at Buenos Aires on September 6-10.* 6. http://pdf.usaid.gov/pdf_docs/pnabh979.pdf

(Last Accessed on January 13th, 2019).

United Nations Development Programme Philippines Website. *The Millennium Development Goals.*

http://www.undp.org.ph/?link=goal_5

(Last Accessed on November 23rd, 2012).

United States Social Security Administration (USSA) (1972). "Social Security
Abroad: Philippine Medical Care Act." *Bulletin.* September.

http://www.socialsecurity.gov/policy/docs/ssb/v35n9/v35n9p21.pdf

(Last Accessed on January 13th, 2019).

WHO Website. "Trade, Foreign Policy, Diplomacy and Health."

http://www.who.int/trade/glossary/story081/en/

(Last Accessed on January 13th, 2019).

索 引

あ行

アルマ・アタ宣言（Declaration of Alma-Ata） 33, 66-67, 77, 122

イマグート Immergut, Ellen M. 48, 50

医療の専門化（Professionalization） 47

ウェーバー（Weber, Max） 53, 118

ウタン・ナ・ロウブ（untang-na-loob：恩義） 117

エスピン・アンデルセン（Esping-Andersen, Gøsta） 114

エンタイトルメント（Entitlement） 64, 70-71, 113

オーナーシップ（Ownership） 161

オズボーン＆ゲーブラー（Osborne, David and Ted Gaebler） 220

か行

家産制権威主義（Patrimonial Authoritarianism） 118

ガバナンス（Governance） 56-58, 252

ギデンズ（Giddens, Anthony） 131

行政能力（Adminstrative Capacity） 240

グッド・ガバナンス（Good Governance：良い統治） 17, 18, 24, 206-207, 211

クローニー・キャピタリズム（Crony Capitalism） 109, 128

経路依存（Path Dependency） 21, 47, 250

公衆衛生従事者のためのマグナカルタ（Magna Carta of Public Health Workers） 37, 102-103, 207, 208

合理的選択制度論（Rational Choice Institutionalism） 44-46

漕ぎ手から舵取りへ（Steering rather than Rowing） 139, 230

さ行

サバティエ（Sabatier, Paul） 69

実施のギャップ（Implementation Gap） 20, 40-41

社会学的制度論（Sociological Institutionalism） 44, 53-56

社会構成主義（Social Constructivism） 54

新自由主義（ネオリベラリズム：Neo Liberalism） 17, 107

新制度派経済学（New Institutional Economics） 18, 43

新制度論（New Institutionalism） 20, 43, 236, 250

スコッチポル（Skocpol, Theda） 46, 52, 240

全ての人への医療（Health for All Filipinos） 20, 96, 107, 150, 235-236, 255

セクター・ワイド・アプローチ（Sector-Wide Approaches: SWAps） 99, 143, 148, 159-162

セン（Sen, Amartya）71

政策コミュニティ（Policy Communities）22, 24, 58, 64, 219

政策サブシステム（Policy Subsystem）69-70

政策実施研究（Implementation Study）20, 40-42, 253

政策スタイル（Policy Style）61-62, 70, 142, 219

政策ネットワーク（Policy Networks）58

た行

タン博士（Dr. Tan, Jaime Galvez）93, 176

第三の道（the Third Way）118

脱家族化（Defamiliarization）130

小さな政府（Limited Government）111

地方政府間保健連携区域（Inter-Local Health Zone）164, 210-211, 223, 245

中央・地方政府間関係（Intergovernmental Relations）204

テクノクラート（Technocrat）113

適切さの論理（Logic of Appropriateness）21, 53, 55, 251

鉄のトライアングル（Iron Triangle）69

ドクターズ・トゥ・バリオス（Doctors to Barrios）209, 227

な行

内的行政構造（Intra-administrative Structure）22, 230

ニュー・パブリック・マネージメント（New Public Management: NPM）17, 18, 24, 255

ネットワーク・ガバナンス（Network Governance）60-61, 252

ノージック（Nozick, Robert）70

ノース（North, Douglass）43

農村先住民居住区域への医療プロジェクト（Medical Aid to Rural Indigent Areas: MARIA）83

は行

パキキサマ（pakikisama: 協調性）117

ハッカー（Hacker, Jacob S.）49, 50, 239, 251

パトロン・クライアント関係（Patron-Client Relations）21, 229, 231

バランガイ（Barangay）31, 66

バランガイ・ヘルス・ステーション（Barangay Health Station）32, 77, 100, 138, 183

バランガイ・ヘルス・ワーカー（Barangay Health Worker）31, 103, 138-139, 183, 204

バランス・ビリング（Balance Billing）92, 126-127, 203, 207, 224

ピアソン（Pierson, Paul）　47, 48

ピーターズ（Peters, Guy）　43, 56-58

ピープルズ・オーガニゼーション（People's Organization）　66

貧困層スポンサー・プログラム（the Indigent Sponsored Program）　36, 67, 88-90, 126, 176, 209, 215

フィリピン1987年憲法（The 1987 Constitution of the Republic of the Philippines）　63, 78

フィリピン医師会（Philippine Medical Association: PMA）　80-85, 208

フィルヘルス（フィリピン健康保険機構、Philippine Health Insurance Corporation: PhilHealth）　87-95, 175-179, 182, 203

フォーミュラ・ワン・フォア・ヘルス（FOURmula One for Health: F1）　19, 29, 34, 37, 58, 73, 135, 141, 148, 149, 156-157, 162-175, 188-189, 191, 194, 198, 205, 208, 213-214, 216-217, 221, 225, 232, 235

プライマリ・ヘルス・ケア（Primary Health Care）　29, 30, 31, 34, 66-67, 77, 79, 134, 136-137, 204

プレスマン＆ウィルダフスキー（Pressman, Jeffrey L. and Aaron Wildavsky）　40-41, 253, 254

プログラム・アプローチ（Program Approach）　115

プロフェッショナリズム（Professionalism）　238

福祉国家（Welfare State）　42, 51, 61, 107, 109, 113, 114, 129, 131, 252

福祉社会（Welfare Society）　42

ポークバレル資金（Pork Barrel Funds）　36, 67, 140, 187, 220-221, 224-225

ホリディ＆ワイルディング（Holiday, Ian and Paul Wilding）　117

保健セクター改革アジェンダ（Health Sector Reform Agenda：HSRA）　29, 141, 146

保健セクター開発アプローチ（Sector Development Approach for Health：SDAH）　166

ま行

マーチ＆オルセン（March, James G. and Johan P. Olsen）　21, 23, 44, 54, 55, 236, 250, 251

マネジェリアリズム（Managerialism: 経営管理主義）　18

ミーンズ・テスト（Means Test）　114, 130

ミレニアム開発目標（Millennium Development Goals）　20, 97

メディケア・プログラム（Medicare Program: フィリピン健康保険制度）　85, 86, 109

や行

ユニバーサル・カバレージ（Universal

Coverage） 37, 68, 108, 176, 180, 209

ら行

リベラリズム（Liberalism） 115, 130
ルーラル・ヘルス・ユニット（Rural Health Unit） 32, 88, 100, 137, 138, 140, 183, 204
歴史的制度論（Historical Institutionalism） 21, 44, 46
ローズ、リチャード（Rose, Richard） 115
ローズ、ロッド（Rhodes, R.A.W.） 58, 252
ロック・アウト（Lock Out） 244
ロック・イン（Lock-in） 24, 48, 237, 252
ロブソン（Robson, William） 131

わ行

ワシントン・コンセンサス（the Washington Consensus） 17

〔著者略歴〕

細野ゆり（ほその・ゆり）

2013 年　横浜国立大学大学院国際社会科学研究科（現国際社会科学府）博士課程後期修了。学術博士。

2013 年－2018 年　横浜国立大学成長戦略研究センター リサーチャー（研究員）

2014 年－2015 年　神奈川県政策研究・大学連携センター　特任研究員

2015 年－　早稲田大学社会安全政策研究所招聘研究員

現在　神奈川県庁勤務（政策局）
　　　横浜国立大学成長戦略研究センター連携研究員
　　　早稲田大学社会安全政策研究所招聘研究員

主要業績

「戦後日本における保護司制度の確立過程～司法保護から受け継がれた慈善・救済の理念～」『犯罪と非行』第 180 号 .2015 年 9 月 .

「ソーシャル・インパクト・ボンドの成立過程と日本における再犯防止への適用に関する考察－英国行政改革と刑事政策の民営化を踏まえて－」『早稲田大学社会安全政策研究所紀要』早稲田大学社会安全政策研究所 8: 107-122.2016 年 8 月

フィリピンの保健行政改革
―新制度論アプローチから―

著者　細野ゆり

2019 年 3 月 20 日初版第 1 刷発行

・発行者――石井　彰　　　　　　　・発行所

印刷・製本　モリモト印刷
株式会社

ⓒ 2019 by Yuri Hosono

（定価＝本体価格 4,600 円＋税）

ISBN978-4-87791-295-6 C3031 Printed in Japaqn

KOKUSAI SHOIN Co., Ltd.
3-32-5, HONGO, BUNKYO-KU, TOKYO, JAPAN.

株式会社
国際書院

〒113-0033 東京都文京区本郷 3-32-6-1001
TEL 03-5684-5803　　FAX 03-5684-2610
Eメール：kokusai@aa.bcom. ne.jp
http://www.kokusai-shoin.co.jp

本書の内容の一部あるいは全部を無断で複写複製（コピー）することは法律でみとめられた場合を除き、著作者および出版社の権利の侵害となりますので、その場合にはあらかじめ小社あて許諾を求めてください。

国際社会

林 武／古屋野正伍編

都市と技術

906319-62-9　C1036　　　　　　A5判　241頁　2,718円

「日本の経験」を「都市と技術」との関わりで検討する。技術の基本的な視点を自然や社会との関わり、技術の担い手としての人間の問題として捉え、明治の国民形成期の都市づくり、職人層の活動に注目し、技術移転の課題を考える。

(1995.1)

奥村みさ

文化資本としてのエスニシティ
―シンガポールにおける文化的アイデンティティの模索

87791-198-0　C3036　　　　　　A5判　347頁　5,400円

英語圏文化および民族の主体性としての文化資本を駆使し経済成長を遂げた多民族都市国家シンガポールは、世界史・アジア史の激変のなかで持続可能な成長を目指して文化的アイデンティティを模索し、苦闘している。

(2009.7)

渋谷 努編

民際力の可能性

87791-243-7　C1036　3200E　　　A5判　261頁　3,200円

国家とは異なるアクターとしての民際活動が持つ力、地域社会における NPO・NGO、自治体、大学、ソーシャルベンチャー、家族といったアクター間の協力関係を作り出すための問題点と可能性を追求する。

(2013.2)

駒井 洋

移民社会日本の構想

906319-45-9　C1036　　　　　　A5判　217頁　3,107円

[国際社会学叢書・アジア編①] 多エスニック社会化を日本より早期に経験した欧米諸社会における多文化主義が今日、批判にさらされ、国家の統合も動揺を始めた。本書は国民国家の妥当性を問い、新たな多文化主義の構築を考察する。

(1994.3)

マリア・ロザリオ・ピケロ・バレスカス　角谷多佳子訳

真の農地改革をめざして―フィリピン

906319-58-0　C1036　　　　　　A5判　197頁　3,107円

[国際社会学叢書・アジア編②] 世界資本主義の構造の下でのフィリピン社会の歴史的従属性と決別することを主張し、社会的正義を追求した計画を実践する政府の強い意志力と受益農民の再分配計画への積極的関与を提唱する。

(1995.5)

中村則弘

中国社会主義解体の人間的基礎
―人民公社の崩壊と営利階級の形成

906319-47-5　C1036　　　　　　A5判　265頁　3,107円

[国際社会学叢書・アジア編③] 他の国や地域への植民地支配や市場進出、略奪を行わない形で進められてきた自立共生社会中国の社会主義解体過程の歴史的背景を探る。人民公社の崩壊、基層幹部の変質などを調査に基づいて考察する。

(1994.6)

陳 立行

中国の都市空間と社会的ネットワーク

906319-50-5　C1036　　　　　　A5判　197頁　3,107円

[国際社会学叢書・アジア編④] 社会主義理念によって都市を再構築することが中国の基本方針であった。支配の手段としての都市空間と社会的ネットワークが、人々の社会関係を如何に変容させていったかを考察する。

(1994.8)

プラサート・ヤムクリンフング　松薗裕子／鈴木規之訳

発展の岐路に立つタイ

906319-54-8　C1036　　　　　　A5判　231頁　3,107円

[国際社会学叢書・アジア編⑤] タイ社会学のパイオニアが、「開発と発展」の視点で変動するタイの方向性を理論分析する。工業化の効果、仏教の復活、政治の民主化などを論じ、価値意識や社会構造の変容を明らかにする。

(1995.4)

鈴木規之

第三世界におけるもうひとつの発展理論
―タイ農村の危機と再生の可能性

906319-40-8　C1036　　　　　　A5判　223頁　3,107円

[国際社会学叢書・アジア編⑥] 世界システムへの包摂による商品化が社会変動を生じさせ、消費主義の広がり、環境破壊などの中で、「参加と自助」による新しい途を歩み始めた人々の活動を分析し、新たな可能性を探る。

(1993.10)